Carl-Auer

Für Russ und Dan
in Liebe

Carolyn Daitch

Affektregulation

Hypnotherapeutische Interventionen für überreaktive Klienten

Aus dem Amerikanischen
von Maren Klostermann

Mit Vorworten von Daniel Brown
und Claire Frederick

2016

Themenreihe »Hypnose und Hypnotherapie«
hrsg. von Bernhard Trenkle
Umschlaggestaltung: Uwe Göbel
Umschlagfoto: Uwe Göbel
Satz: Drißner-Design u. DTP, Meßstetten
Printed in Germany
Druck und Bindung: CPI books GmbH, Leck

MIX
Papier aus verantwortungsvollen Quellen
FSC® C083411
www.fsc.org

Mehr Bäume. Weniger CO_2.
www.cpibooks.de/klimaneutral

Erste Auflage, 2016
ISBN 978-3-8497-0142-0 (Printausgabe)
ISBN 978-3-8497-8045-6 (ePUB)
ISBN 978-3-8497-8031-9 (PDF)

Die Originalausgabe erschien unter dem Titel »Affect Regulation Toolbox«
bei W. W. Norton a. Company, Inc., New York.

Bibliografische Information der Deutschen Nationalbibliothek:
Die Deutsche Nationalbibliothek verzeichnet diese Publikation
in der Deutschen Nationalbibliografie; detaillierte bibliografische
Daten sind im Internet über http://dnb.d-nb.de abrufbar.

Informationen zu unserem gesamten Programm, unseren Autoren
und zum Verlag finden Sie unter: **www.carl-auer.de**.

Wenn Sie Interesse an unseren monatlichen Nachrichten aus der Vangerowstraße haben,
können Sie unter http://www.carl-auer.de/newsletter den Newsletter abonnieren.

Carl-Auer Verlag GmbH · Vangerowstraße 14 · 69115 Heidelberg
Tel. +49 6221 6438-0 · Fax +49 6221 6438-22 · www.carl-auer.de

Inhalt

Danksagung

Mein tief empfundener Dank gilt den vielen Freunden und Kollegen, die mich auf dieser Reise unterstützt haben:

Meine Kollegen Eleanor Payson, Steve Kahn und Bill O'Hanlon, die überzeugt waren, dass es eine Leserschaft für dieses Buch gibt. Jonathan Falk, der mich stetig ermutigt und bei unseren wöchentlichen Telefonkonferenzen, in denen wir die Skripte überprüft und geprobt haben, wesentliche Beiträge geleistet hat. Jeannie Bellow für ihre klugen Empfehlungen, ihr Coaching, ihre Korrekturen und ihre Ermutigung. Lissah Lorbeerbaum, die mir unermüdlich als Beraterin und Allround-Geburtshelferin bei diesem Buch zur Seite stand. David Wark, der den kritischen Blick eines Professors einbrachte und mich durch seine hohen Ansprüche angespornt hat. Claire Frederick, Sheryll Daniel, Steve Lankton, Jeffrey Zeig, Cory Hammond, Helen Adrienne, Marcia Ferstenfeld, Bill de Witt, Reginald Humphries und Eric Willmarth, die allesamt praktisch umgehend auf meine Bitten um Quellenangaben oder Erklärungen reagiert haben. Meine Kollegen Cheryl Sills, Barb Bokram, Marianne Victor, Eileen Bond, Patricia Knowlton, Susan Dowell, Maya Kollman, Helen Adrienne und Janice Sherman, die einzelne Kapitel gelesen und meine Lebensgeister mit ihrem Enthusiasmus gehoben haben. Meine Assistentin Cathy Hirsch, die mich unendlich hilfreich unterstützt hat.

Ich hatte das große Glück, Deborah Malton als Lektorin bei Norton zur Verfügung zu haben. Ihre Kompetenz beim Redigieren, ihre schnellen Reaktionen und ihre umfangreichen psychologischen Kenntnisse sind beeindruckend. Ein großes Dankeschön auch an die stets wohlwollende, beruhigende und liebenswürdige Andrea Costella für ihre Unterstützung und Anleitung.

Ein wahrer Segen war auch die Hilfe meiner Familie. Ich danke meinem Bruder Richard Daitch und meiner Nichte Claire Estelle Daitch für ihre behutsamen Anregungen sowie meinem Cousin Norman Kolpas für seinen Rat in der Anfangsphase dieses Projekts. Dank auch an meine Cousine Ellen More für ihre große Unterstützung. Mein Sohn Daniel Rubin und Lissah Lorbeerbaum waren unschätzbare neurowissenschaftliche Berater. Schließlich möchte ich meinem Ehemann Russell Graham danken, der mir während des gesamten

Projekts mit liebevoller Unterstützung und Geduld zur Seite stand, sogar als ich bei dem Versuch, das Buch zu beenden, über meinem Laptop eingeschlafen bin.

Noch eine dankbare Schlussbemerkung: Dieses Buch möchte eine Zusammenstellung nützlicher Techniken für eine effektive Hypnosepraxis in der Psychotherapie anbieten. Ich nutze und überarbeite die beschriebenen Methoden seit 1982. Viele davon gehören seit sehr langer Zeit zur Theorie und Praxis der Hypnose, und ich habe mich nach Kräften bemüht, die jeweiligen Quellen anzugeben. Andere Methoden habe ich selber entwickelt, um auf bestimmte Störungen oder Bedingungen einzugehen. Obwohl ich einige dieser Techniken für meine eigenen Schöpfungen halte, ist es möglich, dass ich »unbewusst« von begabten, kreativen Kollegen beeinflusst wurde, deren Arbeit meine eigene geprägt hat. Ich hatte das Privileg, mit vielen guten Therapeuten zusammenzuarbeiten, die mich in meiner Arbeit beeinflusst haben. Deshalb erhebe ich keinerlei Anspruch auf irgendeine der Techniken, sondern sage nur, dass ich alle dargestellten Methoden in meiner eigenen Praxis erfolgreich angewendet habe. Letzten Endes ist die Praxis der Hypnose nicht nur eine Frage der Methodik, sondern auch der Kunst.

Carolyn Daitch

Vorwort von Daniel Brown

Seit den ersten Anfängen der Psychotherapie haben die meisten Kliniker einfach vorausgesetzt, dass Emotionen eine zentrale Rolle in der Psychotherapie spielen. Als Gegenstand wissenschaftlicher Forschung sind Emotionen jedoch ein relativ neues Thema in der Geschichte der Psychotherapie. Die ersten modernen Studien über Emotionen konzentrierten sich hauptsächlich auf Beschreibungen und Funktionen von verschiedenen Emotionen wie Interesse, Wut, Furcht, Scham usw. Der Hauptbeitrag einer differenziellen Emotionstheorie war im Wesentlichen ein detailliertes Verzeichnis einzelner Emotionen und ihrer Funktionen (Izard 1977; Socarides 1977; Tomkins 1962, 1963).

Systematische Beobachtungsstudien bei Kindern führten zu ersten Darstellungen der Affektentwicklung in der Kindheit. In diesen Untersuchungen wurde ausführlich die zentrale Rolle beschrieben, die Affekte in der Entwicklung der Wahrnehmung, der Regulation innerer Zustände (Sroufe 1919) und der Entwicklung des Selbst (Emde 1983; Lewis a. Brooks 1978) spielen. Andere wichtige Arbeiten betonten die dyadische Regulation von Affektzuständen durch die Bindungsbeziehung zwischen Säugling und Bezugsperson (Greenspan a. Greenspan, 1985; Stern, 1985). Die Mehrzahl dieser Studien aus den 1970er- und frühen 1980er-Jahren war in erster Linie auf die Affektentwicklung im Säuglings- und frühen Kleinkindalter beschränkt.

Stufenmodelle der Affektentwicklung über die Lebensspanne von der Kindheit bis ins Erwachsenenalter tauchten erst etwa ein Jahrzehnt später auf (Brown, 1993; Schore, 1994). Diese Arbeiten skizzierten den Normverlauf für die Entwicklung der Affekte und des Selbstgefühls und stellten Psychopathologien, die in der späteren Kindheit oder im Erwachsenenalter auftraten, als gescheiterte Versuche dar, die normalen Entwicklungsaufgaben auf dem Weg der Affekt- und/oder Selbstentwicklung zu meistern. Die daraus resultierende affektive Dysregulation und/oder gescheiterte Selbstentwicklung führte demnach letztlich zu den Psychopathologien, die sich in Psychosen oder Persönlichkeitsstörungen und in psychosomatischen Krankheiten im Erwachsenenalter niederschlugen.

Die 1990er-Jahre lassen sich am ehesten als Jahrzehnt der Hirnforschung beschreiben. Die neurowissenschaftliche Affektforschung integriert Forschungen zur Affektentwicklung mit der Bindungsforschung und mit Untersuchungen zur Hirnreifung vom Säuglingsalter bis zur Adoleszenz. Diese Integration hat dazu geführt, dass neuere Stufenmodelle des Affekts in der Regel folgende Elemente umfassen:

1. die Hirnreifung;
2. wie die Bindungsbeziehung zwischen Bezugsperson und Kind die Affektentwicklung fördert;
3. wie sich verschiedene neurophysiologische Systeme im Dienst der Affekt- und Selbstregulation entwickeln;
4. wie frühe Bindungsstörungen zwischen Kind und Bezugsperson und/oder Traumata in der späteren Kindheit zur signifikanten Dysregulation der Affekt- und Selbstentwicklung und schließlich zu spezifischen Formen von Psychopathologie im Erwachsenenalter wie Persönlichkeits- oder dissoziativen Störungen führen (Fonagy, Gergely, Jurist a. Target 2002; Ogawa, Sroufe, Weinfield, Carlson a. Egeland 1997; Schore 1994; Sroufe, Egeland, Carlson a. Collins 2005).

Trotz der wachsenden Zahl und Differenziertheit der Theorien zur Affektentwicklung sind Untersuchungen, die sich speziell mit den klinischen Implikationen oder, besser gesagt, den Anwendungsmöglichkeiten befassen, immer noch relativ selten. Innerhalb der psychoanalytischen Schule ragen die bahnbrechenden Arbeiten von Krystal (1988) und McDougall (1985) heraus, die ausführliche Beschreibungen der klinischen Manifestationen affektiver Fehlregulation bei erwachsenen Psychotherapiepatienten liefern. Ablon et al. (1993) stellen ein detailliertes theoretisches Modell der Affektregulation vor und besprechen anschließend mehrere Bereiche seiner klinischen Anwendung, zum Beispiel die unterschiedlichen klinischen Affektmanifestationen bei Patienten in allen Lebensphasen – von Trauma, Sucht und Psychosomatik bis hin zum Alltagsleben. Fosha (2000) hat die Bindungsforschung direkt auf Sitzungen mit Psychotherapiepatienten angewandt. Bei ihrer Arbeit als Therapeutin bietet sie ihren überwiegend erwachsenen Patienten mit Persönlichkeitsstörungen die volle Präsenz und innere Einstimmung *(attunement)* einer Bindungsbeziehung, die auf den unmittelbaren Gefühlszustand des Patienten ausgerichtet ist; das versetzt diesen in die Lage, negative Affektzustände in die positiven

Kernaffekte zu transformieren, die sich bei einer angemessenen Regulation der Bindungsbeziehung zeigen.

Ein größtenteils unterentwickeltes Gebiet der klinischen Anwendung betrifft die Frage, wie man Patienten hilft, bestimmte affektregulatorische Kompetenzen zu erlernen. In einigen der ersten Arbeiten über Hypnotherapie finden sich Darstellungen über bestimmte Affekt-Skills wie Watkins' Technik der Affektbrücke (*affect bridge technique* 1971). Brown und Fromm (1986) beschreiben einige hypnotherapeutische Techniken zur Verbesserung des Affekterlebens und seines Ausdrucks und zur Abschwächung starker Affektzustände. Phillips und Frederick (1995) erläutern eine Vielzahl hypnotherapeutischer Instrumente zur Aktivierung innerer Ressourcen, zur Steuerung von Affekten und zur Dissoziationsauflösung bei traumatisierten Patienten. Aus einer kognitiv-verhaltenstherapeutischen Perspektive entwickelte Lineham (1993) ein Arbeitsbuch, das zahlreiche praktische Kompetenzen für den Umgang mit Affekten bei Borderline-Patienten vermittelt, wie etwa die Kernfähigkeit zur Achtsamkeit und korrekten Wahrnehmung von Affektzuständen, Distress-Toleranz-Training, Selbstberuhigungstechniken und Fertigkeiten zur Verringerung negativer und zur Verstärkung positiver Gefühle.

Das vorliegende Buch von Carolyn Daitch schließt eine Lücke, indem es große Fortschritte im kompetenzbasierten Ansatz der Affektregulation macht. In einem einzigen Band hat sie die umfassendste Sammlung von derzeit verfügbaren affektregulatorischen Fertigkeiten zusammengetragen und stellt über dreißig konkrete Methoden in ihrer Affekt-»Toolbox« vor. Zu jedem Affekt-»Tool« liefert sie eine ausführliche Beschreibung, ein sorgfältig formuliertes und detailreiches Skript, gefolgt von Fallbeispielen, die die Anwendung der affektregulatorischen Fertigkeit veranschaulichen. Das Buch bietet nicht nur eine lose Sammlung von Tools, sondern ist in vier unterschiedliche Ebenen oder Stufen von affektregulatorischen Fähigkeiten gegliedert.

Der Fokus dieses Buches liegt auf der Anwendung dieser Fertigkeiten bei emotional überreaktiven Patienten. Mit großer Expertise zeigt die Autorin ausführlich und anschaulich auf, wie sie die Methoden aus der Affekt-Toolbox bei Patienten mit Angststörungen in der Einzeltherapie ebenso wie bei emotional überreaktiven Klienten in der Paartherapie anwendet. Die Fallbeispiele machen deutlich, dass sie bestimmte Affekt-Tools sorgfältig auf die dargelegten Probleme und den Persönlichkeitsstil des einzelnen Patienten abstimmt.

Auch wenn Carolyn Daitch diese Affekt-Tools als Teil der Hypnotherapie vorstellt, sind sie doch eigenständige Techniken, die auch in jeder anderen Therapieform eingesetzt werden könnten. Für Hypnotherapeuten ist das Buch von Dr. Daitch das *einzige* über klinische Hypnose, das speziell den affektregulatorischen Fähigkeiten gewidmet ist. Noch wichtiger ist, dass die Autorin deutlich macht, dass diese Affekt-Tools nicht ausschließlich auf die Therapiesitzungen zielen. Sie sind vielmehr als praktische Hilfen konzipiert, die der Patient mitnehmen und bei Bedarf in seinem Alltag nutzen kann. Dieses Buch hat viel zu bieten, das für jeden Therapeuten und für die meisten Patienten von unmittelbarem Nutzen ist.

Daniel Brown, Ph. D., ABPH
Harvard Medical School

Vorwort von Claire Frederick

Obwohl ich Hunderte von Büchern zu den Themen Psychotherapie, Hypnose, Trauma und Dissoziation besitze, könnte ich die zehn oder zwölf Bücher, die mir eine echte Hilfe bei meiner therapeutischen Arbeit sind und die ich immer wieder zur Hand nehme, mühelos auf einem einzigen Regalbrett unterbringen. Zu diesen zerfledderten Büchern kehre ich immer wieder zurück, wenn ich etwas über Theorien, Techniken oder Skripte nachschlagen will oder besser verstehen möchte, wie man Theorie in klinische Praxis überträgt. Glücklicherweise bietet dieses hypothetische Regalbrett mit den wertvollsten Büchern noch Platz für ein weiteres – für Carolyn Daitchs *Affektregulation: Hypnotherapeutische Interventionen für überreaktive Klienten.*

Dieses Buch hilft uns beim Umgang mit einer großen Population von Patienten, die unter dem Problem der Überreaktivität leiden. Dabei handelt es sich um eine Konstellation von Merkmalen, die bei mehreren Achse-1- und Achse-2-Störungen des DSM auftauchen und Therapeuten häufig vor große praktische Herausforderungen stellen. Die meisten meiner Patienten, die auf dem Vulkan ihrer Ängste und Hyperempfindlichkeiten leben, sind meist in der Lage, innerhalb meines Behandlungsraums die Ruhe und Entspannung der Hypnose-Erfahrung zu erleben. Doch oft berichten sie, dass es ihnen nicht gelingt, diese Erfahrung in ihrem Alltagsleben nachzugestalten. Sie sind zwar durchaus fähig, die positiven Wirkungen der Selbsthypnose zu erleben, wenn sie nicht unter akutem Stress stehen, aber sie fühlen sich schon in normalen Alltagssituationen nackt, verwundbar und exponiert. Viele geraten durch Ereignisse und Situationen, die gar nicht besonders stressig zu sein scheinen, unter extremen Stress. Sie sind wandelnde Beispiele für Carolyn Daitchs Erkenntnis, dass »die Gesprächstherapie allein einfach nicht die unmittelbare Erleichterung oder die langfristigen Ergebnisse bringt, die diese Patienten brauchen«.

Das vorliegende Buch ist ein klinischer Klassiker. Wir erfahren darin, warum der Mann, der überempfindlich auf jeden normalen Witz reagiert, die Frau, die bei jeder Kleinigkeit in die Luft geht, und die Person, die uns bekannt vorkommt, weil sie soziale Situationen wenn irgend möglich meidet, etwas gemeinsam haben. Mehrere Behandlungsmodalitäten, von der Psychopharmakologie bis zur dialektischen Verhaltenstherapie, haben versucht, die Bedürfnisse dieser Patientenpopulation in Angriff zu nehmen. Was bei jedem Therapieprogramm für überreaktive Patienten erforderlich ist, ist ein Umtrainieren der Wahrnehmungs- und Reaktionsmuster, was zu einer Restrukturierung dieser neuen Reaktionen im zentralen Nervensystem, einer Neuprogrammierung auf bessere Wahrnehmungen und Reaktionen, zu einer echten »Entwicklungsreparatur« führt. Carolyn Daitch legt detailliert dar, wie wir vorgehen müssen, um Patienten zu helfen, dieses Ziel zu erreichen.

Das Buch beschreibt Schritt für Schritt, wie man die notwendigen therapeutischen Ziele über mehrere Stufen erreicht. Weil dieses Programm fest im Utilisationsprinzip, in Psychoedukation und Selbsthypnose verankert ist, führt es den Patienten wie kein anderes existierendes Programm dieser Art zu Selbstfürsorge, Meisterschaft und Selbstwirksamkeit. Mit elegantem Eklektizismus erklärt es uns, wie man Patienten beibringt, sich ihren schmerzlichsten Gefühlen zu stellen und neue Arten des Denkens, Fühlens und Reagierens zu entwickeln, die, wenn sie einmal erlernt und in den Alltag integriert sind, zu tief greifenden und dauerhaften Veränderungen führen.

Dieses wissenschaftlich fundierte, integrative und umfassende Buch füllt eine schmerzliche Lücke im Bereich der hypnosegestützten Psychotherapie. Es ist ein Schatz, zu dem ich immer wieder zurückkehren werde.

Claire Frederick
Tufts University School of Medicine

Einleitung

Einer meiner regelmäßigen Klienten, Bill, ein 43-jähriger Psychotherapeut, berichtete wieder einmal von einem Beispiel für die Unsensibilität seiner Frau Karen. Seine Geschichte, durchsetzt von Versuchen trockenen Humors, drehte sich darum, dass seine Frau Karen ihn aus seiner Sicht auf einer Dinnerparty, die sie vor Kurzem besucht hatten, gedemütigt hatte. Im Laufe des Essens kam das Gespräch offenbar auf die jeweiligen häuslichen Renovierungsprojekte der Gäste. Bill zufolge ergriff Karen diese Gelegenheit, um einen langen und detaillierten Bericht darüber abzuliefern, wie er bei dem Versuch gescheitert war, einen neuen Holzfußboden in der Küche zu verlegen, was zu einer horrenden Verschwendung von Zeit und Arbeit geführt hatte. Karen bestand schließlich darauf, dass sie einen Handwerker holten, der die Aufgabe beenden sollte. Bill gab nach und ließ das Projekt fallen. Laut Bill hatte seine Frau dann auf der Dinnerparty weitere Beispiele für seine handwerkliche Inkompetenz zum Besten gegeben und sich – auf seine Kosten – großartig amüsiert.

Bill war von einer äußerst kritischen, emotional distanzierten Mutter erzogen worden und reagierte auf jede Art von Kritik, insbesondere von seiner Frau, überaus empfindlich. Durch Karens Verhalten auf der Party hatte er sich unzulänglich und vor seinen Freunden gedemütigt gefühlt. Seine erste Reaktion bestand darin, dass er auf der Heimfahrt seine Wut herausließ und sie wegen ihrer mangelnden Sensibilität anschrie und beschimpfte.

Wie Bill berichtete, reagierte Karen ihrerseits auf seinen Ausbruch, indem sie ihm vorwarf, überempfindlich und humorlos zu sein.

Als sie zu Hause ankamen, war offenkundig, dass sie in einer Sackgasse steckten. Später zog er sich emotional von seiner Frau zurück und sprach mehrere Tage lang kaum noch ein Wort mit ihr. Sie reagierte auf seinen emotionalen Rückzug, indem sie an drei aufeinanderfolgenden Tagen abends nicht zum Essen nach Hause kam und den Kontakt vermied, wenn sie dann schließlich kam.

Ich mochte Bill. Er war gescheit und kompetent, aber neigte eindeutig zur Überreaktivität. Außerdem war er ein angesehener Kollege und es ehrte mich, dass er meine Hilfe gesucht hatte. Ich fühlte mich allerdings auch unter Druck, ihn gut zu beraten. Ich gab mir alle Mühe und bot eine alternative Deutung von Karens Verhalten an, indem ich daraufhinwies, dass sie ein Mensch sei, der sich nach Aufmerksamkeit sehne und das starke Bedürfnis habe, anderen zu gefallen, was sie zum Teil dazu motiviert hätte, die Geschichte zu erzählen. Ich legte mehrere Strategien dar, um Bill zu helfen, seine verletzten Gefühle direkt zu kommunizieren und seine Frau in ein konstruktives Gespräch zu verwickeln, anstatt laut zu werden oder sich zurückzuziehen.

Auf meine Vorschläge hin seufzte er und meinte: »In diesem Zimmer ist es so leicht, vernünftig zu denken, aber wenn ich zuhause bin, fühlt es sich manchmal unmöglich an. Es ist, als würde ich von meinen Emotionen überflutet, und dann bin ich unfähig, das in der Therapie Gelernte umzusetzen.« Damit beschrieb Bill zutreffend ein Problem, vor dem Therapeut und Klient gleichermaßen stehen. In der abgeschlossenen und geborgenen Struktur des therapeutischen Settings ist es natürlich leicht, rationale Reaktionen zu lehren und intentionale Verhaltensweisen einzuüben, aber in Situationen, in denen bestimmte Reize stärker werden als die besten Absichten, ist es extrem schwierig für den überreaktiven Klienten, diese Strategien anzuwenden.

Bill blieb ein paar Monate in der Therapie, brach sie dann aber ab, ohne seine Beziehungsprobleme gelöst zu haben. Er verstand die Konzepte der Beziehungsheilung, ging mit diesen Problemen tatsächlich auch in seiner eigenen Praxis um, und er war zu Veränderungen motiviert. In gewisser Weise war er der ideale Klient. Doch ohne konkrete Instrumente, die er unmittelbar einsetzen konnte, um seine Überreaktionen zu unterbrechen, war er nicht in der Lage, das Gelernte umzusetzen und die Ergebnisse der Therapiearbeit auf seinen Alltag zu übertragen. Ich war ziemlich enttäuscht, dass Bill die Therapie vorzeitig abbrach.

Die Entstehung der Toolbox für die Affektregulation

Die Arbeit mit Bill gab mir die wertvolle Gelegenheit, meinen üblichen therapeutischen Ansatz zu überdenken, und brachte mich zu der Erkenntnis, dass wir für Menschen mit übermäßig reaktivem emotionalen Stil eine fortgeschrittenere, mehr integrative therapeutische Methode brauchen, um dauerhafte Veränderungen in ihrem Verhalten zu fördern. Die Erfahrung bestärkte mich in der Überzeugung, dass die Gesprächstherapie allein einfach nicht die unmittelbare Erleichterung oder die langfristigen Ergebnisse bringt, die diese Patienten brauchen.

Ein etwas späterer Fall in meiner Praxis bietet ein eindrucksvolles Beispiel dafür, dass konzeptuelle Strategien und eine stärkere Integration praktischer Werkzeuge für die Affektregulation viel bewirken können. Nachdem man bei Lydia Lungenkrebs diagnostiziert hatte, kam sie wegen einer Raucherentwöhnung zu mir. Obwohl sie es schaffte, die Sucht zu überwinden, verbesserte sich ihr Zustand leider nicht. Sie blieb bei mir in Therapie, bis sie eineinhalb Jahre später starb.

Lydia beschrieb sich selbst als überreaktiv. Sie berichtete von wiederkehrenden interpersonalen Konflikten mit ihrer Tochter und ihrem Exmann, mit ihrer Schwester und mit Arbeitskollegen. In ihrer vorherigen Therapie hatte sie erfolgreich Einblick in die Dynamik dieser Beziehungen gewonnen und erkannt, inwiefern diese Dynamik auf ihre Herkunftsfamilie zurückzuführen war. Trotz der Einsicht, zu der sie gelangt war, hielt das Muster weiter an. »Ich verstehe es, jedenfalls auf intellektueller Ebene«, erklärte Lydia früh in der Behandlung. »Ich weiß, dass unsere Eltern meine Schwester und mich in vielerlei Hinsicht verletzt haben. Aber ich *muss* mein Verhalten ändern. Ich möchte, dass sich etwas ändert, vor allem im Verhältnis zu meiner Tochter. Ich kann es mir nicht mehr leisten, Zeit mit Konflikten zu vergeuden. Und mein Körper braucht definitiv keinen weiteren Stress.« Die nachfolgende Therapie konzentrierte sich anfangs auf zwei Hauptziele: Erstens sollte sie Lydia helfen, mit der Vielzahl der unvermeidlichen Gefühlsreaktionen umzugehen, die durch die Diagnose eines metastasierenden Krebses ausgelöst wird, und zweitens sollte sie ihr helfen, in den Beziehungen zu den Menschen, die ihr am nächsten standen, intentionaler vorzugehen.

Im Laufe der Behandlung machte ich Lydia mit den meisten Instrumenten der Toolbox vertraut. Im Vordergrund der Therapie stand das Entspannungstraining, damit sie die unvermeidlich aufsteigende Angst verringern konnte, wenn sie sich mit der bedrohlichen Krankheit und deren Behandlung auseinandersetzte. Zudem unterwies ich Lydia in den Interventionen zur Impulskontrolle, damit sie sich bei den Gesprächen mit ihrer Tochter und ihrer Schwester bewusster verhalten konnte. Sie wurde mit Instrumenten ausgestattet, die ihr ermöglichten, Zugang zu den positiven Gefühlen gegenüber ihren Nächsten zu erlangen und diese aufrechtzuerhalten, auch wenn sie sich kritisiert und missverstanden fühlte. Außerdem lernte Lydia, sich selbst zu beruhigen, indem sie sich regelmäßig ihre Unterstützungspersonen vorstellte, insbesondere die Teilnehmerinnen ihrer Krebs-Selbsthilfegruppe. Mit Ausdauer und Disziplin übte Lydia die Anwendung der Tools und berichtete, dass sie vor allem beim Umgang mit den täglich aufsteigenden Wellen der Angst und Verzweiflung, die sie vorher überwältigt hatten, hilfreich waren. In einer unserer letzten gemeinsamen Sitzungen sagte sie mir, dass sie die Tools als Geschenk in ihren letzten Lebensjahren betrachte.

Profil des überreaktiven Klienten

Als Therapeut weiß man, dass überreaktive Menschen einen hohen Preis für ihren emotionalen Stil zahlen, weil er sie ihren inneren Frieden kostet und ihre Lebenszufriedenheit drastisch einschränkt. Und man weiß, wie entmutigend es sein kann, nicht in der Lage zu sein, ihnen die Techniken zu vermitteln, die zu langfristigen Ergebnissen führen. Für diese Klienten kann die Hilfe bei Problemen wie den folgenden gar nicht früh genug kommen: Sie durchlaufen normalerweise eine Reihe von konfliktreichen Beziehungen, insbesondere zu Partnern und/oder Arbeitskollegen, zeigen Symptome der Angst und leiden häufig unter psychosomatischen Erkrankungen und Überreaktionen auf körperliche Symptome. Zusätzlich haben sie Schwierigkeiten in einem oder mehreren der folgenden Bereiche. Es fällt ihnen schwer:

- Entscheidungen aufgrund rationaler Urteile zu treffen
- bei Stress ruhig zu bleiben und klar zu denken
- ihre Gefühle und Verhaltensweisen zu beobachten und darüber nachzudenken
- unangenehme, »negative« Affekte oder gleichzeitig bestehende widersprüchliche Gefühle auszuhalten
- Kritik zu akzeptieren, ohne abwehrend zu reagieren
- keine vorschnellen Urteile zu fällen
- sich selbst oder ihre Partner zu beruhigen
- positive, objektive Deutungen von Ereignissen oder Gesprächen in Betracht zu ziehen.

Wenn es Klienten wie Bill, die solche Symptome regelmäßig erleben, nicht gelingt, die psychotherapeutischen Techniken, die sie in der

Praxis des Therapeuten lernen, in ihrem Alltag anzuwenden, geraten sie häufig in eine Abwärtsspirale der Resignation. Viele kommen schon mit einem Gefühl der Hoffnungslosigkeit in die Therapie und sind dann völlig verzweifelt, wenn es so scheint, als wären sie hoffnungslose Fälle, denen nicht einmal mehr ein »Experte« wie der Therapeut helfen kann. Manche Klienten »agieren nach innen« und geben sich selbst die Schuld für ihr wahrgenommenes Versagen oder schämen sich dafür. Diese Schamgefühle verstärken dann ein ohnehin übermäßig ausgeprägtes Gefühl der eigenen Unzulänglichkeit. Andere »agieren nach außen«, sind wütend auf den Therapeuten, weil »es nicht funktioniert«. Sie erklären dann vielleicht, die Therapie sei reine Zeit- und Geldverschwendung, brechen jede Behandlung ab oder suchen sich einen anderen Therapeuten, der »es richtig macht«.

Da die Stressreaktion so schnell und heftig ausgelöst wird, ist es die Aufgabe des Therapeuten, den Klienten beizubringen, wie sie mit schnell induzierten Ruhezuständen intervenieren können. Man muss Interventionen anbieten, die so wirkungsvoll sind, dass sie dem Klienten ermöglichen, Ereignisse rationaler zu deuten und größere Kontrolle über unangemessene oder übertriebene emotionale Reaktionen zu gewinnen.

Es reicht häufig nicht aus, dem Klienten lediglich Einsichten anzubieten oder ihm durch eine Veränderung kognitiver Schemata beizubringen, Trigger umzudeuten. Meiner Erfahrung nach muss man erst die Stressreaktion auflösen, bevor eine veränderte Interpretation eines Ereignisses oder einer Reaktion möglich ist.

Diese Auffassung ist von zentraler Bedeutung für die erfolgreiche Behandlung überreaktiver Patienten.

Wie die Einbeziehung der Hypnose in die Psychotherapie das Behandlungsergebnis verbessert

Die Kombination hypnotherapeutischer Techniken mit der Psychotherapie bringt eine Vielzahl von kurz- und langfristigen Vorteilen für den Klienten. Der Therapeut kann nach relativ kurzer Zeit mit folgenden Ergebnissen rechnen:

Unmittelbare Vorteile für den Klienten

Der Klient ist besser in der Lage:

- die Eskalation von Konflikten mit anderen zu verhindern
- schwierige Gefühle auszuhalten
- mit gleichzeitig bestehenden widersprüchlichen Gefühlen umzugehen
- in Stresssituationen ruhig und flexibel zu bleiben.

Langfristige Vorteile für den Klienten

Auf lange Sicht kann man mit folgenden Resultaten für den Klienten rechnen:

- größere Resilienz bei anhaltenden Stresssituationen/Konflikten
- die Symptome der Angststörungen gehen signifikant zurück
- Fortschritte in Reifegrad und geistiger Entwicklung
- größere Empfänglichkeit für die Sichtweisen anderer
- größeres Vertrauen und stärkere Verbundenheit mit anderen und sich selbst
- ein stabileres Selbstgefühl (Selbstwertgefühl, produktive Sichtweise)
- Verstärkung positiver Gefühle.

Dem Therapeuten bietet die Einbeziehung dieser Tools in seine übliche psychotherapeutische Praxis die Möglichkeit, die tief greifenden und dauerhaften Veränderungen zu bewirken, die ihm bei der Behandlung von überreaktiven Klienten lange versagt geblieben sind.

Ich arbeite seit 1977 als Psychotherapeutin und befasse mich seit 1981 mit Hypnose. Ich bin immer wieder dankbar, dass meine Klienten ihr Vertrauen in mich setzen, und war stets bestrebt, bei der Behandlung meiner Klienten so effektiv wie möglich zu sein. Als junge Psychologin hatte ich das Glück, einige exzellente Lehrer zu finden, die mir etwas über Hypnose beibrachten und mir dadurch ein wirkungsvolles Mittel an die Hand gaben, um Therapieergebnisse zu verbessern. Wie ich zu meiner Freude entdeckte, verkürzt Hypnose die Dauer der Therapie und lässt sich nicht nur mit anderen therapeutischen Ansätzen verbinden, sondern verstärkt deren Wirkung. Die Entspannungskomponente, die typischerweise mit dem Trancezustand einhergeht, hatte als solche bereits eine dramatische Wirkung – fast jedes klinische Leiden verbesserte sich, wenn der Patient in der Lage war sich zu beruhigen. Da Hypnose zudem ein kreativer Prozess für Therapeuten sein kann, der analytisches Denken, Intuition und einen poetischen Sprachgebrauch zur Schaffung von Imaginationen umfasst, war es eine sehr lohnende Unternehmung, die nicht nur mir selbst, sondern auch anderen überarbeiteten Therapeuten geholfen hat, einem Burn-out entgegenzuwirken.

Inspiration für dieses Buch

Meine Begeisterung für diese Arbeit wird angetrieben durch die enorme Verantwortung, die meine Kollegen und ich dafür tragen, dass Klienten wie Bill, die ihr Vertrauen in uns setzen, eine anständige Gegenleistung für ihre Zeit, ihr Geld und ihr Vertrauen erhalten. Entschlossen, konkrete Strategien zu entwickeln, um den Transfer und die Aufrechterhaltung der therapeutischen Arbeit zu verbessern, stützte ich mich auf meine Hypnoseausbildung, um verschiedene schnelle, leicht zu erlernende Techniken zu entwickeln, die den Klienten helfen sollten, die dramatischen emotionalen Veränderungen, die sie in meinem Behandlungsraum erlebten, in ihrem Alltag aufrechtzuerhalten. Aus dieser Arbeit entstand das, was ich als meine Toolbox bezeichne. Nachdem ich die darin enthaltenden Werkzeuge viele Jahre überarbeitet, sie erfolgreich bei Klienten angewandt und andere Therapeuten darin unterwiesen habe, stelle ich sie jetzt in diesem Buch vor, damit auch Sie erfolgreich mit überreaktiven Klienten arbeiten können.

An wen wendet sich dieses Buch?

Dieses Buch wendet sich an drei Lesergruppen. Das sind zum einen Psychotherapeuten, die wenig oder keine Erfahrung mit Hypnose haben, also Praktiker mit unterschiedlichem Hintergrund und unterschiedlichen theoretischen Ausrichtungen, die ihre Fähigkeiten ausweiten möchten, um ihren überreaktiven Klienten effektivere und praktischere Lösungen anbieten zu können. Die zweite Gruppe sind Therapeuten, die bereits gewisse Kenntnisse über Hypnoseverfahren haben und/oder sich gerade darin ausbilden lassen. Die dritte Gruppe besteht aus erfahrenen Hypnotherapeuten, die vielleicht von einigen neuen Ideen profitieren können.

Therapeuten mit wenig oder keiner Erfahrung in Hypnose

Auch ohne formelle Hypnoseausbildung lassen sich viele der in diesem Buch vorgestellten Hypnosetechniken gut meistern. Doch wie bei jeder psychotherapeutischen Unternehmung wird der Therapeut umso kompetenter und erfolgreicher sein, je größer sein Wissen und seine Erfahrung sind. Von daher kann dieses Buch als Sprungbrett in den dynamischen Bereich der Hypnose dienen. Therapeuten, die kaum oder gar nicht in Hypnose oder geführter Imagination geschult sind, können von diesem Buch profitieren, weil es eine Besprechung und Zusammenfassung von Standardhypnoseverfahren bietet, ebenso wie konkrete Skripts, die man als Vorlage nutzen kann, um bestimmte affektive Fehlregulationen in Angriff zu nehmen. So befasst sich insbesondere Kapitel 3 mit vorbereitenden Überlegungen, zum Beispiel der Frage, wie man die Tools mit eher herkömmlichen Therapieansätzen kombiniert, Sitzungen strukturiert und maßgeschneiderte Skripts konzipiert und darbietet. Kapitel 4 präsentiert den Grundpfeiler zur Beendigung der Überreaktivität und beschreibt, wie man das Time-out-Tool anwendet und eine einsetzende Überreaktion erkennt und unterbricht. Kapitel 5 befasst sich mit den Grundlagen der Beruhigung, Fokussierung und Vertiefung eines hypnotischen Zustands. Die meisten Therapeuten haben diese Entspannungstechniken im Rahmen ihrer Ausbildung kennengelernt, sodass es ihnen nicht schwerfallen wird, sie in ihre Arbeit zu integrieren. Viele weitere Tools, wie die in Kapitel 6 beschriebenen, lassen sich relativ leicht lernen. Therapeuten, die die Tools hilfreich für die Herbeiführung therapeutischer Veränderungen finden, werden ermutigt, sich in klinischer Hypnose ausbilden zu lassen. Exzellente Schulungen werden angeboten von der American Society of Clinical Hypnosis, der Society for Clinical and Experimental Hypnosis und der International Society of Hypnosis. (Siehe Anhang für Kontaktinformationen.)

Hypnotherapeuten mit mittlerem Erfahrungslevel

Für Therapeuten, die gerade dabei sind, ihre Kenntnisse in Hypnotherapie zu vervollkommnen, bietet dieses Buch neue Werkzeuge, die ihre Entwicklung fördern können. Kapitel 6, das das Herzstück der Toolbox vorstellt, und Kapitel 7, das sich auf das Proben und den Transfer der Techniken konzentriert, sind in dieser Hinsicht vielleicht besonders nützlich. Für Hypnotherapeuten, die ihre Kompetenzen weiter ausfeilen möchten, kann dieses Buch das Dauerproblem lösen, das viele angehende Hypnotherapeuten und solche mit mittlerem Erfahrungslevel plagt. Ich nenne es das »Was mache ich, wenn ich da bin?«-Dilemma, weil viele Therapeuten wissen, wie sie einen Klienten in Trance versetzen, aber nicht wissen, wie sie mit der Hypnose weitermachen sollen, um auf die konkreten Bedürfnisse des einzelnen Klienten einzugehen. Die Kapitel 8 bis 11 sollen bei der Beantwortung dieser Frage helfen und bieten dem Leser maßgeschneiderte Skripte, die spezifische Symptomkonstellationen aufgreifen.

Erfahrene Hypnotherapeuten

Erfahrene Hypnotherapeuten finden in diesem Buch Darstellungen von angewandten Theorien und Hypnoseinterventionen, die ihnen möglicherweise schon bekannt sind, aber noch einmal aus einer etwas anderen Perspektive beleuchtet werden. In den Kapiteln 4 und 5 kann man sich sicherlich einen sehr guten Überblick über die Grundlagen verschaffen. Für erfahrene Therapeuten finden sich in Kapitel 6 einige neuere, anspruchsvollere Materialien ebenso wie in den folgenden Kapiteln, in denen zahlreiche Tools auf verschiedene Fallbeispiele angewandt werden. Der Schwerpunkt von Kapitel 7 liegt auf der Einübung und dem Transfer des in der Therapie Gelernten, ein Thema, das in vielen Büchern über Hypnose vernachlässigt wird. Zu dem Material, das von besonderem Interesse für erfahrene Hypnotherapeuten sein könnte, gehört:

- ein Fokus auf die Frage, wie man *Klienten* beibringt, die Tools zu beherrschen
- die Anwendung von Hypnose in der Paartherapie
- eine Reihe von klinischen Anwendungen, einschließlich schwerer Angststörungen.

Das übergreifende Ziel dieses Ansatzes ist es, dass die Klienten die Techniken der Affektregulation lernen und beherrschen, um die Abhängigkeit vom Therapeuten abzubauen und die Behandlungsergebnisse über den Behandlungsraum hinaus auszubauen und zu generalisieren. Dazu werden die grundlegenden Tools beschrieben, die den Klienten befähigen, sich selbst zu helfen, wann immer sie außerhalb des Therapieraums spüren, dass sich eine Überreaktion ankündigt. Zudem bietet das vorliegende Buch neue Instrumente und Skripte für die Arbeit mit anhaltenden klinischen Problemen, auf die wir bei unserer Arbeit häufig stoßen. Ein deutlicher Schwerpunkt liegt auf bestimmten Formen der hypnotischen Sprache und Ausdrucksweise, die sich nach meiner Erfahrung als besonders wirkungsvoll erweisen. Die Kapitel 10 und 11 sind ebenfalls von Interesse, weil praktische Strategien für die Integration von Hypnoseinstrumenten in die Beziehungstherapie beschrieben werden.

Alle Leser

Für *alle* Therapeuten, die dieses Buch lesen, kann ich gar nicht genug betonen, wie wichtig es ist, den Klienten beizubringen, *sich eine Auszeit zu nehmen, um die Überreaktion zu erkennen und zu durchbrechen,* wie in Kapitel 4 dargestellt. Unabhängig davon, was der Klient als sein Therapieziel beschreibt, muss der Therapeut ihm vermitteln, wie wichtig es ist, sich Zeit zu nehmen, um die habituellen Reaktionsmuster zu unterbrechen. Was das betrifft, lege ich auch erfahrenen Therapeuten die Lektüre von Kapitel 4 ans Herz.

Ein weiterer Bestandteil des Prozesses, auf den alle Therapeuten achten sollten, sind die in Kapitel 7 beschriebenen Vorteile des Rehearsals. Dieses Einüben und Proben des Verhaltens erfordert Initiative und Engagement vom Klienten. In vielen Büchern über Hypnose und in Ausbildungssitzungen wird die Notwendigkeit, dass der Klient aktiv an seiner Gesundung mitwirkt, vernachlässigt oder zumindest nicht ausreichend betont. Klienten müssen insbesondere darauf geschult werden, regelmäßig ein Time-out zu nehmen und die Anwendung der Tools zu üben, sobald sie beunruhigende emotionale Reaktionen erleben; diese Strategien können nur erfolgreich wirken, wenn die Klienten die Techniken wiederholt allein zu Hause trainieren.

Bitte beachten Sie, dass es nicht erforderlich ist, die Tools in jeder Sitzung oder für die Gesamtheit einer gegebenen Sitzung anzuwenden. Auf eine Therapiesitzung, in der mit Hypnose gearbeitet wurde, folgt häufig eine Sitzung, in der die Aufmerksamkeit darauf konzentriert ist, dass der Klient von wichtigen Erfahrungen erzählt, von Fortschritten oder Hindernissen berichtet oder der Therapeut auf andere Elemente einer eher herkömmlichen Therapie abstellt. Bei anderer Gelegenheit können auch ein paar Minuten innerer Fokussierung mit der abgekürzten Variante eines Tools dessen Anwendung verstärken und einer Botschaft an den Klienten mehr Nachdruck verleihen.

Die Toolbox für die Affektregulation

Die Toolbox ist eine Sammlung von Ressourcen für viel beschäftigte Therapeuten, die sich praktische und leicht vermittelbare Interventionen wünschen. Ein großer Vorteil ist, dass die Tools anpassungsfähig sind und auf die speziellen Bedürfnisse des einzelnen Klienten eingestellt werden können. Außerdem lassen sie sich als Ergänzung zu jeder bestehenden Form von Psychotherapie nutzen.

Die Tools sind äußerst anpassungsfähig

Bitte beachten Sie, dass man bei allen Klienten dieselben Tools nutzen kann, dass aber auch jedes Tool abgewandelt und auf die speziellen Bedürfnisse des einzelnen Klienten abgestimmt werden kann. *Wie* man die Tools anwendet, hängt von den besonderen Bedürfnissen des Klienten im gegebenen Moment der Therapie ab. Die einzigartige Geschichte jedes Klienten, seine Äußerungen und Reaktionen dienen als Richtschnur für die perfekte Anpassung des Tools. So gibt es beispielsweise eine Gruppe von Tools, die dem Klienten hilft, duale Perspektiven zu entwickeln. Durch diese Technik erkennt der Klient, dass es möglich ist, Zugang zu zwei gegensätzlichen Gedanken und Gefühlen in einer Situation zu erlangen. Dieses Konzept könnte sich zum Beispiel für jemanden eignen, der unter einer Angststörung leidet und dann die Erfahrung macht, dass er zwar eine vorübergehende Angst verspürt, aber gleichzeitig darauf vertraut, dass alles gut ausgehen wird. Für einen Klienten, der mit übertriebener Wut auf seinen Partner reagiert, eröffnet der Ansatz vielleicht den gleichzeitigen Zugang zu zärtlichen und liebevollen Gefühlen.

Ein bestimmtes Werkzeug lässt sich so abwandeln, dass es die speziellen Bedürfnisse des einzelnen Klienten erfüllt, indem der Therapeut es durch persönliche Informationen, die er über den Klienten hat, zum Beispiel über dessen frühere Erfolge, Stärken, Interessen oder geistige Fähigkeiten, auf diesen Klienten abstimmt. Wenn der Therapeut beobachtet, dass eine Klientin mitten in einer Paarberatung in überreaktive Muster verfällt oder wenn sie in der Therapiesitzung mit einem gefürchteten Reiz konfrontiert wird, gibt er ihr vielleicht den Rat, abermals das Time-out-Tool einzusetzen und den Prozess zu wiederholen. Genauere Anleitungen, wie man bestimmte Tools auswählt und/oder an die speziellen Bedürfnisse von Klienten anpasst, finden sich in Kapitel 3.

Die Toolbox bietet eine Ergänzung zu anderen Therapieformen

Durch die Anwendung konkreter Tools, die die Überreaktivität verringern, können Klienten zudem besser von anderen Ansätzen wie kognitiv-verhaltenstherapeutischen Techniken profitieren. Bill O'Hanlon, ein bekannter ericksonscher Psychotherapeut, verglich den traditionellen Psychotherapieprozess mit dem Versuch, »Gelee an einen Baum zu nageln« (persönliche Mitteilung, 9. Juli 1989). Wie O'Hanlon zutreffend sagt, ist die Arbeit mit traditioneller Psychotherapie an sich schon eine Herausforderung; von daher kann ein ergänzendes therapeutisches Mittel wie die Hypnose offenkundig hilfreich sein. Die Tools lassen sich auch erfolgreich mit weiteren Ansätzen verbinden, wie der Imago-Therapie für Beziehungen, Desensibilisierung, Konfrontationstherapie und Ego-State-Therapie, um nur einige zu nennen. In Kapitel 3 werden weitere Beispiele beschrieben, wie man die Tools mit anderen therapeutischen Ansätzen verbinden kann.

Führt eine Therapie zur Problemlösung, zu verbesserten Beziehungen und generell zum Erfolg für den Klienten, so profitiert auch der Therapeut davon. Es gibt nichts Schöneres für einen Therapeuten als die Erfahrung, dass er einem Klienten sagt, er könne ihm helfen, und dann tatsächlich dazu in der Lage ist. Es bedeutet eine große Erleichterung für den Therapeuten und steigert das Selbstvertrauen ebenso wie das Gefühl der eigenen Kompetenz.

Überblick über das Buch

Kapitel 1 gibt einen Überblick über die Auswirkungen der Überreaktivität auf das Leben von Klienten und über die Vorteile, die der Einsatz von hypnotherapeutischen Fokussierungstechniken bringt. Da viele Psychotherapeuten keine umfassende neurowissenschaftliche Ausbildung haben, bietet Kapitel 2 eine kurze Zusammenfassung der physiologischen Grundlagen der Psychologie und ihrer Zusammenhänge mit Emotionen und Überreaktivität. In Kapitel 3 wird erörtert, wie die Tools andere therapeutische Ansätze ergänzen können und an welchen Grundregeln der Therapeut sich orientieren kann, um die Tools erfolgreich zu vermitteln – dazu gehören Psychoedukation ebenso wie die Fragen, wie man Sitzungen strukturiert, um eine optimale Umgebung zu schaffen, wie man die Skripte unter Betonung des Utilisationsprinzips individualisiert und wie man mit Hindernissen wie Widerstand oder schwacher Resonanz umgeht. In den Kapiteln 4 bis 7 wird die eigentliche Toolbox vorgestellt, die ich in vier Stufen unterteilt habe. Kapitel 4 führt den Leser in Stufe 1, die Grundlagen der Toolbox, ein, wozu zum Beispiel das Time-out-Tool zur Unterbrechung von Überreaktionen gehört. Kapitel 5 deckt die zweite Stufe ab und erläutert, wie man unter Einbeziehung mehrerer traditioneller Hypnoseinduktionen einen Zustand ruhiger, fokussierter Aufmerksamkeit herstellt und vertieft. Dem Gros der Tools begegnet der Leser erstmals in Stufe 3 in Kapitel 6, das eine detaillierte Beschreibung jeder Technik in Verbindung mit einem vorgeschlagenen Skript umfasst. Der Schwerpunkt von Kapitel 7 liegt auf Stufe 4, Verhaltenserprobung und Transfer, und in den Kapiteln 8, 9, 10 und 11 wird an Beispielfällen beschrieben, wie die Tools in einer Vielzahl unterschiedlicher therapeutischer Kontexte zum Einsatz kommen, zum Beispiel bei Klienten mit Angststörungen, bei der Ehe- und Partnerschaftstherapie oder bei anderen Beziehungen (Eltern/Kind, Arbeitskollegen oder Freunden). (Es ist darauf hinzuweisen, dass es sich bei den beschriebenen Beispielen zum Teil um echte Fälle handelt, die mit Erlaubnis der Klienten wiedergegeben werden, und zum Teil um inhaltliche Zusammensetzungen von mehreren Fällen. Die Namen der betreffenden Personen und andere persönliche Informationen sind durchgängig geändert.) Kapitel 12 konzentriert sich auf Hindernisse und Herausforderungen. Kapitel 13 bildet den Abschluss des Buches, und der Anhang bietet eine Zusammenstellung empfohlener Literatur, Videos und weiterer Ressourcen für Leser, die sich intensiver mit Hypnotherapie beschäftigen möchten.

Mein Anliegen in diesem Buch ist es, Ihnen eine Sammlung von Tools an die Hand zu geben, mit der Sie Ihren Klienten helfen können, die »eingefahrenen Reaktivitäts-Gleise« zu verlassen und in ein selbstbestimmtes, erfolgreiches und glückliches Leben aufzubrechen. Zudem hoffe ich, dass auch Sie am Ende die tiefe Befriedigung empfinden, die andere Therapeuten aus der Anwendung der Toolbox gezogen haben, weil sie ihren Klienten die bestmögliche Therapie anbieten – die Therapie, die aus der tief empfundenen Überzeugung erwächst, das Beste für seine Klienten zu tun, indem man dynamische und doch praktische Tools einsetzt, von denen sie für den Rest ihres Lebens profitieren können. Für diese Klienten gilt wahrlich der alte Spruch: »Gibst du einem Menschen einen Fisch, ernährst du ihn für einen Tag; bringst du ihm das Fischen bei, wird er sein Leben lang zu essen haben.« Ihnen beizubringen, selbst erfolgreich mit ihrer Überreaktivität umzugehen, kann einen echten und dauerhaften Wandel bewirken.

1 Sich den Herausforderungen der Überreaktivität stellen

Wir alle kennen es – dieses beglückende Gefühl, das sich einstellt, wenn eine unserer therapeutischen Interventionen zu einem Durchbruch im Leben eines Klienten beigetragen hat. Meine Kollegin Natalie Wick sagte in diesem Zusammenhang einmal: »Wenn Menschen in der Therapie singen und tanzen und wachsen, so ist das ungeheuer berührend. Wenn das geschieht, weiß ich ganz genau, warum ich auf der Welt bin.« (persönliche Mitteilung, 29. November 2005). Doch als Supervisorin und Beraterin von Therapeuten erlebe ich häufig auch die Frustration und Entmutigung von engagierten Klinikern, die trotz aller Anstrengungen ihren eigenen und den Erwartungen ihrer Klienten nicht gerecht werden. Sogar begabte, sehr erfahrene Therapeuten sehen sich mit diesem Problem konfrontiert. Geri, eine klinische Psychologin mit privater Praxis, die regelmäßig zur Beratung zu mir kam, bat um einen vorgezogenen Termin für eine private Supervisionssitzung. Sie berichtete mir von dem Fall einer alleinerziehenden Mutter, die zwei Pflegekinder mit besonderem Förderbedarf angenommen und diese dann im Alter von 11 und 14 Jahren adoptiert hatte. Die Klientin fühlte sich in mehrfacher Hinsicht überfordert. Sie musste den besonderen Bedürfnissen der Kinder gerecht werden, hatte ein geringes Einkommen und eine niedrige Stressschwelle. »Als ich sie das letzte Mal getroffen habe«, berichtete Geri, »hat sie mich mit traurigen Augen angesehen, in denen kaum noch ein Fünkchen Hoffnung schimmerte. Wenn sie abends allein mit den Kindern ist, fühlt sie sich vom Chaos in ihrer Wohnung überwältigt und verliert oft die Beherrschung. Unter Tränen hat sie mir gestanden, dass sie den Teller ihres jüngsten Sohnes in den Müll geschleudert hat, als er nichts essen wollte, und gedroht hat, ihn zurück ins Heim zu schicken. Gestern hat sie den nächsten Termin bei mir abgesagt. Ich bezweifle, dass sie sich noch einmal meldet«, meinte Geri. Dann erklärte sie, wie inkompetent und hilflos sie sich angesichts der schrecklichen seelischen Not fühle, unter der die Klientin leide. Geri fehlte es eindeutig weder an Empathie noch an Motivation, um ihrer Klientin zu helfen. Was ihr allerdings fehlte, waren die Ressourcen und therapeutischen Fertigkeiten, um ihrer Klientin zu helfen, ihre

Überreaktivität unter Kontrolle zu bekommen und Schäden für die Kinder zu verhindern.

»Ach ja, das ist ein Schuh, der wohl jeden Therapeuten schon mal gedrückt hat«, sagte Patricia Heck, ebenfalls Autorin und Kollegin, in Bezug auf das quälende Dilemma, das entsteht, wenn unsere herkömmlichen Methoden der Gesprächstherapie scheitern. Als ich nachfragte, welchen Ansatz Geri gewählt hatte, erklärte sie, dass sie einen unterstützenden, empathischen Therapieansatz verfolgt habe, bei dem sie anerkenne und bestätige, wie schwierig es sei, als alleinerziehende Mutter Kinder mit besonderem Förderbedarf zu erziehen. Außerdem ermutigte sie ihre Klientin, zu untersuchen, ob es Defizite in der Erziehung durch ihre eigenen Eltern gab und was ihr in der Kindheit gefehlt hatte. Geri brauchte als Ergänzung zu ihrem Behandlungsansatz praktische, unmittelbare Interventionen, die sie ihrer Klientin beibringen konnte, damit diese ihre Stresstoleranz erhöhen und die unangemessenen Reaktionen auf die Kinder in den Griff bekommen konnte.

Bei der Entwicklung der Toolbox hatte ich Therapeuten wie Geri im Sinn ebenso wie Kliniker, die sich in Hypnose ausbilden lassen. Dieses Buch ist nicht einfach eine Sammlung von therapeutischen Interventionen. Es begründet ein Verfahren, das einen erfolgreichen Transfer des in der Therapie Gelernten und damit das Ziel, dass die affektive Fehlregulation durchbrochen wird, wahrscheinlicher macht. Die Toolbox besteht aus vier Teilen, die ich als Stufen bezeichne und die sich wie folgt beschreiben lassen: Stufe 1: das Erkennen einer Überreaktion und die Initiierung eines kurzen Innehaltens, um die Reaktion zu unterbrechen. Stufe 2: Standard Hypnose-Induktion und Vertiefungstechniken. Stufe 3: Tools, die auf die Veränderung eines ungesunden Reaktionsstils ausgerichtet sind. Stufe 4: Tools für den therapeutischen Transfer von Suggestionen und Praktiken. Die Wirksamkeit des Gesamtprozesses wird durch die sequenzielle Umsetzung gefördert. Insgesamt ist die Toolbox für die Behandlung einer Vielzahl von Individuen und Problemen geeignet.

Therapeuten stehen jeden Tag vor der Herausforderung, dass sie auf Menschen treffen, die in unterschiedlichsten Kontexten mit ihrer Überreaktivität zu kämpfen haben. Janet wurde von ihrer Internistin an mich überwiesen, weil sie extrem reizempfindlich auf Geräusche reagierte. Die 47-jährige Singlefrau arbeitet als Anwältin in einer kleinen Kanzlei. Während der Erstberatung berichtete Janet, dass sie nachts nicht schlafen konnte, weil sie den Autolärm von der Hauptverkehrsstraße, die in der Nähe ihres Hauses verlief, unerträglich fand. Als sie jedoch mehrere Nachbarn fragte, ob sie sich auch durch den Lärm gestört fühlten, erklärten diese, dass sie kaum etwas davon mitbekämen. Zu Beginn der Behandlung empfand sie ihre heftigen Reaktionen auf auditive Reize als große seelische Belastung. Die Schlaflosigkeit, die aus ihrer Empfindlichkeit gegenüber dem Straßenlärm resultierte, führte dazu, dass sie erschöpft und reizbar war und sich bei der Arbeit nicht konzentrieren konnte. Eine extreme Reizempfindlichkeit, sei es bei einer der fünf Sinnesmodalitäten oder bei einer Kombination aus mehreren, ist nur eine von vielen möglichen Prädispositionen, die eine Überreaktivität auslösen können.

Ärzte ebenso wie Psychotherapeuten stoßen auch häufig auf Patienten, die übermäßig stark auf physische Symptome reagieren. Ralph, ein fünfundfünfzigjähriger Elektriker, ist ein »Scanner«. Wie besessen sucht er seinen Körper nach somatischen Symptomen ab und macht sich dann Sorgen, dass sie möglicherweise Vorboten einer tödlichen Krankheit sein könnten. Bei seinen häufigen Arztbesuchen stellt sich immer wieder heraus, dass seine Beschwerden keine organischen Ursachen haben. In diesem Überreaktivitätstypus erkennt man unschwer den klassischen Hypochonder.

Für eine Beziehung kann es sehr belastend sein, wenn einer oder beide Partner zur Überreaktivität neigen. Nehmen wir Meg und Dave, ein junges, gescheites und gebildetes Ehepaar. Meg, die nicht berufstätig ist und sich zuhause um die Kinder kümmert, beklagte sich, dass es praktisch unmöglich sei, Daves Aufmerksamkeit und Kooperation zu erhalten. So könne sie ihn zum Beispiel noch so oft bitten, ihr telefonisch mitzuteilen, wann er abends zum Essen nach Hause kommen würde – er halte sich einfach nicht daran. Wenn er dann schließlich kam, normalerweise, wenn die Kinder schon im Bett waren, empfing sie ihn für gewöhnlich mit einer Litanei von Beschwerden über die Kinder, seine Gleichgültigkeit und Rücksichtslosigkeit. Er reagierte, indem er sich zurückzog und seine Aufmerksamkeit dem Computer oder Fernseher zuwandte. Wie zu erwarten, verstärkte sein distanziertes Verhalten Megs Frustration und führte zu weiteren vorwurfsvollen und fordernden Reaktionen, was wiederum dazu führte, dass Dave sich noch weiter zurückzog – eine häufige dysfunktionale Reaktion, die eine innige Verbindung behindert.

Der paartherapeutische Ansatz, den ich bei Meg und Dave wählte, beruhte auf den Prinzipien und Methoden, die ich in meiner Ausbildung als Imago-Therapeutin gelernt hatte. Bei diesem Ansatz wird viel Gewicht auf aktives Zuhören in Verbindung mit Validierung und Empathie gelegt. Meg und Dave hatten schnell begriffen, um was es ging, und nach einigen Monaten fleißiger Arbeit waren sie fähig, die Überreaktivität und Konflikteskalation unter Kontrolle zu halten, was sie in die Lage versetzte, ihre Dialoge im therapeutischen Kontext so zu führen, dass sie sich auf zutreffende Weise spiegelten und sich gegenseitig viel Anerkennung und Empathie zeigten. Wie wir allerdings schnell feststellten, scheiterte der Transfer der Fähigkeiten, sobald Meg oder Dave in Stress gerieten. Sie waren natürlich enttäuscht über ihre Ergebnisse und gaben sich selbst und einander die Schuld daran. Zudem äußerten sie sich immer pessimistischer bezüglich der Zeit und des Geldes für die Therapie. Viele Klienten wie die gerade erwähnten sind in der Lage, eine gewisse Kontrolle über ihre Gedanken, Gefühle oder Kommunikationsfähigkeiten zu erlangen, solange sie sich in der Praxis des Therapeuten befinden. Wenn sie dann jedoch in ihr eigenes Umfeld zurückkehren, scheitern sie an den dort vorhandenen Triggern und sind nicht fähig, das in der Therapie Gelernte umzusetzen.

Überreaktivität verstehen

Überreaktivität ist ein Begriff, den ich übernommen habe, um einen affektiven Stil zu beschreiben, von dem man sagen könnte, dass er sich aus drei Elementen zusammensetzt. Eines ist die verzerrte und unnötig starke qualitative Bewertung von alltäglichen Reizen und zwischenmenschlichen Kontakten. Das zweite ist die damit einhergehende psychophysiologische Übererregung. Dazu gehört häufig, dass der Betreffende sich innerlich von Gefühlen überflutet oder überwältigt fühlt und den Eindruck hat, keine Kontrolle mehr zu haben. Das dritte Element ist die emotionale, kognitive und/oder verhaltensbezogene Manifestation der affektiven Fehlregulation. Diese jeweiligen Ausdrücke könnten dann zum Beispiel sein, dass jemand unter extremer Erwartungsangst leidet, zum übermäßigen Grübeln neigt oder ein Vermeidungsverhalten an den Tag legt. Wie in Kapitel 2 ausgeführt, lassen sich die ersten beiden Elemente nicht strikt voneinander trennen. Auf einen Beobachter kann Überreaktivität den Eindruck erwecken, dass die Person aus einer Mücke einen Elefanten macht, den Überblick verliert oder übermäßig besorgt ist. Zusätzlich zu dem inneren Leiden kann die Überreaktivität, wenn sie externalisiert wird, zu Beziehungskonflikten führen. Dennoch ist Überreaktivität nicht notwendigerweise äußerlich erkennbar. Manche Menschen leiden extrem unter einer exzessiven verinnerlichten Überreaktion, ohne dass irgendjemand etwas davon bemerkt.

Wir alle haben in bestimmten Lebenssituationen überschießende Gefühlsreaktionen. Überreaktivität spielt zweifellos eine Rolle bei vielen Diagnosen, zum Beispiel beim Aufmerksamkeitsdefizit-Hyperaktivitätssyndrom (ADHS/ADS), bei Zwangsstörungen (OCD), posttraumatischen Belastungsstörungen (PTBS) und bipolaren Störungen ebenso wie bei vielen Persönlichkeitsstörungen. Allan Schore (2006), bekannt für seine bahnbrechenden Arbeiten zur Affektregulation, behauptete, dass allen psychischen Störungen Probleme mit der Affektregulation zugrunde liegen. Unabhängig von der Diagnose oder Störung lässt sich die Toolbox in den Behandlungsplan integrieren.

Stress gehört zu den normalen Erfahrungen des Menschen. Bei hinreichenden Stressleveln fühlt sich jeder von uns durch die ausgeschütteten neurochemischen Substanzen, wie etwa Adrenalin, überflutet, die einen Zustand der Übererregung und Reaktivität auslösen und aufrechterhalten. (Die Bedeutung der psychophysiologischen Erregung wird ausführlich in Kapitel 2 behandelt).

Der Unterschied zwischen normaler Stressreaktion und pathologischer Überreaktivität besteht darin, dass die Überreaktivität zu chronischem Unwohlsein führt, ein normales Funktionieren im Leben behindert und/oder Beziehungen belastet.

Gleichwohl können diese Tools sicherlich von jedem genutzt werden, der unter schmerzlichen emotionalen Reaktionen leidet, auch wenn diese Reaktionen nicht dem Profil der klassischen Überreaktivität entsprechen oder nicht zu einer klinischen Diagnosekategorie passen. Zum besseren Verständnis dieser Unterscheidung ist ein kurzer Überblick über die verschiedenen Aspekte der Überreaktivität vielleicht hilfreich.

Zu den Kennzeichen der affektiven Fehlregulation gehört, wie erwähnt, die *Überflutung (Flooding)*. John Gottman, der sich intensiv mit der Stabilität von Ehen und der Scheidungsprognostik befasst hat, beschreibt die Überflutung als eine Reaktion auf die negative Haltung des Partners, die so überwältigend ist, dass der Betroffene emotional handlungsunfähig werden kann und es nahezu unmöglich für ihn wird, vernünftig und angemessen auf ein gegebenes Problem einzugehen (Gottman a. Silver 1999). Überflutung ist das Ergebnis einer Stressreaktion. Gottman bezeichnet dieses Phänomen als *diffuse physiologische Erregung* (Gottman 2012). Wenn diese Stressreaktion ausgelöst wird, schalten die kognitiven und emotionalen Systeme auf Hyperantrieb und lassen das Individuum überall Gefahren sehen, auch wenn in Wahrheit kein Grund zur Beunruhigung besteht (Woolfolk a. Lehrer, 1984). Es ist genau diese Überflutungsreaktion, die überreaktive Klienten erleben und der sie sich im gegebenen Moment hilflos ausgeliefert fühlen.

Obwohl die Mehrheit der überreaktiven Personen diese Überflutung erlebt, unterscheiden sich Menschen darin, wie die Stressreaktion in ihrem Verhalten zum Ausdruck kommt. Harville Hendrix, Paartherapeut und Autor von *Getting the Love You Want* und *Keeping the Love You Find* (dt: *Soviel Liebe wie du brauchst, Ohne Wenn und Aber*) hat zwei Hauptarten von emotional überreaktiven Menschen ermittelt: den *Minimierer* und den *Maximierer* (Hendrix 1992). Der Minimierer mauert typischerweise gegenüber anderen, wenn er emotional aufgewühlt ist, und erkennt auch bei Überflutung nicht immer seine Gefühle. Er reagiert einfach, ohne zu wissen, warum. Dagegen ist der Maximierer in der Regel fähig, seine Gefühle zu erkennen, treibt sie dann aber auf die Spitze, indem er sie aufbläht oder eine Mücke zum Elefanten macht. Über kurz oder lang haben beide überreaktiven Typen ihre Freunde, Familienangehörigen oder Partner zur Erschöpfung getrieben. Ein Beispiel für Hendrix‹ minimierenden und maximierenden Stil findet sich in einem Fallbeispiel in Kapitel 10 (siehe S. 235).

Eine Untergruppe des Minimierers ist der »Gefrierschrank« *(freezer)*. Ich habe dieses Phänomen selbst in meiner Praxis erlebt. Dieser Typus macht einfach dicht, wenn er mit einem emotionalen Trigger oder Stressor konfrontiert wird. Er erstarrt, ist unfähig, ein Gefühl zu erleben, geschweige denn es zu benennen, und ist nicht in der Lage, sich an einem konstruktiven Dialog über ein Problem zu beteiligen oder entschlossen zu handeln. Der »Gefrierschrank« ist oft vollkommen abgeschnitten von seiner physiologischen Wahrnehmung und versucht unbewusst vielleicht sogar, »sich tot zu stellen«, indem er ganz flach atmet, sich kaum noch bewegt und nur mit gedämpfter Stimme spricht. Der gemeinsame Nenner bei all diesen Reaktionen ist die übermäßige psychophysiologische Reaktion.

Einsicht ist nicht genug

Meiner Erfahrung nach reichen psychodynamische Interventionen, die zur Einsicht in die tiefer liegende Dynamik von schädlichen emotionalen Mustern und heftigen Reaktionen beitragen, alleine nicht aus, um die Kreisläufe, auf die sie gerichtet sind, zu durchbrechen. Wir alle kennen zum Beispiel Menschen, die nach einem stressigen Tag immer wieder ihre Diät abbrechen. Eine Person, die in Reaktion auf Stress zu viel isst, ist sich möglicherweise durchaus bewusst, dass sie sich durch ein »Fressgelage« über unangenehme Gefühle hinwegtrösten oder sie betäuben will. Doch diese Einsicht allein reicht nicht aus, um das Verhalten zu ändern, und das gestörte Essmuster bleibt bestehen. Auch Eheprobleme entstehen häufig, wenn die Partner es wiederholt zulassen, dass berufsbedingter Stress ihre persönlichen Interaktionen beeinflusst. So kommt der Ehemann vielleicht nach einem besonders stressigen Tag im Büro nach Hause und stellt fest, dass seine Frau länger arbeiten muss und zum Abendessen nicht zu Hause sein wird. Wenn sie dann schließlich erschöpft von einem extrem langen Arbeitstag nach Hause kommt, reagiert er vielleicht übertrieben mäkelig auf das verzögerte Abendessen. Auch wenn er sich möglicherweise bewusst ist, dass seine Verärgerung eine direkte Folge seines beruflichen Stresses und seines Hungers ist, verhält er sich trotzdem kritisch und ungeduldig. Diese Klienten brauchen mehr als Einsicht und kognitive Bewusstheit, um ihre Kreisläufe zu durchbrechen.

Auffassungen von Hypnose

Die Definition des Prozesses und der Praxis der Hypnose wird seit Langem diskutiert und bleibt im Wandel begriffen. Kroger (1977) zufolge gibt es vielleicht ebenso viele Definitionen von Hypnose wie Leute, die sich an einer Definition versucht haben. Zwei meiner Ansicht nach gelungene Versuche, den Begriff zu klären, sind die folgenden. Wester (1987) schrieb: »Hypnose ist ein veränderter Zustand, gekennzeichnet durch erhöhte Suggestibilität, was dazu führt, dass Veränderungen der sensorischen, motorischen und der Gedächtnisfunktionen (kognitive Prozesse) leichter zu erleben sind« (S. 227). Hammond zufolge ist Hypnose »ein Phänomen, gekennzeichnet durch einen Zustand aufmerksamer, empfänglicher Konzentration und umfasst drei gleichzeitig auftretende Merkmale in unterschiedlicher Ausprägung:

Dissoziation, Absorption und Suggestibilität, die alle drei vorhanden sein müssen« (1998, S. 1). Der tranceartige Zustand, der sich durch die Fokussierung der Aufmerksamkeit und die ausgelöste Dissoziation entwickelt, fördert die Empfänglichkeit für die folgende Suggestion. Green, Barabasz, Barrett und Montgomery (2005) unternahmen den folgenden Definitionsversuch:

> »Zur Hypnose gehört typischerweise eine Einführung in das Verfahren, in deren Verlauf man dem Klienten erklärt, dass ihm Suggestionen für imaginative Erfahrungen präsentiert werden. Die Hypnose-Induktion ist eine ausgedehnte erste Suggestion zur Nutzung der eigenen Vorstellungskraft und kann weitere Ausarbeitungen der Einführung enthalten. Ein Hypnoseverfahren wird angewandt, um Reaktionen auf Suggestionen zu fördern und zu evaluieren. Bei der Hypnose wird eine Person (der Hypnotisand) von einer anderen Person (dem Hypnotiseur) dazu angeleitet, auf vorgeschlagene Veränderungen im subjektiven Erleben, in der Wahrnehmung, dem Empfinden, Fühlen, Denken oder Verhalten zu reagieren. Menschen können auch Selbst-Hypnose erlernen, das heißt den Akt der eigenständigen Durchführung von Hypnoseverfahren. Wenn der Klient auf Hypnose-Suggestionen reagiert, wird im Allgemeinen angenommen, dass die Hypnose induziert wurde. Viele vertreten die Auffassung, dass hypnotische Reaktionen und Erlebnisse kennzeichnend für einen Hypnosezustand sind. Während einige die Ansicht vertreten, dass es nicht erforderlich ist, den Begriff *Hypnose* in der Induktion zu verwenden, halten andere dies für unabdingbar.« (S. 89)

Yapko hebt hervor, dass »die Essenz der klinischen Hypnose darin besteht, Menschen zu helfen, sinnvolle Fähigkeiten für die ›reale Welt‹ zu entwickeln« (2005, 2006, S. 107). Die Betonung des praktischen Nutzens hypnotischer Interventionen ist das übergreifende Thema dieses Buches und spiegelt Yapkos Auffassung wider. Ich empfehle dem Leser außerdem die Ausgabe des *American Journal of Clinical Hypnosis* vom Oktober 2005/Januar 2006 für umfassende, sachkundige, aber unterschiedliche Sichtweisen derzeitiger Hypnosedefinitionen.

Sichtweisen der Entspannungsreaktion

Menschen aus den unterschiedlichsten Disziplinen, einschließlich Therapeuten, geistliche Lehrer und Wissenschaftler, sind zu dem Schluss gekommen, dass Tiefenentspannung die wirksamste innere Umgebung für eine Förderung des emotionalen Gleichgewichts ist.

Diese Einsicht liegt den umfangreichen Forschungsarbeiten von Herbert Benson zur Entspannungsreaktion zugrunde (1975). In eine ähnliche Richtung gehen die frühen Studien von Edmund Jacobson, die ergaben, dass Tiefenentspannung exzessive Affektreaktionen abschwächt (1938). Jon Kabat-Zinn (1990) hat viele Kliniker mit den Vorzügen der Achtsamkeits-Meditation vertraut gemacht, die den Einzelnen dazu hinleitet, Gedanken und Gefühle aus einer neutralen Perspektive zu beobachten. Wie Kabat-Zinn sieht auch Marsha Linehan (1993), die Begründerin der dialektischen Verhaltenstherapie, Achtsamkeit in Verbindung mit einer nicht-wertenden Haltung als zentrales Element ihres Behandlungsansatzes. Diese Praktiker stammen hauptsächlich aus der westlichen Welt, doch der Ursprung ihrer Ansätze liegt im Osten.

Viele östliche Traditionen umfassen einen ruhigen Zustand fokussierter Aufmerksamkeit oder Meditation, um den spirituellen Kontakt zu fördern. Buddhismus, Hinduismus und Sufismus beispielsweise, allesamt fernöstliche Schulen mit jahrtausendelangen Traditionen, schließen Meditation und Gebet als Bestandteil ihrer täglichen Praxis mit ein. Thich Nhat Hahn, der bekannte vietnamesische Zen-Buddhist, Lehrer und Autor, hat viele Menschen auf der ganzen Welt und insbesondere im Westen mit den Werten des Innehaltens, der Achtsamkeit und des inneren Friedens inspiriert. Das Gleiche gilt für den tibetanischen Dalai Lama und zahllose weitere spirituelle Führer aus Fernost. Praktisch jede Religion nutzt Gebet oder Meditation, um den rastlosen Geist zu beruhigen und die spirituelle Entwicklung zu fördern. Die seit zahllosen Generationen in der Praxis erprobten und bewährten Vorteile der Meditation und des Gebets finden sich auch im hypnotischen Trancezustand. Auch die Hypnose versetzt das Individuum an einen inneren Ort der Sicherheit und tiefen Entspannung, aus dem profunde Erkenntnis, Frieden und ein fundamentaler Einstellungswandel hervorgehen können.

Die Techniken, die ich in den Kapiteln 4 bis 6 vorstelle und im gesamten Rest des Buches an Beispielen veranschauliche, sind das Ergebnis meiner persönlichen Meditationserfahrungen und eines beruflichen Werdegangs, der stark von meiner Beschäftigung mit der Hypnose beeinflusst wurde. Viele meiner Klienten haben ihre Hypnoseerfahrung als vom Wesen her spirituell beschrieben, weil sie ihnen die Möglichkeit bietet, nach innen zu gehen und Zugang zu dem weisesten und am höchsten entwickelten Teil von sich selbst zu erlangen.

Ich habe festgestellt, dass sich jede angewandte Behandlungsmodalität verstärken lässt, wenn man lernt und weiß, wie man Hypnose als Ergänzung der Psychotherapie einsetzen kann. Hypnose-Fokus, Suggestion und Training in Selbsthypnose tragen zur Affektmodulation bei, weil sie eine beruhigende Reaktion auslösen und dadurch die physiologische Erregung und Reaktivität verringern.

Positive Wirkungen von Hypnose und Entspannung

Ein Vorteil der Hypnose ist, dass sie Menschen hilft, sich zu entspannen. Schon die Entspannungsreaktion, die normalerweise im Hypnosezustand ausgelöst wird, verringert die physiologische Erregung und emotionale Überflutung, die zusammen häufig zur Eskalation von inneren und äußeren Konflikten führen. Die Hypnose ist eine ideale Intervention, um Klienten dabei zu helfen, sich von einem reaktiven zu einem reflexiven Verhalten zu bewegen. Beiträge wie die von Hammond (1990) oder Fromm und Nash (1992) haben die Wirksamkeit der Hypnose als Adjunkt zu vielen therapeutischen Behandlungsformen belegt.

Die Hypnose trägt insbesondere durch die folgenden Aspekte zur Verringerung der Überreaktivität bei:

- Selbstberuhigung
- veränderte Kognitionen
- Entwicklung einer doppelten Perspektive durch die Arbeit mit Ego-States
- Förderung positiver Affekte
- Erproben erwünschter Verhaltensweisen und Fähigkeiten
- innere Fokussierung
- Impulskontrolle.

Selbstberuhigung

Selbstberuhigung lässt sich schnell erreichen, indem man dem Klienten beibringt, wie er die Hypnosetechniken eigenständig durchführen kann. Die Fähigkeit, sich selbst zu beruhigen, hat eine positive Wirkung, weil sie dem Einzelnen ermöglicht, die physiologische Erregung und die emotionale Überflutung, die häufig zu Panikattacken, überwältigenden Schamgefühlen oder zur Konflikteskalation führen, zu verringern. Diesen Klienten verschafft die Hypnose eine dringend benötigte Atempause für ihre überarbeitete, hypervigilante Psyche ebenso wie für ihr erschöpftes Immunsystem.

Veränderte Kognitionen

Hypnose kann auch dazu beitragen, Kognitionen zu verändern und dadurch die Wirksamkeit der kognitiven Verhaltenstherapie steigern (Kirsch, Montgomery a. Saperstein 1995). Durch die Hypnose können Menschen sich so weit beruhigen, dass sie in der Lage sind, rationale, nonreaktive, kognitive Selbstaussagen aufzunehmen, die zu ruhigen, überlegten und gesunden Entscheidungen führen.

Entwicklung doppelter Perspektiven

Es ist möglich, Zugang zu einem klugen und rationalen Selbstanteil zu erlangen, auch wenn man sich von Gefühlen wie Angst oder Wut überwältigt fühlt; das lässt sich als Wahrnehmung einer doppelten Perspektive beschreiben. Das Konzept von der Nutzung dualer Perspektiven wurde zum Teil durch mein Studium der Ego-State-Therapie inspiriert, aber auch durch meine Ausbildung in Gestalttherapie, Transaktionsanalyse sowie in Therapieansätzen wie dem Dialog der inneren Stimmen und der inneren Familiensysteme. Von all diesen Ansätzen habe ich viel gelernt, aber ich stütze mich besonders stark auf die Ego-State-Therapie und bin vor allem der bahnbrechenden Arbeit von Helen und John Watkins zu großem Dank verpflichtet. Die Watkins genießen weltweite Anerkennung für ihre Beiträge auf den Gebieten der Hypnose und Psychologie. Helen Watkins definierte Ego-State-Therapie wie folgt: »Die Ego-State-Therapie ist ein psychodynamischer Ansatz, bei dem Techniken der Gruppen- und Familientherapie eingesetzt werden, um Konflikte zwischen den verschiedenen ›Ich-Zuständen‹ zu lösen, die eine ›Familie des Selbst‹ innerhalb des einzelnen Individuums bilden (1993, S. 236). Ego-State-Therapeuten wenden sich häufig an die einzelnen Ich-Zustände des Klienten, um ihnen bei der Entscheidungsfindung und der Stressbewältigung zu helfen. Durch den Gebrauch von Metaphern kann der Therapeut den Klienten mit diesen Ich-Zuständen bekannt machen. So wird zum Beispiel häufig der »innere Ratgeber« herangezogen, um die verwundbareren, verletzten Teile der Persönlichkeit zu beraten (Lynn, Kirsch, Neufeld a. Rhue, 1996). Claire Frederick hat den Ansatz der Watkins' in ihren Arbeiten ausgeweitet und viele Therapeuten dazu angeregt, ihn in ihre klinische Praxis zu integrieren. Frederick zufolge hat die

Ego-State-Therapie offenbar »das Potenzial, tiefe Veränderungen der Persönlichkeitsstruktur hervorzubringen« (2005, S. 348). Diese Theorien ähneln vielen weiteren Behandlungsmodalitäten.

Die Vorstellung der multiplen Perspektiven ist Bestandteil einer Reihe weiterer Therapiemodelle. Dazu gehört die Theorie von Richard Schwartz (1995), der die Innenwelt des Individuums als innere Familie betrachtet, die sich aus getrennten Subpersönlichkeiten zusammensetzt. Das Gleiche gilt für Stone und Stone (1989), die den Dialog der inneren Stimmen entwickelten – einen Therapieansatz, der sich auf die verschiedenen Subpersönlichkeiten innerhalb des Selbst konzentriert. Eric Berne (1961) hat die Ego-States schon früh als Teil seines transaktionalen Analysemodells vorgestellt. Dass multiple Perspektiven innerhalb des Individuums bestehen, ist also ein etabliertes, anerkanntes Bezugssystem, das in einer Vielzahl von therapeutischen Kontexten genutzt wird.

Förderung positiver Affekte

Wer in eine Therapie kommt, klagt häufig nicht darüber, dass er mit übermäßiger Liebe, Gelassenheit oder Zufriedenheit reagiert. Tatsächlich fällt es vielen Klienten schwer, regelmäßigen Zugang zu solchen positiven Gefühlen zu erlangen. Es sind die schmerzlicheren Gefühle wie Wut, Angst oder Traurigkeit, die problematisch für überreaktive Personen sind. Für viele, die unter chronischer Angst oder Problemen eines verwundeten Selbst leiden, ist es eher die Ausnahme als die Regel, dass sie positive Gefühle der Sicherheit, Liebe oder Zuneigung erleben. Sobald ein positiver Zustand erkannt oder erzeugt wird, kann der Therapeut den Klienten dazu hinleiten, diese Gefühlslage auf einen Kontext zu übertragen, in dem so ein positiver Zustand fehlt (Brown a. Fromm 1986).

Die Erzeugung und Verstärkung positiven Affekts hilft dem Klienten nicht nur dabei, sich einer Herausforderung im gegebenen Moment zu stellen, sondern schafft auch ein Guthaben auf einem »Bankkonto« positiver Gefühle, auf das er später zurückgreifen und Hoffnung abbuchen kann, wenn er in schwierige Situationen gerät.

Der Zugang zu positiven Affekten ist zudem eine enorme Hilfe bei Überreaktivität in Beziehungen, weil eine positive Sichtweise der Beziehung eine wesentliche Erfolgsvoraussetzung ist. Gottman zufolge war das wichtigste Ergebnis seiner umfangreichen Forschungsarbeiten über die Ehe, dass das Hauptkriterium, um vorherzusagen, ob eine Ehe glücklich wird oder scheitert, »das Überwiegen positiver Gefühle« ist: »Glücklich verheiratete Paare haben ... in ihrem Alltag eine Dynamik entwickelt, die verhindert, dass die negativen Gedanken und Gefühle die positiven überdecken« (*Die 7 Geheimnisse der glücklichen Ehe*, 2012, S. 11). Hypnose eröffnet nicht nur Zugang zu positiven Affekten, sondern kann darüber hinaus auch dazu beitragen, die Integration neuer Fertigkeiten und/oder Verhaltensweisen vorzubereiten.

Erproben erwünschter Fähigkeiten und Verhaltensweisen

Hypnose bietet die Möglichkeit, Kompetenzen einzuüben und zu erproben. Es ist darauf hingewiesen worden, dass Hypnosetherapeuten den Klienten auf Reaktionsmuster konditionieren, die er in Zukunft aktivieren kann (Humphries a. Eagan 1999). Die Fähigkeit, sich selbst dabei zu visualisieren oder wahrzunehmen, wie man eine vorgeschlagene Aktivität ausführt oder auf erwünschte Weise reagiert, trägt dazu bei, die Integration dieses Verhaltens in den Alltag zu erleichtern (Fromm a. Nash 1992).

Innere Fokussierung

Der innere Fokus, der im Trancezustand eintritt, fördert ein Gefühl der Sicherheit und Geborgenheit, das dem Klienten ermöglicht, sich nach innen zu wenden, was seine Selbstbewusstheit erweitert. Dieser Zustand erhöhter Selbstbewusstheit kann den Klienten davon abhalten, impulsiv auf eine Situation zu reagieren und sich auf eine Weise zu verhalten, die ihm hinterher peinlich ist oder leidtut. Der Zustand kann auch dazu beitragen, dass man den eigenen Anteil an einem Machtkampf anerkennt und sich deshalb bei einem nachfolgenden Streit weniger defensiv verhält (Gottman 1994).

Impulskontrolle

Hypnose wirkt einem Kontrollverlust entgegen und hilft, dem Drang zu impulsiven Verhaltensweisen zu widerstehen. Sie eröffnet die Möglichkeit, gewohnte Muster zu durchbrechen, weil sie eine alternative Reaktionsweise zu einem etablierten Reaktionsmuster bietet.

Die Hypnose wirkt sich positiv bei einer Vielzahl unterschiedlicher klinischer Probleme aus. Es ist nahezu unmöglich, ausführlich auf alle klinischen Leiden einzugehen, die von der Hypnose als einem Adjunkt der Therapie profitieren können. Ich habe entschieden, mich auf die folgenden Probleme, mit denen besonders viele Klienten in meiner Praxis vorstellig werden, zu konzentrieren:

Überreaktivität bei Menschen mit Angststörungen

Menschen mit Angststörungen neigen sehr stark zur Überreaktivität. Sie leiden häufig unter hartnäckigen Ängsten, die so stark sind, dass sie mit der Fähigkeit, im Alltag zu funktionieren und ihn zu bewältigen, in Konflikt geraten. Zu den Symptomen von Angststörungen gehören die folgenden:

- unkontrollierbare Sorgen
- Panikattacken
- Konzentrationsprobleme
- Suchtverhalten
- Zwangsgedanken
- Phobien.

Überreaktivität und Probleme eines verwundeten Selbst

Weitere Formen psychischer Störungen, die auf einem »verwundeten Selbst« beruhen, haben andere Symptomkonstellationen, können aber mit einigen der oben genannten Angstsymptome verbunden sein. Recht häufig zeigen Personen, die unter Problemen eines »verwundeten Selbst« leiden, wie etwa unter einer narzisstischen Störung oder niedrigem Selbstwertgefühl, auch eine Tendenz zu bestimmten Überreaktionen:

- Sie schieben entweder die Schuld auf andere oder nehmen einen unverhältnismäßig großen Teil der Schuld auf sich
- neigen zur Überkompensation
- nutzen Wut als Hauptverteidigungsmittel
- fällen harte Urteile oder üben scharfe Kritik aufgrund mangelnder Empathie.

Diese Klienten tun sich besonders schwer mit Beziehungen. Wenn sie zusätzlich Angstsymptome zeigen, kann dies die Behandlung zu einer schwierigen Herausforderung machen. Jede dieser Symptomkonstellationen verursacht unweigerlich negativen Stress mit all seinen körperlichen geistigen und seelischen Folgen.

Schmerzliche Konsequenzen überreaktiven Verhaltens

Diese emotionalen Überreaktionen können dazu führen, dass die Betroffenen ernsthafte Probleme bei der Bewältigung ihres Alltags bekommen. Ihre alles durchdringende Emotionalität kann sich als so störend erweisen, dass sie unfähig sind, Ziele zu erreichen oder konzentriert zu bleiben. Die leichte Ablenkbarkeit kann wiederum schlechte Arbeitsleistungen und – in einigen Fällen – den Verlust des Arbeitsplatzes nach sich ziehen. Wer von überstarken Emotionen beherrscht wird, büßt zudem häufig die Fähigkeit ein, vernünftige, klare und gesunde Entscheidungen zu treffen.

Was die Mitmenschen betrifft, so untergräbt diese Art von Überreaktivität oft auch die besten Beziehungen – wer ständig überreagiert, ist einfach anstrengend für andere. Das wiederum kann zur Isolation führen, sodass der Einzelne mit seiner verzerrten Weltsicht allein bleibt und sich die Situation häufig verschlimmert. Das kann insbesondere in familiären Situationen sehr belastend sein.

Wenn Eltern, ob alleinerziehend oder mit Partner, unter diesen Problemen leiden, kommt es häufig dazu, dass die Nähe zu ihrem Kind/ihren Kindern verloren geht. Diese Entfremdung kann schon auftreten, wenn die Kinder noch ganz klein sind, aber auch noch, wenn sie im Jugend- oder Erwachsenenalter sind. Überreaktive Menschen mit Angststörungen oder Problemen eines verwundeten Selbst finden es oft besonders schwierig, die normalen Herausforderungen, die ein Kind mit sich bringt, zu tolerieren, ohne bestimmte überzogene Verhaltensweisen zu zeigen, sei es, dass sie die Beherrschung verlieren, in unkontrollierbares Schluchzen ausbrechen, sich abwenden und in eisiges Schweigen verfallen oder sonstige emotionsgeladene Szenarien heraufbeschwören. Diese heftigen, unkontrollierbaren Emotionen können nicht nur verheerende Schäden in der Familie anrichten, sondern auch zu einer Reihe weiterer Probleme beitragen.

Überreaktivität ist mitunter die Ursache für mehrere destruktive Verhaltensweisen. So neigen überreaktive Menschen dazu, Selbstberuhigung über verschiedenste Suchtformen zu suchen. Außerdem leiden sie häufig unter übermäßig vielen körperlichen Beschwerden, von Schlafstörungen und daraus resultierender Erschöpfung über Essstörungen bis hin zu stressbedingten Symptomen wie hohem Blutdruck, einem Reizdarm und einer allgemeinen Schwächung des Immunsystems. Das Wichtigste ist vielleicht, dass ein Leben mit diesen Formen von Überreaktionen definitiv das Erleben von Freude, Glück oder Spontaneität, das die meisten von uns für selbstverständlich halten, hemmt. Einige der schlimmsten Folgen finden sich allerdings in Beziehungen.

Überreaktivität in Beziehungen

»It takes two to tango«, d. h., es gehören immer zwei überreagierende Personen dazu, einen Konflikt eskalieren zu lassen. Wenn eine Partei eine relativ objektive Haltung und eine gewisse innere Ruhe und Vernünftigkeit bewahren kann, besteht eine wesentlich höhere Wahrscheinlichkeit, dass die beiden fähig sein werden, den Konflikt, unabhängig vom konkreten Inhalt, durchzuarbeiten. Sind hingegen beide Seiten unfähig, negative Verhaltensweisen zu stoppen, kommt es zu einer potenziell destruktiven Eskalation.

Überreaktive Verhaltensweisen sind häufig die tiefere Ursache für viele Beziehungsprobleme. Wird irgendeine dieser Verhaltensweisen in einer Konfliktsituation eingesetzt, hat dies typischerweise die folgenden Auswirkungen:

- Eskalation des Konflikts
- Abbruch der emotionalen Verbindung zueinander
- Unfähigkeit, auf positive Gefühle zuzugreifen
- Unfähigkeit, positiv wirkende therapeutische Verhaltensweisen anzuwenden.

Wenn zwei Menschen bei jeder auftretenden Konfliktsituation diese negativen Erfahrungen machen, wird ihre Beziehung vermutlich nicht mehr lange überleben. Diese Formen von chronisch ausgetauschten Überreaktionen haben langfristige Folgen für die Beziehung, wie zum Beispiel:

- Zusammenbruch der Kommunikation
- Zusammenbruch des Vertrauens
- Zusammenbruch positiver Erwartungen an den Partner als Kraftquelle
- Verlust von Empathie
- Verlust der Bereitschaft, an Problemen zu arbeiten
- Unfähigkeit, Zugang zu positiven Gefühlen zu erlangen (auch außerhalb von Konfliktsituationen)
- Hoffnungslosigkeit.

Alles in allem ist klar, wie schwierig und schmerzlich eine zu starke Emotionalität für den Einzelnen sein kann, und klar ist auch, wie zerstörerisch sie sich langfristig auf eine Beziehung auswirkt. So mancher wohlmeinende, erfahrene Therapeut hat jeden ihm zur Verfügung stehenden Ansatz ausprobiert, um solchen Klienten zu helfen, und dennoch nur eine enttäuschend geringe Erfolgsquote erzielt. Durch die Einbeziehung einiger einfacher, leicht erlernbarer und leicht anwendbarer Hypnosetechniken können Klienten jedoch eine dramatische Wende in der Wirksamkeit verhaltenstherapeutischer oder anderer psychotherapeutischer Verfahren erleben, wovon wiederum Klienten ebenso wie Therapeuten enorm profitieren. Dieses Buch stellt eine umfangreiche Sammlung unterschiedlicher hypnotherapeutischer Werkzeuge vor, die sich bei einer Reihe von überreaktiven Kliententypen anwenden lassen.

Themen und Ziele der Toolbox

Vor allem die in den Kapiteln 4 bis 6 vorgestellten Werkzeuge der Toolbox können dem Klienten dabei helfen, seine Überreaktivität zu verringern, indem er die folgenden Kompetenzen entwickelt:

- *Eine einsetzende Überreaktion erkennen und angemessen reagieren:* Das versetzt den Klienten in die Lage, ein »Time-out« zu nehmen, um selbstberuhigende Techniken anzuwenden.
- *Beruhigung und Fokussierung:* Die Fähigkeit, die Aufmerksamkeit schnell zu zentrieren und die physiologische Erregung, die mit der affektiven Fehlregulation einhergeht, abzubauen.
- *Achtsamkeit:* Die Entwicklung der Fähigkeit zur Achtsamkeit und zur distanzierten Beobachtung von vorübergehenden Affektzuständen ermöglicht dem Einzelnen, sich eines auftauchenden Gefühls bewusst zu werden, ohne es zu werten.
- *»Erleben durch die Sinne« – Wahrnehmung des Körpers und körperlicher Signale:* Bessere Wahrnehmung der körperlichen Ausdrucksformen von Stress und die Fähigkeit, diese Ausdrücke zu regulieren und anzupassen.
- *Impulskontrolle:* Die Fähigkeit zur schnellen Impulskontrolle.
- *Gleichzeitig bestehende Affektzustände:* Die Fähigkeit, zwei gleichzeitig bestehende widersprüchliche Gedanken oder Gefühle wahrzunehmen.

- *Ressourcen-Utilisation:* Fähigkeit, Ressourcen inneren und äußeren Ursprungs zu nutzen, zum Beispiel positive Erinnerungen, reale oder imaginierte Unterstützungspersonen, tröstende, sichere Orte und/oder Selbstanteile.
- *Entwicklung positiver Affekte:* Entwicklung und Aufrechterhaltung positiver Gefühlszustände.

Gelingt es Klienten, diese Fähigkeiten zu erwerben und sie außerhalb des Therapie-Settings inmitten von Stresssituationen, Konflikten oder angstauslösenden Triggern erfolgreich anzuwenden, so können sie sich wahrhaft von den emotionalen Reaktionsmustern, die sie so lange gefangen gehalten haben, befreien.

2 Die Psychophysiologie emotionaler Überreaktivität

Ich habe festgestellt, dass die Kenntnis des Gehirns mir geholfen hat, eine bessere Psychotherapeutin zu werden. Wie die meisten Psychotherapeuten habe ich allerdings keine formale Ausbildung im neurowissenschaftlichen Bereich gemacht. Zum Experten auf diesem Gebiet zu werden, ist sicherlich ein unrealistisches Ziel für die meisten viel beschäftigten Therapeuten, aber ich fand es hilfreich, mir einige Grundkenntnisse der Psychophysiologie in Bezug auf Stressreaktionen anzueignen. Dieses Kapitel befasst sich mit einigen Hauptaspekten des sich rapide entwickelnden interdisziplinären Bereichs der Neurowissenschaften, beleuchtet die psychophysiologischen Grundlagen emotionaler Überreaktivität und zeigt auf, inwiefern hypnotherapeutische Tools für die Affektregulation in psychophysiologischer Hinsicht relevant und notwendig sind. Es bietet auch einen kurzen Abriss der Entwicklungsgeschichte der derzeit vertretenen Theorie über die Verbindung von Geist und Körper. Außerdem wird erklärt, warum alternative Ansätze zur traditionellen Gesprächstherapie, wie zum Beispiel die Hypnose-Tools, wirksamer sind, wenn man den Anforderungen eines komplexen psychophysiologischen Systems gerecht werden will.

Psychophysiologie und die Herausforderung der Affektregulation

Die Regulation von Affekten stellt eine enorme Herausforderung für uns alle dar, weil wir vor der komplizierten Aufgabe stehen, etablierte neuronale Prozesse im Gehirn zu überwinden. Neuesten Schätzungen zufolge besteht das Gehirn aus 100 Milliarden Nervenzellen, die auf unendlich komplexe Weise miteinander verbunden sind (Howard 2000). Von daher ist es nicht überraschend, dass unser Wissen über Hirnmechanismen immer noch in den Kinderschuhen steckt. Die Aufgabe, unser Gehirn zu zähmen, wird nicht unkomplizierter, wenn man aktuelle Studien berücksichtigt, denen zufolge der Mensch darauf programmiert ist, auf viele äußere Reize mit Verhaltensweisen zu reagieren, die auf Angst oder Wut beruhen – deshalb ist es leichter,

Gefühle herauszulassen, als sie mit Vernunft zu steuern. Wie Joseph LeDoux anmerkte: »Der bewusste Einfluss auf die Emotionen ist schwach, doch umgekehrt können Emotionen das ganze Bewusstsein überfluten. Der Grund: Die Verdrahtung des Gehirns wurde an dem entsprechenden Punkt unserer Evolutionsgeschichte so gestaltet, dass die Verbindungen von den emotionalen Systemen zu den kognitiven Systemen stärker sind als die Verbindungen in umgekehrter Richtung« (*Das Netz der Gefühle* 1996, S. 22). Die physiologische Basis der Psychologie ist bis heute nicht vollständig entschlüsselt. Das Gehirn birgt immer noch viele Geheimnisse.

Widersprüchliche Theorien über die Verbindung von Geist, Körper und Emotionen

Zu den aufregenden Entdeckungen, die ich während meines Lernprozesses über die psychophysiologischen Grundlagen der Psychologie machte, gehörten die Beiträge von Forschern und Gelehrten, die die Entwicklung unseres heutigen Verständnisses dieses Bereichs vorangetrieben haben. William James, Carl Lange, Walter Cannon und Phillip Bard, allesamt prominente Theoretiker der frühen 1880er Jahre, sind vier Wissenschaftler, deren akademisches Interesse der Beziehung von Geist und Körper und der phänomenologischen Gefühlserfahrung galt. Die beiden Erstgenannten entwickelten die James-Lange-Emotionstheorie und die beiden Letztgenannten die Cannon-Bard-Emotionstheorie.

Beide Theorien gehen von einem linearen Ursache-Wirkung-Prinzip aus – von einer Kettenreaktion, die durch die Begegnung mit einem angsteinflößenden äußeren Reiz ausgelöst wird. Nach der James-Lange-Emotionstheorie nimmt das Individuum einen Furcht einflößenden oder bedrohlichen emotionalen Reiz wahr und erlebt eine erste körperliche Reaktion. Infolge dieser körperlichen Reaktion empfindet es das subjektive Gefühl der Angst. James und Lange beobachteten die körperliche Reaktion auf Stress und wie emotional evokative Stimuli die affektive Reaktion und das Verhalten des Einzelnen beeinflussen. Ihrer Ansicht nach liegt der Sitz der Emotionen im Körper. Die Schwäche ihrer Theorie ist, dass es nicht ausreicht, einfach nur zu sagen, dass alle Emotionen aus dem Körper oder einem körperlichen Zustand hervorgehen. Die Theorie lässt die intrinsischen emotionalen Mechanismen des Gehirns außer acht. Dennoch ist nicht zu leugnen, dass das introspektive Erleben unserer viszeralen oder somatischen Reaktion auf Erfahrung Einfluss darauf hat, wie wir denken, fühlen und uns verhalten.

Die Cannon-Bard-Emotionstheorie stellte die James-Lange-Theorie infrage, indem sie postulierte, dass Emotionen unabhängig von ihrem körperlichen Ausdruck erlebt werden könnten. Durch Tierstudien ebenso wie durch Untersuchungen bei Menschen mit Rückenmarksverletzungen, die den physiologischen Zustand des Körpers nicht einschätzen konnten, stellten sie fest, dass diese Menschen trotzdem Emotionen erlebten.

Beide Theorien sind starke Vereinfachungen und liefern unzulängliche Erklärungen, weil Emotionen wesentlich komplexer sind, als diese Modelle nahelegen. Die James-Lange-Theorie greift zu kurz, weil es Gefühlszustände gibt, die innerlich ausgelöst werden. Und die Cannon-Bard-Theorie greift zu kurz, weil ein Zusammenhang zwischen körperlichen Zuständen und Emotionen besteht. Eine weitere Schwäche der Theorien liegt darin, dass sie sich ausschließlich mit Ängsten befassen, die durch einen äußeren Stimulus ausgelöst werden. In meiner Praxis treffe ich auf viele Klienten, die mit körperlicher Agitiertheit reagieren, obwohl keinerlei erkennbare Angstauslöser vorhanden sind – zum Beispiel Klienten, die beim Aufwachen mit Panik reagieren, auch wenn sie sich keines Albtraums bewusst sind.

In den späten 1980er Jahren vertrat Ernest Rossi die Ansicht, dass auf dem Gebiet der Mind-Body-Therapie immer noch eine stärkere Untermauerung durch die Wissenschaft erforderlich sei, um den konzeptuellen Bezugsrahmen oder *modus operandi* zu konkretisieren (Rossi a. Cheek 1988). Es ist eine aufregende Neuigkeit, dass die Geist-Körper-Forschung inzwischen Früchte trägt. Wie der Titel des 1994 erschienen Buches von Antonio Damasio: *Descartes' Irrtum: Fühlen, Denken und das menschliche Gehirn* (dt. 2012) andeutet, ist die kartesianische Maxime über die Trennung von Verstand und Gefühl, die das westliche Denken über Jahrhunderte geprägt hat, grundsätzlich fehlerhaft: Körper und Geist lassen sich nicht als völlig unterschiedliche, voneinander getrennte Einheiten auffassen. Wissenschaftler wie Candace Pert (1997) haben angefangen, Begriffe wie *Bodymind* zu verwenden, um die psychosomatischen Netzwerke zu bezeichnen, die grundlegend für ein Verständnis von Physiologie, Psychologie und Neurologie werden.

Mit anderen Worten: Der Geist ist nicht einfach ein Strippenzieher, der kognitive Informationen verarbeitet, ohne von physiologischen

Empfindungen beeinflusst zu werden. Obwohl sich die traditionelle Psychotherapie auf den Verstand stützt, um den Zugang zu einem unterteilten, rationalen Selbst zu erlangen, über das mittels Einsicht dysfunktionale oder pathologische Denk- und Verhaltensmuster korrigiert werden, deuten die aktuellen Forschungsergebnisse unserer Kollegen aus der Neurowissenschaft und Psychophysiologie darauf hin, dass man sich an den *Körpergeist* wenden muss, um eine umfassende therapeutische Behandlung anzubieten.

Warum überreaktive Klienten mehr brauchen als Gesprächstherapie

Als ich auf die Erklärungen von LeDoux (1996) zur emotionalen Reaktivität stieß, die mich wiederum zu weiteren Erkundungen in diese Richtung anspornten, hatte ich ein regelrechtes Aha-Erlebnis, weil ich die wissenschaftliche Untermauerung für etwas fand, von dem ich intuitiv wusste, dass es wahr war. Plötzlich gab es eine konkrete Erklärung für einige der Schwierigkeiten, denen andere Therapeuten und ich bei unseren Klienten begegnen. Mir wurde klar, dass es tatsächlich sehr viel von meinen Klienten verlangt war, dass sie spontan auf bestmögliche Art reagieren sollten, wenn sie auf emotionale Trigger stießen – tatsächlich war es eine unrealistische Erwartung. Ich erkannte, dass wir auf Verhaltensreaktionen programmiert sind, die auf Angst oder Wut basieren, und dass einige Menschen die Veranlagung haben, noch heftiger zu reagieren als andere. Dadurch sah ich mich darin bestätigt, dass Klienten konkretere, praktische Interventionen oder »Werkzeuge« brauchen, wenn sie mit überschießenden Emotionen reagieren, und so entstand die Toolbox für die Affektregulation.

Für ein besseres Verständnis der psychophysiologischen Unterstützung, die hinter den Tools steckt, werden im Folgenden drei unterschiedliche Überreaktivitätstypen vorgestellt ebenso wie drei Hauptbereiche des »emotionalen« Gehirns. Im Anschluss an diese Erörterung erläutere ich zwei verschiedene Komponenten des autonomen Nervensystems (ANS), die Erregungs- und Entspannungszustände beeinflussen. Diese beiden Elemente aktivieren und deaktivieren Angst-, Stress- und Wutreaktionen.

Bevor ich mit diesen Ausführungen beginne, sei darauf hingewiesen, dass die besprochenen Hirnregionen nicht auf die Durchführung der erwähnten Funktionen beschränkt sind. Viele psychologische Phänomene sind das Ergebnis von komplexen, interaktiven neuronalen

Strukturen. Die wechselseitige Verbundenheit multipler physiologischer Systeme und Achsen wird besonders betont. Wissenschaftler wie Candace Pert (1997) betonen, dass neuronale Netzwerke weit über den Bereich des eigentlichen Gehirns hinausreichen. Vor allem angesichts empirisch gestützter Paradigmen der Geist-Körper-Verbindung kann ein reduktionistisches Verständnis der Hirnregionen und der mit ihnen verbundenen Verhaltensweisen schädlich und irreführend sein. Wichtig ist auch, dass der Leser sich bei diesen Ausführungen bewusst ist, wie relativ unerforscht diese Strukturen immer noch sind; der Bereich ist immer noch Gegenstand intensiver Forschungsanstrengungen. Mit dem Hinweis auf diese Vorbehalte stelle ich im Folgenden drei Mechanismen vor, die mit der Angstreaktion, chronischem Stress und der Impulskontrolle verbunden sind, und beschreibe, wie sie mit Fehlanpassungen des Verhaltens zusammenhängen.

Die drei häufigsten Formen der Überreaktivität

Im Laufe der Zeit habe ich bei meiner Arbeit als Therapeutin festgestellt, dass in meiner Praxis drei ausgeprägte Profile von Klientenproblemen vorherrschen, die allesamt auf die verschiedenen Hirnstrukturen und psychophysiologischen Netzwerke zurückzuführen sind. Die erste erkennbare Gruppe besteht aus spezifischen Phobien und aversiven Assoziationen. Die zweite Hauptgruppe, die ich beschreibe, umfasst verschiedene Formen der generalisierten Angststörung. Menschen mit generalisierter Angststörung werden von intrusiven, grüblerischen und furchtsamen Gedanken geplagt, die sie nur schwer kontrollieren können. Sehr häufig leiden diese Personen außerdem aufgrund ihrer Angst unter chronischen physischen Symptomen, und sagen oft, dass sie das Gefühl haben, ihr seelischer Stress komme als körperlicher Schmerz zum Ausdruck. Sie werden mit einer Fülle körperlicher Beschwerden vorstellig, die häufig eine direkte Folge der chronischen – seelischen ebenso wie körperlichen – Stressbelastung sind, die sie täglich erleben. Die dritte erkennbare Problemgruppe betrifft die Impulsivität, insbesondere Defizite bei der Impulskontrolle.

Drei Hauptbereiche des »emotionalen« Gehirns: Amygdala, HPA-Achse und präfrontaler Kortex

Als ich mich mit dem derzeitigen Erkenntnisstand zum Gehirn beschäftigte, stellte ich schnell fest, dass die drei oben erwähnten Kategorien von Funktionsstörungen auf drei verschiedene Grundlagen zurückzuführen sind. Die erste betrifft die Angstkonditionierung, einen Prozess, bei dem die Amygdala eine entscheidende Rolle spielt. Die zweite betrifft Probleme, die aus langfristigem, chronischen Stress resultieren; Stress ist eng verknüpft mit einem hormonellen System, das den emotionalen Mechanismen des Gehirns ermöglicht, direkten Einfluss auf den Körper zu nehmen. Dieser Mechanismus wird als HPA-Achse (Hypothalamus-Hypophysen-Nebennierenrinden-Achse) bezeichnet. Defizite der Impulskontrolle schließlich sind verbunden mit Strukturen des präfrontalen Kortex. Ein Verständnis dieser drei Hirnmechanismen und der Art, wie sie neuronalen Funktionen zugrunde liegen, hilft dem Therapeuten, hypnotische und andere therapeutische Interventionen so auf den einzelnen Klienten abzustimmen, dass seine Symptome besonders wirkungsvoll behandelt und gelindert werden können.

Die Kampf- oder Fluchtreaktion

Unter dem in den 1920er-Jahren von Walter Cannon geprägten Begriff der Kampf- oder Fluchtreaktion versteht man eine spontane Angstreaktion, die den Körper in Reaktion auf eine tatsächliche oder wahrgenommene Bedrohung in eine erhöhte Handlungsbereitschaft zur Abwehr der Gefahr versetzt. Die Amygdala, eine kleine, mandelförmige Region, die tief im Temporallappen des Gehirns sitzt, spielt eine wichtige Rolle bei der Initiierung und Ausführung dieser Reaktion. Die Amygdala integriert eigenständig hereinkommende Informationen über äußere Reize und motiviert bei Angstempfindungen oder drohender Gefahr zum Handeln. Das erzeugt einen Zustand psychischer und physischer Bereitschaft, in dem der Einzelne einen von zwei Wegen zur Verteidigung einschlagen kann: Kampf oder Flucht. Wichtig ist in diesem Zusammenhang, dass diese Reaktion erfolgt, lange bevor eine kognitive Einschätzung der Situation stattfindet: Ein bedrohlicher Reiz taucht auf, und der Körper reagiert im Bruchteil einer Sekunde. Viele Menschen, die an Phobien leiden, geraten also in eine physische Erregung, die Angst signalisiert, lange bevor sie eine kognitive Beurteilung des Reizes oder der Situation vornehmen können. Der Körper kommt in diesen Zustand erhöhter physischer und psychischer Bereitschaft, bevor das Individuum auch nur entschieden hat, ob der Reiz, auf den es reagiert, überhaupt eine Bedrohung darstellt.

Ein hervorragendes Beispiel dafür ist das »Spinne/Schmutzkrümel«-Phänomen im Wald. Viele Menschen, die schon einmal an einem Lagerfeuer gesessen oder durch den Wald spaziert sind, kennen die starke Schreckreaktion, wenn man plötzlich ein leichtes Kribbeln auf dem Unterarm spürt, das auf die Anwesenheit einer Spinne hindeuten könnte. Der Körper wird in Alarmbereitschaft versetzt und erst Sekunden später, nachdem man auf den Arm geschaut hat, kommt das Denken hinterher, um die Einschätzung vorzunehmen: »Das ist keine Spinne. Das ist nur ein Schmutzkrümel! Ich brauche keine Angst zu haben.« Dann trifft das Individuum die bewusste Entscheidung, sich zu beruhigen: Der beschleunigte Herzschlag verlangsamt sich, Muskeln und Gedanken entspannen sich und das Individuum kehrt vielleicht zu einem Tagtraum zurück oder setzt eine Unterhaltung fort.

Wie das Spinne/Schmutzkrümel-Paradigma zeigt, kann die Kampf- oder Fluchtreaktion lebensrettend sein. Daniel Siegel, Autor von *The Developing Mind* (1999; dt.: *Wie wir werden, die wir sind*, 2006), bezeichnet die Mechanismen, mit denen der Körper regelmäßig die Umwelt auf mögliche Gefahren überprüft, treffend als »Antizipationsmaschine«. Bei jeder Antizipationsmaschine kann es allerdings auch zu Fehlanpassungen kommen. Wenn das geschieht, sind Angststörungen die Folge. Wer davon betroffen ist, ist häufig außerstande, sich selbst wieder zu beruhigen, nachdem eine kognitive Einschätzung des Reizes oder der Situation ergeben hat, dass kein Grund zur Angst besteht. Die Antizipationsmaschinen von Personen mit verschiedenen Angststörungen sind zudem häufig auch hyperwachsam. Personen, bei denen ein posttraumatisches Belastungssyndrom (PTBS) festgestellt wurde, zeigen zum Beispiel häufig übertriebene Schreckreaktionen. Fast jeder hat schon einmal den kurzen Schreckmoment erlebt oder beobachtet, wenn ein Freund, dessen Auftauchen man nicht bemerkt hat, einem unversehens von hinten auf die Schulter klopft. Bei einer Person mit PTBS kann diese Schreckreaktion hingegen schon bei weit geringerem Anlass einsetzen, zum Beispiel wenn jemand ihren Namen von der anderen Seite des Raumes ruft. Unabhängig von der Diagnose habe ich schon oft erlebt, dass ein frustrierter Klient meine Praxis mit den Worten betritt: »Ich weiß, ich sollte keine Angst davor haben. Ich weiß, dass das völlig irrational ist. Aber bevor ich auch nur darüber nachdenken kann, fängt mein Herz an zu rasen und ich kriege schweißnasse Hände. Ich kann es einfach nicht abstellen.« Die klassischen Angst- oder Fluchtreaktionen sind sicherlich die bekanntesten Verhaltensreaktionen, aber es gibt eine dritte Möglichkeit, die ich in meiner Praxis erlebt habe und die sich ebenfalls in der Natur wiederfindet.

So wie ein Kaninchen erstarrt, wenn es eine Bedrohung wahrnimmt, erstarren auch viele Menschen, wenn sie sich bedroht oder eingeschüchtert fühlen. Wie andere Säugetiere reagiert auch der Mensch auf ein moderates Maß an Furcht, indem er »dicht macht« – den Kontakt nach außen abbricht oder nicht mehr reagiert. Doch wenn die Angst sich verstärkt, verändert sich die Anpassungsreaktion und an die Stelle der Erstarrung tritt die Flucht. Obwohl zum Beispiel ein Kaninchen beim ersten Anblick einer Bedrohung erstarrt, flieht es, sobald die Bedrohung näher kommt. Auch manche Menschen erstarren zunächst und fliehen dann aus Stresssituationen, die sie als bedrohlich erleben, während andere das Gefühl haben, in der Falle zu sitzen und keinen sicheren Fluchtweg zu haben, sodass sie verharren.

Angstkonditionierung

Das Gehirn ist auch sehr geschickt darin, Langzeiterinnerungen an Ereignisse zu speichern, die das Individuum in Angst oder Alarmbereitschaft versetzt haben. Auch das kann ein äußerst adaptiver Überlebensmechanismus sein. Eine einzige Begegnung mit einem höchst aversiven Reiz, zum Beispiel wenn man sich die Finger an einem heißen Herd verbrennt, prägt sich der Erinnerung meist sehr gut ein, auch wenn es geschah, als der Betreffende noch sehr jung war. Das Gehirn nimmt frühere Erfahrungen auf und nutzt sie für die Wahrnehmung und Einschätzung von Umweltreizen. Auch in diesem Prozess spielt die Amygdala eine entscheidende Rolle: Sie sorgt dafür, dass das Gehirn sich an frühere aversive Begegnungen erinnert. Nachdem ein extrem aversives Ereignis stattgefunden hat, können Neuronen in der Amygdala dafür abgestellt werden, den äußeren Reiz »zu erinnern«.

Obwohl die erstaunliche Fähigkeit des Gehirns, das Wissen um beängstigende/bedrohliche Stimuli aus früheren Erfahrungen im Gedächtnis zu speichern, sehr adaptiv ist, kann sich diese Begabung bei Menschen mit Angststörungen auch als Falle erweisen. In Reaktion auf ein einziges höchst aversives Ereignis kann der Einzelne eine zutiefst negative, maladaptive Assoziation mit allen Situationen entwickeln, die entfernte Ähnlichkeiten mit dem ursprünglichen Ereignis haben. Das wird als Reizgeneralisierung bezeichnet. Wer beispielsweise eine Bienenphobie entwickelt, nachdem er in einer Garage gestochen wurde, entwickelt möglicherweise eine tiefe Abneigung gegen den Aufenthalt in Garagen. In Extremfällen verallgemeinert sich diese Furcht möglicherweise auf den Aufenthalt im Freien, wenn bei milder Witterung die – wenn auch noch so entfernte – Möglichkeit besteht, dass man abermals gestochen wird. Wenn eine Phobie verhindert, dass man im Alltag funktioniert, wenn sie sich auf andere Ängste erweitert und/oder den Einzelnen davon abhält, erwünschten Aktivitäten nachzugehen (zum Beispiel bei Flugangst), ist eine Behandlung angezeigt.

Physiologische Wahrnehmung von Stress und die Hypothalamus-Hypophysen-Nebennierenrinden-Achse (HPA)

Nach Ansicht des Neurochirurgen und Hirnforschers Richard Bergland ist das Denken nicht im Gehirn eingesperrt, sondern über den gesamten Körper verteilt (Restak 1994, S. 207). Auch in Candace Perts (1997) *Molecules and Emotions* (dt. *Moleküle der Gefühle,* 2001) erfahren wir, dass Körper und Geist nicht nur miteinander verbunden, sondern eins sind. Pert spricht vom »mobilen Gehirn«, das emotionale Reaktionen mittels Rezeptoren in jeden Körperteil überträgt. Dieses mobile Gehirn erzeugt ein psychosomatisches Netzwerk, durch das intelligente Informationen von einem System zum anderen reisen können. Die Vorstellung der Geist-Körper-Verbindung beruht zu einem großen Teil auf einem Verständnis der Funktionen der HPA-Achse.

Mentaler Stress äußert sich körperlich durch die Freisetzung von Adrenalin und Cortisol ebenso wie durch eine Vielzahl weiterer damit zusammenhängender chemischer Botenstoffe. Die Erfahrung von körperlichem Stress wiederum fließt häufig in ein mentales Stresserleben ein. Einfach ausgedrückt: Menschen regen sich auf, reagieren heftig und fühlen sich dann in Folge ihrer fehlangepassten Reaktivität noch gestresster. Die physiologische Wirkung von chronischem Stress verstärkt diese Negativspirale. Stress führt zur Ausschüttung von Cortisol, das die physiologischen Veränderungen, die mit Stress einhergehen, vermittelt. Bei chronischem Stress kommt es zu einer exzessiven Freisetzung von Cortisol. Das bewahrt, intensiviert und verstärkt den ursprünglichen psychophysiologischen Stresszustand. Ohne wirkungsvolle Intervention kann sich dieser Kreislauf auf unbestimmte Zeit fortsetzen und verschlimmern. Hypnoseinterventionen können diesen Kreislauf der Angst durchbrechen und verhindern, dass er außer Kontrolle gerät, weil sie die Entspannung fördern und die Art, wie der Einzelne seine körperlichen Zustände subjektiv erlebt, verändern.

Physiologische Reaktionen auf chronischen Stress sind weitreichend; dazu können chronische Kopfschmerzen, Magen-Darm-Probleme, Bluthochdruck, Geschwüre, Asthma und Unfruchtbarkeit gehören. Auch kognitive Funktionen können durch den Energieverbrauch beeinträchtigt werden, was zum Konzentrationsmangel und zu schlechten Gedächtnisleistungen führt. Zudem wird das Immunsystem erheblich geschwächt, was eine erhöhte Anfälligkeit gegenüber Erkältungen, Grippe, Allergien und Migräne oder Spannungskopfschmerz zur Folge hat. All das verstärkt die Beunruhigung des bereits gestressten Individuums.

Impulsivität

Kennzeichnend für Probleme in Beziehungen und am Arbeitsplatz ist häufig das Unvermögen, impulsive Gedanken zu beherrschen und impulsive Verhaltensweisen unter Kontrolle zu halten. Diese Defizite zeigen sich manchmal in Form extremer Ausbrüche, aber häufiger noch in Form subtiler zwischenmenschlicher Konflikte in Partnerschaften oder anderen engen Beziehungen. Klienten, die nicht notwendigerweise mit diagnostizierbaren Störungen der Impulskontrolle vorstellig werden, zeigen vielleicht subklinische Merkmale eines Kontrollmangels, der in bestimmten Situationen ein optimal funktionierendes Miteinander behindert. (Beispiele für diese subklinischen Störungen in interpersonalen Beziehungen werden in den Kapiteln 10 und 11 behandelt.)

Ein zusätzlicher Faktor, den man berücksichtigen sollte, wenn Klienten mit impulsivem und/oder überreaktivem Verhalten vorstellig werden, ist die mögliche Diagnose von ADHS. Das wird häufig nicht bedacht, und viele Therapeuten stellen die Diagnose Impulsivität, ohne den Klienten angemessen auf ADHS untersucht zu haben. Ich würde empfehlen, dass man eine Grunduntersuchung auf ADHS vornimmt und den Klienten an einen ADHS-Spezialisten überweist, wenn irgendein Hinweis darauf vorliegt, dass dieses Problem bestehen könnte. Natürlich gibt es auch immer die Möglichkeit, dass ein Klient unter ADHS und gleichzeitiger Überreaktivität leidet und dass hypnotherapeutische Tools dann unterstützend eingesetzt werden können. Auch wenn die Impulsivität auf eine reine ADHS zurückzuführen ist, kann es sich tatsächlich als sehr hilfreich erweisen, diese Klienten im Gebrauch der affektregulatorischen Techniken zu unterweisen.

Die Rolle des präfrontalen Kortex bei der Impulsivität

Der präfrontale Kortex hat großen Anteil an der Impulskontrolle. Die präfrontalen Rindenregionen unterdrücken starke impulsive Gedanken oder Motive und ermöglichen uns dadurch, Kontrolle über den Drang zu spontanen Reaktionen auszuüben. Mit anderen Worten, der präfrontale Kortex erlaubt uns, die Bremse bei unseren impulsiven Verhaltensweisen zu ziehen. Menschen mit präfrontalen Defiziten benehmen sich daher oft impulsiv und leichtsinnig.

Das soll allerdings nicht heißen, dass jeder, der sich impulsiv verhält, unter einer Schädigung oder einem Defizit im präfrontalen Kortex leidet, wie wir später in diesem Kapitel noch erörtern werden. Es gibt eine Reihe weiterer Faktoren, die zu einer Störung der Impulskontrolle beitragen und sie verursachen können.

Der präfrontale Kortex liegt im Bereich der Schläfen, der Stirn und zwischen den Augen. Ein eindrucksvolles Beispiel für die Bedeutung des präfrontalen Kortex liefert die Geschichte von Phineas Gage. Gage hatte einen Arbeitsunfall, der zu einer schweren Schädigung seines präfrontalen Kortex führte. Nach dem Zwischenfall kam es zu einem tief greifenden Persönlichkeitswandel. Die Beschreibung von Gage, die 1868 von seinem Hausarzt Dr. John Harlow veröffentlicht wurde, steht für eine der ersten und extremsten Falldarstellungen gestörter Impulskontrolle, verursacht durch eine funktionelle Schädigung des präfrontalen Kortex. Ich schließe die Geschichte hier mit ein, weil sie ein gutes Beispiel für Probleme mit der Impulskontrolle liefert, die sich – wenn auch in weitaus geringerem Ausmaß – bei meinen Klienten in der Beziehungstherapie zeigen. Das neue Verhalten von Gage wurde wie folgt beschrieben:

> »... Er ist launenhaft und befleißigt sich gelegentlich gröbster Respektlosigkeit ... Er achtet seine Mitmenschen nicht und ist unduldsam gegenüber Ratschlägen oder Anweisungen, wenn sie seinen eigenen Vorstellungen nicht entsprechen. Er kann sehr hartnäckig sein, aber auch launisch und wankelmütig.« (Bear, Connors a. Paradiso, 2001; dt. 2009, S. 640).

Der präfrontale Kortex ermöglicht uns, unsere normalen Impulse und Gefühle zu kontrollieren, und befähigt uns zum intentionalen, willentlichen Handeln. Auch inständige Entschuldigungen reichen mitunter nicht aus, um den Schaden wiedergutzumachen, der entstehen kann, wenn ein Partner oder beide nicht in der Lage sind, ihre aggressiven Impulse im Zaum zu halten. Zu den subtileren, wenngleich ebenfalls verletzenden Ausdrucksformen, die aus einer mangelnden Impulskontrolle resultieren, gehören häufig Reizbarkeit, Ungeduld, Sturheit und Unnachgiebigkeit.

Die Amygdala und ihre Rolle bei Aggressionen

Von den vielen verschiedenen Arten der Impulsivität gehört Aggressivität zu den besonders problematischen. Wenn man also die Impulskontrolle in Angriff nimmt, ist es wichtig, sich auf eine Dämpfung der Aggressionen zu konzentrieren, die impulsiven Handlungen und Reaktionen oft innewohnen. Die Amygdala, eine Region, die wir weiter oben in Bezug auf die Angstreaktion besprochen haben, spielt auch bei der Vermittlung und dem Ausdruck von Aggressionen eine wichtige Rolle. Man hat zwei unterschiedliche Leitungsbahnen identifiziert, über die zwei unterschiedliche Arten von Aggressionen ausgelöst werden. Erstere wird als *Raubtieraggression* bezeichnet, die zweite als *affektive Aggression*. Nicht alle Aggressionen sind körperlicher Art. Ich betrachte einen Großteil der Aggressionsformen, mit denen ich es in meiner Praxis zu tun habe, insbesondere in der Paartherapie, als affektive Aggression.

Neueren Studien zufolge steht der Neurotransmitter Serotonin mit dem Ausdruck von Aggressionen in Zusammenhang und spielt offenbar auch eine Rolle bei der Entwicklung klinischer Depressionen. Die Entspannungsreaktion führt wahrscheinlich ebenso wie eine Medikamentengabe dazu, dass die Umschlagsgeschwindigkeit des Serotonins sinkt, was dem Körper ermöglicht, den Neurotransmitter effektiver zu nutzen.

Im nächsten Abschnitt dieses Kapitels bauen wir auf unserem Verständnis der Kampf- und Fluchtreaktion und der psychophysiologischen Ursachen und Folgen von chronischem Stress auf, die wir im Zusammenhang mit der HPA-Achse besprochen haben. Wir werfen einen Blick auf den Sympathikus und Parasympathikus des vegetativen Nervensystems und ihr Verhältnis zu Erregungs- und Entspannungszuständen. Im Rahmen dieser Ausführungen wird dann die Rolle der Hypnose-Tools für die Auslösung der erwünschten parasympathischen Reaktion erläutert.

Allgemeines Anpassungssyndrom (AAS)

In den 1930er-Jahren entwickelte Hans Selye ein Konzept, das er als Allgemeines Anpassungssyndrom (AAS) bezeichnete. Selye beschreibt AAS als den Prozess, durch den der Körper auf Stress reagiert. Stress definierte er als unspezifische Reaktion des Organismus auf jegliche Anforderung. Mit diesem Paradigma wurde die Vorstellung eingeführt, dass die Stressreaktion etwas Universelles ist. Dieselben schädlichen Auswirkungen von chronischem Stress sind unabhängig von ihren Ursachen zu beobachten. Was Selye im Grunde bemerkte, waren die schädlichen Auswirkungen dessen, was wir heute als chronischen Stress bezeichnen, der, wie in dem obigen Abschnitt über die HPA-Achse erläutert, mit einem Überschuss an Cortisol und anderen damit verwandten Hormonen und Steroiden im gesamten Körper verbunden ist.

Die erste Stufe dieser Stressreaktion entspricht der Alarmreaktion, die wir oben als erstes Element der Kampf- und Fluchtreaktion beschrieben haben. Die zweite Stufe ist die Widerstandsphase, in der der Organismus seine Kräfte mobilisiert, um durch Bewältigung oder Anpassung auf den unmittelbaren Stressor zu reagieren. Neuere Forschungen deuten darauf hin, dass diese ersten beiden Prozesse nicht strikt voneinander zu trennen sind, deshalb hat man sie zu einer einzelnen Kategorie zusammengefasst. Rossi definiert sie als »erste komplexe Anpassungsreaktion auf Alarm und Erregung« (1993, S. 71). Die dritte Stufe wurde von Selye als Erschöpfung bezeichnet. Angesichts der eindeutig schädlichen Auswirkungen des Stressors ging Selye davon aus, dass die ursprünglich reichlich vorhandenen Ressourcen des Organismus durch die anhaltende Reaktion auf den Stressor verbraucht und erschöpft werden. Obwohl das eine logische Schlussfolgerung ist, haben Studien ergeben, dass die psychophysiologische Erschöpfung, die man bei Personen beobachtet, die unter chronischem Stress leiden, nicht auf einen Mangel, sondern auf ein Übermaß an Neurotransmittern zurückzuführen ist. Dieses Übermaß wurde ebenfalls in der obigen Erörterung der HPA-Achse besprochen.

Das autonome Nervensystem

Das autonome Nervensystem besteht aus drei Teilen: dem sympathischen, dem parasympathischen und dem enterischen Teil. Um emotionaler Überreaktivität erfolgreich entgegenzuwirken, ist ein gut funktionierendes Zusammenspiel der Erregung von Parasympathicus und Sympathicus erforderlich. Da diese Systeme eine entscheidende Rolle bei der Vermittlung der Stressreaktion spielen, werden wir uns im Folgenden auf sie konzentrieren. Das sympathische Nervensystem wird in Reaktion auf Stressoren aktiviert und ist derjenige Teil des Nervensystems, der für die Mobilisierung von Ressourcen, die an der Kampf- oder Fluchtreaktion beteiligt sind, verantwortlich ist. Wenn der Sympathikus auf den Plan tritt, wird Adrenalin freigesetzt, was Reaktionen in allen Körperorganen auslöst. Eine gute Erklärung seiner Funktion bietet Sapolsky: Die Projektionen des Sympathikus, die ihren Ursprung im Gehirn haben, verlassen die Wirbelsäule und verzweigen sich in nahezu jedes Organ, jedes Blutgefäß und jede Schweißdrüse des Körpers ... Das hilft bei der Vermittlung der Wachsamkeit, Erregung, Aktivierung, Mobilisierung (1994, S. 23).

Während man sich das sympathische Nervensystem (SNS) als ein System vorstellen kann, das Gas gibt und den Körper auf Touren bringt, so ist das parasympathische Nervensystem (PNS) das Gegenteil. Der parasympathische Teil des autonomen Nervensystems ist mit Schlaf und anderen Entspannungszuständen verbunden. Von daher wird es während Meditation, Hypnose, Yoga und anderen Aktivitäten, die mit Entspannung zusammenhängen, aktiviert. Wenn der Körper nicht unter unmittelbarem Stress steht, konzentriert sich der Parasympathikus darauf, den Herzschlag, die Atmung, den Stoffwechsel und Verdauungsfunktionen aufrechtzuerhalten.

Welche Rolle kann die Hypnose bei der Beeinflussung des autonomen Nervensystems spielen?

Wenn Klienten vor der Herausforderung stehen, dass sie unterschiedliche Erregungszustände, die Vorboten unangemessener Interaktionen zu sein scheinen, bekämpfen sollen, brauchen sie konkrete Tools, die sie bei überstarker Emotionalität nutzen können. Die Hypnose bietet besonders wirksame Methoden, um die Auswirkungen von Stress zu minimieren. Bei der Hypnose ist die Intention typischerweise, dass eine parasympathische Reaktion ausgelöst und der Organismus in einen Gleichgewichtszustand zurückgeführt wird, der die emotionale Überreaktivität durchbricht.

Mitunter zielt die Hypnose jedoch auch darauf, den Sympathikus anzuregen. Humphries (2003) bietet ein nützliches hypnotisches

Interventionsmodell, das darauf ausgerichtet ist, denjenigen Bereich des autonomen Nervensystems zu stimulieren, der unteraktiv ist. Wenn Klienten zum Beispiel Rückzugsmuster oder passive Bewältigungsstile zeigen, braucht man unter Umständen einen stimulierenden Ansatz, der ihnen hilft, eine angemessenere Motivation und Aktivierung zu entwickeln. Mit der Anwendung der Toolbox leite ich meine Klienten häufig dazu an, emotional belastete Erinnerungen an zwischenmenschliche Konflikte oder Angstreaktionen wiederzubeleben. Ich tue das im Kontext meines Behandlungsraums, sodass ich direkt eingreifen kann, indem ich sie in einem der Tools unterweise, das bei der Überreaktion ansetzt. Unabhängig von der Reaktion, die in der Behandlung ausgelöst wird, verändert sich bei einem Klienten, dessen Mentalität sich verändert, unweigerlich auch seine Physiologie.

An früherer Stelle haben wir besprochen, dass es notwendig ist, in die negativen Rückkopplungsschleifen einzugreifen, die mit chronischen Stresszuständen, Angstreaktionen und übertriebener Reaktivität einhergehen. Die Anwendung der Tools zur Auslösung einer parasympathischen Reaktion, nachdem ein anfänglicher Stresszustand neu ausgelöst wurde, bewirkt genau das.

Indem man die hochbrisante Emotion wieder wachruft und dann mit Tools interveniert, die eine parasympathische Reaktion hervorrufen, erzeugt man die Art von »heilenden Rückkopplungsschleifen«, auf die sich Pert in ihrer Erörterung alternativer Therapien bezieht (1999, S. 274). Zur Rückkopplungsschleife der Heilung gehört, dass man zunächst schmerzliche Gefühle erneut durchlebt und dann in Methoden der Selbstberuhigung unterwiesen wird.

Eine andere Perspektive auf diese Erregungs-/Beruhigungsreaktion bietet das sogenannte retikuläre Aktivierungssystem (RAS). Man hat es als eine Art »Kippschalter« beschrieben, der in Reaktion auf emotionale Erregung oder Ruhe hin und her springt. Fühlt sich eine Person bedroht, schaltet das RAS den zerebralen Kortex oder das »Lerngehirn«, wie Howard es nennt, einfach ab (2000, S. 39). Ist das System hingegen ruhig und entspannt, schaltet das RAS den Kortex wieder an und überlässt dem logisch denkenden Teil die Führung.

Rossi greift ein Element dieses Themas auf und beleuchtet es aus einer anderen Perspektive. In seinem bahnbrechenden Buch *The Psychology of Mind-Body Healing* erörtert er das Konzept der *ultraradianen* Heilungsreaktion, deren Ziel es ist, sich einfach durch Ruhepausen auf die natürlich wiederkehrenden Rhythmen des Körpers einzustimmen und dadurch die toxischen Effekte von aufgestautem Stress und dessen schädlichen Einfluss auf ein optimales Funktionieren zu verhindern. Rossi bespricht unter anderem die psychobiologischen Vorteile des einstündigen Formats eines 12-Schritte-Treffens, wie es vielleicht von einer Gruppe anonymer Alkoholiker abgehalten wird, und erklärt in diesem Zusammenhang, dass »es die ›Entspannungsmöglichkeit‹ mit der gelegentlichen emotionalen Katharsis ist, ... die den wahren Heilungsfaktor auf der psychobiologischen Ebene in Gang setzt« (1993, S. 118).

Bei einem 12-Schritte-Programm beginnen die Teilnehmer mit einem standardisierten Begrüßungsritual, zu dem gehört, dass die zwölf Schritte und Traditionen verlesen werden. Das dient dazu, die Aufmerksamkeit zu fokussieren und ein »Time-out« zu kreieren, das die Teilnehmer dazu anregt, nach innen zu gehen und sich auf sich selbst zu konzentrieren. Wie Rossi ausführt, kann es beim Erfahrungsaustausch gelegentlich zu einer emotionalen Katharsis kommen. Die Sitzung endet dann meist mit einem Gebet. All diese Praktiken spielen zusammen, um das emotionale System zu beruhigen.

Individuelle und situative Faktoren, die eine Stressreaktion beeinflussen

Sie fragen sich vielleicht, was die Reaktion beeinflusst, wenn man an einem beliebigen Tag mit einer Stresssituation konfrontiert wird. Das »emotionale Gehirn« oder das »logische Gehirn«? Es gibt mehrere gleichzeitig wirkende Faktoren, die zu der geäußerten Reaktion beitragen können, einschließlich der folgenden.

Hormonspiegel

Aus dem Gleichgewicht geratene Hormonspiegel können die Stärke der jeweiligen Reaktion enorm beeinflussen. Extrem hohe oder unzureichende Hormonmengen aufgrund eines Ungleichgewichts im Hormonhaushalt (zum Beispiel beim Östrogen oder Schilddrüsenhormon) können zur Fehlregulation beitragen. Ein hormonelles Ungleichgewicht kann auch ausgelöst werden, wenn ein Stresshormon wie Cortisol den Körper unter Beschuss setzt.

Schlafzyklen

Jeder weiß, dass alles sich schlimmer anfühlt, wenn man zu wenig Schlaf bekommen hat. Howard, der über Forschungsergebnisse von

Van Cauter berichtet, erklärt in diesem Zusammenhang, dass »bereits der Verlust von nur einer Stunde Schlaf in zwei oder drei aufeinanderfolgenden Nächten zu einem damit einhergehenden Anstieg des Cortisols führt« (Howard 2000, S. 141). Anhaltender Schlafentzug oder jede Unterbrechung des Schlaf-Wach-Rhythmus (veränderte Arbeitszeiten, andere Zeitzonen, Jetlag u. Ä.) können die Resilienz gegenüber Stress erheblich mindern.

Genetik

Die Vererbung spielt wahrscheinlich eine Rolle beim emotionalen Reaktionsstil, sodass einige Personen anfälliger für Stress sind als andere. Die Genetik kann das gut funktionierende Zusammenspiel von parasympathischer/sympathischer Erregung des vegetativen Nervensystems beeinflussen.

Trauma

Kindheitstraumata aufgrund von Missbrauch, Vernachlässigung oder frühkindlichen Erkrankungen oder Verletzungen, die invasive medizinische Eingriffe erforderten, können das feste Reaktionsmuster einer vorzeitig eintretenden Hypererregung erzeugen. Im Zusammenhang mit den Auswirkungen von Traumata auf die Hirnreifung erklärt Schore, dass neuronale Netzwerke durch psychologische Faktoren geformt oder »gestutzt« werden (2003, S. 291). Mit anderen Worten: Ein frühkindliches Trauma kann die Entwicklung des Gehirns beeinträchtigen und damit künftige Verhaltensweisen und Reaktionen prägen.

Schlussfolgerung

In Anbetracht der in diesem Kapitel vorgestellten Erkenntnisse über die Psychophysiologie der Stressreaktion wird klar, dass wir wirksame Werkzeuge brauchen, um die heimtückischen Rückkopplungsschleifen zu durchbrechen, die zur Überreaktivität beitragen. Im folgenden Kapitel werden wichtige Vorüberlegungen angestellt, die der Therapeut berücksichtigen sollte, wenn er Klienten im Gebrauch der Tools unterweisen möchte. In den nachfolgenden Kapiteln werden Beispiele für Trance-Scripts vorgestellt.

3 Vorüberlegungen für den Einsatz der Toolbox

Die Tools als Ergänzung zur Psychotherapie

Die Tools sollen als Adjunkt zur Behandlung dienen, um den Therapieverlauf zu fördern und zu beschleunigen, und sind mit nahezu jeder psychotherapeutischen Modalität vereinbar. In manchen Sitzungen nutze ich die Tools in Kombination mit anderen Therapieformen, in anderen liegt der Fokus speziell auf den affektregulatorischen Tools als solchen. Zusätzlich lassen die Werkzeuge sich für die Einzel- und Paartherapie nutzen. Und obwohl es einige empfohlene Richtlinien dafür gibt, welche Tools für welche Problemkomplexe geeignet sind, sollte man sich die Tools am besten als Menüpunkte auf einer Speisekarte vorstellen. Obwohl es durchaus möglich ist, alle aufgeführten Speisen in jeder beliebigen Reihenfolge zu essen, gibt es eine allgemein akzeptierte Abfolge: Vorspeise, Hauptgericht, Dessert. Innerhalb dieser Gruppen jedoch gibt es mehrere Wahlmöglichkeiten. An manchen Tagen entscheidet man sich vielleicht dafür, eine Vorspeise als Hauptgang zu wählen, oder den Nachtisch vor der Hauptspeise zu essen. Anpassungsfähigkeit und Flexibilität sind die Grundpfeiler für die erfolgreiche Anwendung dieser Tools.

Die Themen, die den Tools zugrunde liegen, stehen im Einklang mit einer Reihe psychotherapeutischer Orientierungen und lassen sich von Therapeuten unterschiedlicher Schulen leicht anpassen. Tools wie die Beobachtung des Atems, das Handwärmen oder die Visualisierung des Hin- und Herschaltens zwischen Fernsehprogrammen oder Computerbildschirmen sind direkt auf die Verhaltenstherapie mit ihrer Betonung von Stress-Management, Entspannung und Desensibilisierung anwendbar. Die Tools, die falsche Kognitionen in Frage stellen und Methoden des Selbstgesprächs bieten, passen zu den korrigierenden Denkmustern, die eine wichtige Rolle in der Kognitionstherapie spielen. Tools, die positive Erwartungen hinsichtlich künftiger Ergebnisse fördern, decken sich mit den Grundsätzen des humanistischen Ansatzes, weil sie ebenfalls auf persönliche Verantwortung, Handeln und Wachstum ausgerichtet sind. Interpersonelle Therapeuten können die Tools nutzen, um Konflikte zwischen Freunden oder Angehörigen zu verringern und Unterstützungssysteme zu stärken. Das Thema des

Zugangs zu einem weiter entwickelten oder höheren Selbst, wie beim Tool der Selbstanteile, steht im Einklang mit dem transpersonellen oder psychospirituellen Ansatz. Bei psychodynamisch ausgerichteten Therapien oder Behandlungsansätzen, die von der Theorie der Objektbeziehungen beeinflusst sind, derzufolge menschliche Beziehungen unsere primären Antriebskräfte darstellen, kann sich das Tool der imaginären Unterstützung als hilfreich erweisen. Die verschiedenen Tools, die auf die Förderung der Impulskontrolle und die Verringerung der Reaktivität zielen, sind praktische und notwendige Interventionen für Beziehungs-/Paartherapeuten. Die Entwicklung der Fähigkeit, gleichzeitig bestehende Affektzustände (oder zwei widersprüchliche Gedanken oder Gefühle) anzuerkennen, deckt sich ebenfalls mit den Zielen der Paartherapie. Wie diese Beispiele zeigen, bilden die Tools eine exzellente Ergänzung zu einer Reihe von psychotherapeutischen Ansätzen. Die Herausforderung besteht darin, zu lernen, wie man sie nahtlos in eine Therapiesitzung einfügt. Das ergibt sich zum Teil durch wachsende Übung und Erfahrung, dennoch ist auch hilfreich zu wissen, wie man die Sitzungen strukturiert, um die Tools bestmöglich zu integrieren.

Strukturierung und Planung der Sitzungen

Die Durchführung erfolgreicher Sitzungen erfordert eine wohldurchdachte Planung. Mehrere relevante Faktoren sollten bei der Entwicklung eines Behandlungsplans berücksichtigt werden.

Einführung des psychotherapeutischen Ansatzes

Wie viele andere Therapeuten bevorzuge ich tendenziell eine strategische und zugleich zielorientierte Therapie. Ich beginne meine Sitzungen damit, dass ich konkrete therapeutische Ziele ermittle, die an den vom Klienten vorgetragenen Problemen ausgerichtet sind, und ich nutze die Tools, um explizit an einer Verringerung der problematischen Symptome zu arbeiten. Außerdem erkläre ich dem Klienten, dass vielfältige Tools zum Einsatz kommen, die ihm helfen, bestimmte Fähigkeiten für einen besseren Umgang mit auftretenden Gefühlen zu entwickeln. Darüber hinaus informiere ich den Klienten darüber, dass viele der Interventionen auf Hypnose beruhen. Das führt uns dann zur Psychoedukation bezüglich der Hypnose.

Psychoedukation über Hypnose

Psychoedukation ist ein wichtiger Bestandteil aller Behandlungen. Klienten müssen Informationen über ihren Reaktivitätsstil, ihre Symptome und die Auswirkungen auf ihre Funktionsfähigkeit erhalten. Patienten, insbesondere solche mit ängstlichem Naturell, malen ihre Symptome häufig in düstersten Farben aus und fürchten katastrophale Folgen, wenn sich diese Symptome nicht verbessern. Sie werfen sich selbst vor, zu schwach zu sein und vor ihren Problemen zu kapitulieren. Diese Klienten brauchen die beruhigende Erklärung, dass ihre Probleme nichts Ungewöhnliches sind, sondern verbreitete Ausdrucksformen des Zusammenspiels von Vererbung, Temperament und Umweltfaktoren. Wie an früherer Stelle erwähnt, sollte man diesen Klienten versichern, dass ihr Zustand behandelbar ist und dass sie bestimmte Strategien erlernen werden, die sich schon bei vielen anderen als erfolgreich erwiesen haben.

Da die Tools im Wesentlichen hypnotischer Art sind, ist es wichtig, dass man Klienten über das Wesen der Hypnose aufklärt und die Mythen und falschen Vorstellungen, die darüber herrschen, gründlich bespricht. Sehr viele Klienten haben ein verzerrtes Bild von der Hypnose, das von Kinofilmen und den Medien ebenso wie durch Bühnenhypnotiseure geprägt ist. Eine umfassende Zusammenstellung dieser Mythen und Fehlvorstellungen bietet Yapko (2003) in seinem renommierten Einführungstext *Trancework: An Introduction to the Practice of Hypnosis*, den ich meinen Klienten vorstelle. Ich betone insbesondere, dass niemand gegen seinen Willen hypnotisiert werden kann und dass die Klienten die Kontrolle während der Sitzungen behalten. Außerdem setze ich sie davon in Kenntnis, dass Hypnose zwar ein veränderter Bewusstseinszustand ist, aber dennoch ein mentaler Zustand, den sie zweifellos schon einmal erlebt haben. Ich erkläre, dass Hypnose ein normaler Bewusstseinszustand ist, den wir alle mehrmals täglich durchlaufen. Ich veranschauliche das gerne mit dem allseits bekannten Beispiel, dass man über die Autobahn fährt und so in Gedanken versunken ist, dass man beinahe die Ausfahrt verpasst. Eine ähnliche, natürlich vorkommende Erfahrung machen viele Menschen bei einem Kinobesuch, wenn sie von einem guten Film so gefesselt sind, dass sie die Leute um sich herum fast vollständig vergessen. In beiden Fällen ist das Bewusstsein so vollständig absorbiert, dass die Aufmerksamkeit von der Außenwelt abgezogen wird und nur eine rudimentäre unbewusste Wahrnehmung der äußeren Umgebung bestehen bleibt.

In beiden Fällen kann das Bewusstsein nötigenfalls schnell alarmiert werden, zum Beispiel wenn uns auf der Straße plötzlich ein LKW den Weg versperrt oder wenn ein anderer Kinobesucher lautstark zu husten beginnt. In diesem dissoziierten Zustand zwischen bewusstem und unbewusstem Funktionieren sind wir offen für hypnotische Suggestionen.

Die Psychoedukation hat auch entscheidenden Anteil an der Begründung einer starken, auf Vertrauen basierenden therapeutischen Beziehung. Die offene Kommunikation über die gewählten Behandlungsansätze und über die Gründe für diese Auswahl hilft dem Klienten, sich ermächtigt zu fühlen und aktiv am Therapieprozess teilzunehmen, was nur dazu beitragen kann, das therapeutische Ergebnis zu fördern. Zusätzlich zur Psychoedukation wird dem Klienten vermittelt, dass die Hypnose zwar einen Schwerpunkt der Therapie bildet, dass jedoch nicht in jeder Sitzung oder die ganze Sitzung hindurch strategische Interventionen im Mittelpunkt stehen.

Die Einführung der Tools bei neuen Klienten

Im Allgemeinen unterweise ich meine Klienten in einer Vielzahl von Fokussierungstechniken, weil ungewiss ist, welche Intervention im Einzelfall erfolgreich wirkt. Ich beginne allerdings immer mit den Stufen 1 und 2 der Toolbox, weil sie besonders wichtig sind, damit der Klient lernt, außerhalb meines Behandlungsraums mit seiner Überreaktivität umzugehen. Wenn der Klient sich mit der Hypnose wohlfühlt, werden die Schnellinterventionen in den meisten Fällen mit längeren, tiefergehenden Trancezuständen kombiniert. Die tiefe Trance-Arbeit nutze ich, um Verhaltensänderungen auszulösen, Musterunterbrechungen zu verstärken oder die emotionale Verbindung in einer Beziehung zu vertiefen. Diese langen Trancesitzungen werden normalerweise auf Tonband aufgezeichnet und der Klient erhält die Empfehlung, sich die Bänder täglich anzuhören. Außerdem wird er angewiesen, die schnellen Selbsthypnosetechniken mindestens drei Mal täglich zu üben, ebenso wie in jeder Situation, in der er auf einen Trigger stößt oder Angst verspürt. Außerdem erhält der Klient eine schriftliche Anleitung, in der die Tools Schritt für Schritt erläutert werden. Diese Konzepte tragen allesamt dazu bei, einen neuen Klienten mit diesem speziellen Therapieansatz vertraut zu machen. Es gibt jedoch auch die Situation, dass man die Tools bei einem gut eingeführten Fall einbringen möchte.

Die Einführung der Tools bei bekannten Klienten

Therapeuten, die einen eher traditionellen gesprächstherapeutischen Ansatz genutzt haben und anfangen möchten, die Tools einzusetzen, können diesen Übergang erleichtern, indem sie die Tools offen in ihre laufende Behandlung einführen. In diesen Fällen sollten sie zum Beispiel dem Klienten gegenüber ganz direkt sagen: »Heute möchte ich etwas Neues ausprobieren. Wären Sie offen dafür, eine andere Methode des Umgangs mit ihren Reaktionen (Emotionen, Ängste, Impulse etc.) auszuprobieren?« Wenn eine gute therapeutische Beziehung besteht, ist es unwahrscheinlich, dass der Klient sich weigert, mit einem neuen Ansatz zu experimentieren.

Das Einchecken

Wie bei herkömmlichen Therapiesitzungen beginnt eine Sitzung damit, dass die beim letzten Termin besprochenen Probleme noch einmal aufgegriffen werden und der Klient von seinen Erfahrungen außerhalb der Therapie berichtet. Stellt man zum Auftakt der Sitzung eine Frage wie: »Was hat sich seit unserem letzten Treffen verbessert?«, fällt es dem Klienten manchmal leichter, eine positive Perspektive einzunehmen und sich auf das zu konzentrieren, was in seinem Leben gut läuft. Der nächste Schritt besteht darin, sich nach den beim letzten Gespräch vereinbarten Übungen oder »Hausaufgaben« zu erkundigen. Der Behandlungserfolg steht in direktem Zusammenhang damit, dass der Klient sich aktiv einbringt und sich an die aufgetragenen Übungen hält. Deshalb ist es unbedingt erforderlich, dass der Therapeut die »Hausaufgaben« kontrolliert. Nachdem diese eher routinemäßigen Eingangschecks erledigt sind, kann man sich den tieferen, drängenderen Problemen zuwenden. Dazu stelle ich häufig eine direkte Frage wie: »Was möchten Sie heute erreichen?« Sobald sich ein Ziel abzeichnet, unterweise ich den Klienten in geeigneten Tools.

Das Zeitmanagement beim Gebrauch der Tools

Bei Einbeziehung der Tools in eine psychotherapeutische Sitzung ist es wichtig, die Sitzung sorgfältig zu strukturieren und Zeitbeschränkungen im Sinn zu behalten. Man muss genügend Zeit einplanen, damit der Klient die Anwendung des neu erlernten Tools proben kann: Dazu werden Visualisierungstechniken genutzt, durch die der Klient sich tatsächlich vorstellen kann, wie er die Tools im Laufe des Tages nötigenfalls umsetzt. Richtlinien für die bessere Integration und den Transfer von Fähigkeiten findet der Therapeut in Stufe 4 der Toolbox.

Die Kunst der Hypnotherapie

Ein kompetenter Hypnotherapeut zu werden kann beträchtliche Zeit und Übung erfordern. Der erste Schritt besteht darin, mit der Sprache der Hypnose und dem kunstfertigen Einsatz der Stimme vertraut zu werden.

Das Erlernen der hypnotherapeutischen Sprache und Vortragsweise

Sprache

Im Gegensatz zu guter Prosadichtung ist die Sprache der Hypnose häufig wortreich und voll von Wiederholungen. Ziel des Therapeuten ist es, einen rhythmischen, langsamen und dennoch flüssigen Erzählfluss hervorzubringen, der den Klienten dazu anleitet, Gedanken, kinästhetische Empfindungen und Vorstellungen wachzurufen, die seine Heilung und sein Wachstum fördern. Der häufige Gebrauch von Auslassungspunkten in den Beispiel-Skripten zeigt die zahlreichen Pausen an, die der Therapeut in seinem beruhigenden, rhythmischen Narrativ macht, während der Klient den Suggestionen des Therapeuten zuhört und darauf reagiert. Der Therapeut unterstützt und verstärkt die Bemühungen des Klienten durch Kommentare wie: »Das ist gut« oder »Genau«. Außerdem nutzt der Therapeut vielfältige Deskriptoren und repetitive Ausgestaltungen der erwünschten Reaktion, zum Beispiel: »Ich möchte, dass Sie erkennen, wie tröstlich ... beruhigend ... und entspannend dieses Gefühl ist ... ungemein entspannend ... ein schönes Gefühl, nicht wahr?« Der Einsatz von Wiederholungen, um die Aufmerksamkeit des Klienten zu lenken und zu formen, wobei geeignete Schlüsselthemen für Hypnoseverfahren betont und verstärkt werden, würde in gedruckter Form ermüdend oder beim normalen Sprechen schrecklich redundant klingen. Die Hypnose hat nicht nur ihre ganz eigenen Formulierungen, auch die Stimme wird auf besondere Weise eingesetzt, um die Botschaft zu übermitteln.

Die Vortragsweise

Leitet der Therapeut den Klienten durch ein Trance-Protokoll, dann sind Tonfall und Modulation genauso wichtig wie die tatsächlich wiedergegebenen Worte. Meiner Ansicht nach sollte der Therapeut seine Stimme wie ein Musikinstrument betrachten, durch das er Entspannung und Leichtigkeit, Trost, Vertrauen und Beruhigung vermitteln kann. Der Therapeut sollte also an der Entwicklung und Feinabstimmung einer modulationsreichen, beruhigenden Stimme arbeiten. Es empfiehlt sich, Tonbänder oder Videoaufnahmen von erfahrenen Praktikern anzuhören; hilfreich sind auch Schulungen bei Experten, die von verschiedenen nationalen und internationalen Gesellschaften für klinische Hypnose anerkannt sind (siehe Anhang). Wer die Möglichkeit hat, sich durch Mentoren oder Meistertherapeuten beraten zu lassen und ein ehrliches Feedback über die eigene Arbeit einzuholen, sollte diese Gelegenheit ebenfalls nutzen. In meinen Schulungs- und Mentorgruppen höre ich den Therapeuten bei ihrer praktischen Arbeit zu und biete detaillierte Kritik an ihrer Wortwahl ebenso wie am Einsatz ihrer Stimme. Um sich einen Eindruck von der eigenen Leistung zu verschaffen, ist es auch hilfreich, sich selbst beim Lesen der Tool-Transkripte auf Tonband aufzunehmen und die Aufnahmen wiederholt anzuhören.

Utilisation: dem Fluss folgen

Das *Utilisations*prinzip ermutigt den Therapeuten, bestimmte Verhaltensweisen, die die Therapie zu stören scheinen, als Qualitäten oder als Verhaltensweisen zu betrachten, die sich positiv umdeuten und in die Therapie integrieren lassen (Erickson a. Rossi 1979; Gilligan 1987; Hammond 1990; Havens 1989; Lankton 1985; O'Hanlon 1987; Rossi 1980). Obwohl ich nie Gelegenheit hatte, bei Milton Erickson direkt zu studieren, hatte ich das Glück, bei einigen seiner engagierten und begabten Schüler zu studieren wie Bill O'Hanlon, Jeff Zeig, Steve und Carol Lankton, Steve Gilligan, Ernie Rossi und anderen. Ich lernte unterschiedliche und wertvolle Lektionen von jedem, aber alle brachten mir bei, dass die Utilisation von entscheidender Bedeutung für ein erfolgreiches Ergebnis hypnotherapeutischen Interventionen ist.

Man sollte immer unbedingt anerkennen und für die Arbeit nutzen, was der Klient einbringt, und nicht »gegen den Strom paddeln«, indem man den Klienten zwingt, etwas zu tun, das sich für ihn unnatürlich oder unbehaglich anfühlt. Das trägt entscheidend zum Erfolg dieses Ansatzes bei. Die Reaktion des Klienten, gleich welcher Art, muss als die richtige dargestellt werden. Das verringert das Risiko, dass man sich in einen Machtkampf verstrickt. Klienten möchten sich vergewissern, dass sie richtig reagieren. Der Therapeut muss unbedingt vermeiden, dass der Klient sich unzulänglich oder bloßgestellt fühlt.

Wie bei jeder Form von Kunst sind manche Menschen von Natur aus talentierter als andere. Viele sind in der Lage, die notwendigen Fähigkeiten und Techniken zu erlernen, um anständig Golf zu spielen, aber nicht jeder ist ein Tiger Woods. Es gibt allerdings ein paar persönliche Eigenschaften, die man kultivieren kann, um den Erfolg zu fördern. Barber beschreibt diese Eigenschaften wie folgt: »... Selbstvertrauen, Vitalität, Begeisterung, Charme, Güte ... und die Fähigkeit, Affektzustände durch einen kreativen Sprachgebrauch zu induzieren« (1999, S. 40). Doch auch das größte therapeutische Naturtalent muss eine Menge Mühe, Fleiß und Engagement aufbringen, bis es die Interventionen meisterhaft durchführen kann.

Die Toolbox auf die Bedürfnisse des einzelnen Klienten abstimmen

Individualisierung der Trance-Skripte

Obwohl die Toolbox konkrete Skripte für Therapeuten bietet, wird der Leser ermutigt, die Tools als Vorlagen zu nutzen und Skripte zu entwickeln, die auf den einzelnen Klienten zugeschnitten sind. Ich habe oft festgestellt, dass selbst erfahrene Therapeuten fälschlicherweise annehmen, ein in veröffentlichter Form vorliegendes Skript sei besser als etwas, das sie selbst entwickeln. In Wahrheit hat der Therapeut Zugang zu einer Fülle von Informationen über den Klienten, zum Beispiel über seine individuellen Stärken, Schwächen und emotionalen Trigger, die in der hypnotherapeutischen Kommunikation nutzbar gemacht werden sollten. Ich empfehle Therapeuten, dass sie Sitzungen im Voraus planen und sich notieren, was sie über den Klienten erfahren haben, um es in die Skripte einzubauen.

Zusätzlich zur Planung ist es sehr wichtig, dass man auf die spontanen und häufig unerwarteten Reaktionen des Klienten achtet und die Interventionen entsprechend umleitet. Die unmittelbare Bestätigung und Reaktion auf das verbale oder nonverbale Feedback des Klienten gibt ihm das beruhigende Gefühl, dass er gehört wird und dass seine Reaktionen als verständlich und schlüssig gewürdigt werden. Stellen Sie sich der Herausforderung und ändern Sie im Verlauf der Sitzung den Kurs. Beobachten Sie den Klienten die ganze Zeit sehr aufmerksam und seien Sie darauf vorbereitet, bei der Anwendung der Tools die Richtung zu wechseln. Ein kompetenter Therapeut durchquert die Sitzung wie einen Fluss. Wenn Wasser auf Widerstand trifft, ändert es den Kurs und bahnt sich in fließender Bewegung einen neuen Weg zum Ziel. Wie ich von Yvonne Dolan (1992) ebenso wie von Steve und Carol Lanktons *The Answer Within* (1987) gelernt habe, sollte ein Therapeut bereit sein, einen Plan (oder ein Tool) zu übergehen, wenn es nicht zu dem Material passt, das der Klient im gegebenen Moment präsentiert. Vielmehr sollte er das spontane verbale oder nonverbale Feedback des Klienten mit einbeziehen oder *utilisieren*.

Individualisierung

Nach dem *Individualisierungs*prinzip der ericksonschen Hypnose wird der Rapport verstärkt und die Therapie potenziert, wenn die eigenen Worte, Werte und Interessen des Klienten ebenso wie die beobachtbaren Reaktionen, die er in der Hypnosesitzung zeigt, integriert werden (Hammond 1990). Ich ermutige die Therapeuten, die ich ausbilde, auf die folgenden Zeichen zu achten und diese Beobachtungen dann zu nutzen, um das Ziel der Hypnose durch eine entsprechende Anpassung ihrer Sprache zu fördern:

Nonverbale Informationen
- Körpersprache wie Tränen, Grimassen u. Ä.
- Tonfall

Verbale Informationen
- Antworten wie »Nein, nicht jetzt«, »Das kann ich nicht visualisieren« etc.
- Unerwartete Antworten

Frühere oder abgeleitete Informationen
- Geschichten oder Anekdoten, die der Klient in früheren Sitzungen erzählt hat
- Persönliche Geschichte
- Frühere Erfolge und Probleme
- Indirekt oder direkt geäußerte Wertvorstellungen
- Erfahrungen als Elternteil oder als Tierbesitzer (wenn anwendbar)

Dass man sich einfach an die unverwechselbaren Merkmale und biografischen Daten des einzelnen Klienten erinnert und dieses Material mit einbezieht, kann viel dazu beitragen, ein Gefühl der emotionalen Einstimmung (attunement) zu erzeugen, das die Beziehung stärkt. Die unmittelbare Nutzung von körpersprachlichen Zeichen ist ebenfalls wichtig, weil es dem Klienten zeigt, dass jede Reaktion im Rahmen der Hypnoseerfahrung positiv gedeutet werden kann.

Die Einbindung der Ericksonschen Lernthemas

In den Skripten erkläre ich häufig, dass wir die Möglichkeit schaffen, etwas Neues zu lernen, das zur Überwindung der Reaktivität beitragen wird. Ich beziehe mich auch auf frühere Erfahrungen, bei denen der Klient erfolgreich neue Fähigkeiten erworben hat, um ihm die Idee einzugeben, dass er tatsächlich aufs Neue lernen kann. Auch dieses Thema ist wieder von Milton Erickson inspiriert, der Therapie als Chance sah, etwas Neues zu lernen, ebenso wie als Methode zur Anerkennung der umfangreichen Fähigkeiten, die der Einzelne bereits erfolgreich erworben hat (Erickson, 1980; Havens, 1989; Lankton, 1983; Zeig, 1980).

Was ist, wenn der Therapeut sich mit diesen Fähigkeiten schwertut?

Wenn ich Therapeuten unterrichte, fragen sie mich häufig, wie sie lernen können, bei ihrer Arbeit wesentliche Tatsachen zu erinnern und/oder relevante Hinweise zu erkennen, wenn sie nicht intuitiv wissen, wie man das macht. Haben Sie keine Angst, banal zu klingen oder Ihren Klienten das Offensichtliche zu sagen. Klienten sind häufig blind für ihre eigenen früheren Leistungen und taub für die Stimme ihrer eigenen inneren Stärke. Damit meine ich, dass der Therapeut durch das Wesen seiner äußeren Position besser in der Lage ist, die Stärken des Klienten zu erkennen, ihn darauf aufmerksam zu machen und ihm dabei zu helfen, Nutzen daraus zu ziehen. Eine Klientin zum Beispiel war bekümmert, weil man ihren Sohn vor Kurzem wegen Drogenmissbrauchs am Steuer festgenommen hatte. In dem Wissen, dass sie fünf Jahre zuvor erfolgreich ihren Brustkrebs besiegt hatte, sagte ich in einer unserer Sitzungen: »Sie haben schon den Krebs besiegt ... Sie haben die Chemotherapie überstanden, die Bestrahlung, die Brustamputation, den Haarausfall ... Sie wissen, dass Sie gewaltige Herausforderungen meistern können, also halten Sie einen Moment inne und treten in Kontakt mit diesem starken, alles besiegenden Selbstanteil, der Ihnen die Kraft geben wird, die Festnahme Ihres Sohnes durchzustehen ...«

Auch hier empfehle ich, sich Tonbandaufnahmen oder Videos von herausragenden Hypnotherapeuten (siehe Anhang) zu besorgen und sich einzeln oder in kleinen Gruppen von einem gut ausgebildeten, kompetenten Mentor beraten zu lassen. Hilfreich ist schließlich auch, die Tools selbst anzuwenden, insbesondere das Trainings- und Proben-Tool: Wenn Sie das vor einer Sitzung einige Minuten lang tun, wird es dazu beitragen, dass Sie dem Klienten mit Ihrem sensibelsten und intuitivsten Selbstanteil begegnen können.

Allgemeine Überlegungen zur Unterweisung in der Toolbox

Der folgende Abschnitt befasst sich mit einigen wichtigen Punkten, die der Therapeut bedenken sollte, bevor er einen Klienten in die Tools einführt; diese Überlegungen beziehen sich auf die Vorbereitung für die Sitzung, deren Strukturierung und die Auswahl der passenden Tools.

Vorbereitung

Klippstein nannte es die »Aufwärm-Phase« oder »den Einstimmungs- und Vorbereitungsprozess auf einen schwungvollen Start und einen guten Lauf« (1991, S. 2; dt. 1994). Um eine möglichst positive Reaktion auf die Tools hervorzurufen, sollte sich der Therapeut vorab Gedanken über folgende Aspekte machen:

- positive Erwartungshaltung (am Telefon oder in der ersten Sitzung)
- Herstellung von Rapport
- Schaffung einer optimalen Umgebung in der Praxis: Musik, Beleuchtung, Sitzgelegenheiten.

Positive Erwartungshaltung

Eine gut durchgeführte erste Sitzung, die zu einer positiven Erwartung seitens des Klienten führt, ist bei allen Psychotherapie-Patienten von großer Wichtigkeit. Gafner und Benson (2003) verwiesen auf die Bedeutung der ersten Sitzung, indem sie treffend bemerkten, dass wir Klienten, die nicht wiederkommen, nicht helfen können. Die einführende Sitzung ist besonders wichtig für Klienten mit Angststörungen, weil es ihnen oft von vornherein widerstrebt, therapeutische Hilfe in Anspruch zu nehmen. Wenn sie es tatsächlich tun, sind sie zudem normalerweise ungeduldig und möchten schnelle Ergebnisse in der Therapie erzielen, weil sie unter starkem Leidensdruck stehen.

Es gibt zwei Faktoren, die das Ergebnis der ersten Sitzung enorm beeinflussen: der erste Telefonkontakt und das Selbstvertrauen des Therapeuten. Wenn man die Klienten beim ersten Telefonat darüber informiert, dass sie optimistisch bezüglich des Behandlungsergebnisses sein können, hat man häufig die Voraussetzung für positive Resultate geschaffen. Sehr häufig leiden Klienten sehr lange, bevor sie erstmals Kontakt zu einem Psychotherapeuten aufnehmen und/oder sind von früheren unwirksamen Therapien enttäuscht, deshalb ist es besonders wichtig, dass der Therapeut ihnen bei diesem Erstkontakt Mut macht. Erickson zufolge sollte ein guter Therapeut zudem »seiner Sache ganz sicher sein«. (Zeig 1980; dt. 2002, S. 89). Eine zuversichtliche, selbstbewusste Ausstrahlung des Therapeuten fördert beim Klienten die Überzeugung, dass er in guten, kompetenten Händen ist und deshalb erwarten kann, dass dieser Therapeut ihm tatsächlich helfen wird.

Rapport herstellen und eine sichere, heilende Atmosphäre schaffen

Ein gutes Verhältnis zwischen Therapeut und Klient ist zwar von größter Wichtigkeit für jede Therapiearbeit, aber bei der Anwendung von Hypnose kommt diesem Rapport eine ganz besondere Bedeutung zu. Die Augen zu schließen, wie es häufig vorgeschlagen wird, schafft schon per se eine gewisse Verwundbarkeit. Wer die Aufmerksamkeit einfach nach innen richtet und »in sich hineingeht«, kann sich nach außen nicht mehr so gut verteidigen. Vor allem ängstliche Klienten sind häufig sehr wachsam und müssen Vertrauen zum Therapeuten fassen, bevor sie weitermachen können. Ich habe die Erfahrung gemacht, dass es nur zur Heilung kommt, wenn der Klient seine Umgebung als sicher empfindet. Diese Auffassung wird bestärkt durch meine Ausbildung in der Imago-Paar-Therapie, bei der viel Gewicht darauf gelegt wird, eine haltende Umgebung oder einen »Container« zu schaffen. Ich nutze die Elemente des Paardialogs (Hendrix 1988), bestätige Gefühle und Ansichten und zeige Empathie, was dazu beiträgt, ein Klima der Sicherheit zu schaffen. Ich bemühe mich, den Klienten vom ersten Kontakt an einen sicheren »Container« zu bieten. In der Einführungssitzung spiegele ich die Geschichte des Klienten durch aktives Zuhören. Dann validiere ich seine Perspektive und lasse ihn wissen, dass es plausibel ist, dass er bei seinem speziellen Temperament und seinen Lebenserfahrungen diese Symptome erlebt.

Angesichts der dringenden Notwendigkeit, Rapport herzustellen, und der Notwendigkeit, das Wesen des dargelegten Problems von Grund auf zu verstehen, führe ich die Klientin frühestens in der zweiten Therapiesitzung in die Tools ein.

Die Schaffung einer optimalen Praxisumgebung

Im Idealfall kann man dem Klienten eine ruhige Umgebung bieten, in der er die Tools erlernen und einüben kann. Nun ist meine Praxisumgebung allerdings alles andere als ideal. Sie liegt an einer verkehrsreichen Straße und meine Nachbarn auf der anderen Seite des Flurs tätigen ihre Handytelefonate häufig direkt vor meinem Fenster. Von daher bin ich dankbar für die Utilisationstechniken, die ich durch mein Studium von Ericksons Werken und durch den Unterricht bei einigen seiner Schüler wie Zeig, Lankton und O'Hanlon gelernt habe. Wenn zum Beispiel jemand geräuschvoll die Tür zum gegenüberliegenden Kreditunternehmen öffnet, sage ich vielleicht zu meinem Klienten: »Und Sie können eine Tür zur Kraft ihrer Intuition öffnen, um genau die richtigen Worte für das Gespräch mit Ihrer Frau zu finden …« Anders ausgedrückt: Ich habe gelernt, störende Geräusche in die laufende Hypnotherapie mit einzubeziehen. Häufig nutze ich auch die Aufteilung in Bewusstes und Unbewusstes, wenn ich mit äußeren Geräuschen konfrontiert werde: »Ein Teil von Ihnen, Ihr Bewusstsein, nimmt vielleicht den Verkehr, die Stimmen im Nachbarbüro und das Kommen und Gehen im Gebäude wahr. Aber ein anderer Teil von Ihnen, Ihr Unbewusstes, hat überhaupt kein Interesse an all dem … Es interessiert sich viel mehr für meine Worte, die in diesem Augenblick von höchster Relevanz für Ihre Bedürfnisse sind.«

Im Hintergrund lasse ich außerdem eine speziell zusammengestellte Musik-CD laufen, wenn ich die Tools unterrichte. Diese Musik dämpft Geräusche und zeigt dem Klienten an, dass unsere Arbeit beginnt. Ich habe die CD in Zusammenarbeit mit einem Tontechniker erstellt, der Alpha- und Thetawellen mit beruhigender Musik kombiniert hat. Die CD heißt *Theta Waves II* (siehe Anhang). Ich finde, dass die Musik auch für mich ein hervorragender Stichwortgeber ist, der die richtige Einstellung auslöst, um meine eigene fokussierte Aufmerksamkeit und den äußerlich fokussierten Trancezustand in Gang zu setzen.

Außerdem habe ich festgestellt, dass Düfte eine starke emotionale Wirkung haben. Dafür spricht auch, dass der olfaktorische Bulbus oder Riechkolben, der unseren Geruchssinn vermittelt, ganz in der Nähe der Amygdala liegt, und eine enge Verbindung zu anderen limbischen Strukturen hat. Von daher lässt sich die Therapieerfahrung durch eine Modifizierung der Geruchsumwelt beeinflussen. Ich habe in meiner Praxis mit Lavendel experimentiert, der mit Entspannung in Zusammenhang gebracht wird, und die Klienten haben positiv darauf reagiert. Ich ermutige Therapeuten, offen für weitere Umweltzeichen zu sein, die zur Gestaltung einer optimalen therapeutischen Umgebung beitragen können.

Die Tools

Für Heimwerkerprojekte braucht man möglicherweise nur ein einziges Werkzeug, zum Beispiel den Hammer, wenn man ein Bild aufhängen möchte. Ein etwas ehrgeizigeres Projekt wie das Einsetzen einer neuen Tür erfordert außer einem Hammer mehrere weitere Werkzeuge wie Säge, Bohrer, Schraubenzieher etc. Ähnliches gilt für Klienten, die vielleicht ein einzelnes oder mehrere Werkzeuge in einer gegebenen Sitzung oder im Laufe der Therapie brauchen. Ich wende in den Skripten häufig eine Kombination aus mehreren Tools an. So verbindet ein Therapeut vielleicht langsames, tiefes Atmen, selbstberuhigende Imagination und unterstützende Selbstaussagen, gefolgt von einem kinästhetischen Zeichen, um die Erfahrung zu verankern. Auch bei der gründlichsten Einschätzung des emotionalen Reaktionsstils eines Klienten kann man unmöglich genau wissen, welches Tool sich auf lange Sicht am wirkungsvollsten für die Affektregulation erweist. Ich ermutige die Klienten, sich einen Notizblock zu jeder Sitzung mitzubringen, um die Techniken aufzuschreiben, und sage dazu meistens etwas wie: »Lange nachdem Sie die Therapie erfolgreich abgeschlossen haben, verfügen Sie dann über ein Verzeichnis der Techniken, die Ihnen geholfen haben und die Sie anwenden können, falls Sie künftig einmal intervenieren müssen.« Diese Äußerung vermittelt, dass man davon ausgehen kann, dass es dem Klienten tatsächlich besser gehen wird, dass die Verbesserung auf konkreten Interventionen beruhen wird und dass er Techniken beherrschen wird, die er *eigenständig* anwenden kann, falls es zu einem vorübergehenden Rückschritt kommt.

4 Eine einsetzende Überreaktion erkennen und angemessen reagieren (Stufe 1)

In den Tools von Stufe 1 der Toolbox werden alle Klienten unterwiesen. Da das Erkennen und Durchbrechen der Überreaktion im Zentrum der Affektregulation steht, wird es als Erstes vorgestellt.

Hauptliste der Tools für Stufe 1

Stufe 1 umfasst den Einsatz von zwei Tools:

- Tool 1: Somatische, kognitive und emotionale Signale erkennen
- Tool 2: Time-out

Diese beiden Tools sind notwendige Wegbereiter, wenn man Klienten beibringen will, ihre Affekte zu regulieren. Die Unterweisung in den Tools erfolgt zunächst im Praxisraum, doch das Ziel ist, dass der Klient sie konsequent außerhalb der Therapie nutzt und in seinen Alltag integriert. Durch das erste Tool lernt der Klient, den unmittelbar bevorstehenden Ausbruch einer Überreaktion zu erkennen und zu unterbrechen. Regelmäßig innezuhalten, um sich selbst die Möglichkeit zur Beruhigung zu geben, ist offenkundig sehr wichtig. Zu fast allen Psychotherapien gehört, dass der Klient Gelegenheit erhält, objektiv über seine Reaktionen nachzudenken, aber bei vielen Menschen besteht insgeheim die Erwartung, dass der psychotherapeutische Prozess aus sich heraus eine magische Wirkung entfalten und den eigenen Reaktionsdrang wie durch Zauberhand verändern wird. Der Therapeut muss diese falsche Vorstellung aufgreifen und immer wieder betonen, wie wichtig es ist, dass sich der Klient an die häuslichen Übungen hält.

Bitte beachten Sie, dass diese beiden Tools (»Erkennen von somatischen, kognitiven und emotionalen Signalen« und »Time-out«) immer zusammen benutzt werden, auch wenn es die einzigen Tools sind, die auf diese Weise verwendet werden. Alle anderen Tools werden entweder einzeln eingesetzt oder in einer Vielzahl von Kombinationen, je nach den Bedürfnissen des einzelnen Klienten. Diese ersten beiden Tools kommen üblicherweise außerhalb der Praxis zum Einsatz, sobald der Klient darauf geschult ist, den Beginn einer Überreaktion zu unterbrechen und zu erkennen. Falls es jedoch während einer Sitzung zu einem spontanen Ausbruch affektiver Dysregulation kommt, können sie auch innerhalb der Praxis genutzt werden, zum Beispiel wenn jemand unversehens in Panik verfällt oder wenn bei einer Paartherapie ein Konflikt eskaliert. In diesem Fall fordere ich vielleicht zu einem »Time-out« auf, bei dem ich die Klienten dazu anleite, den Prozess zu stoppen und ihre eigenen Signale, zum Beispiel körperliche Verspannung, Katastrophengedanken oder Gefühle der Hoffnungslosigkeit, zu erkennen. Die Kapitel- und Seitennummern, die im Anschluss an die einzelnen Tools angegeben sind, beziehen sich auf ein später im Buch angeführtes Beispiel für dieses Werkzeug oder für seine Anwendung.

Tool 1: Somatische, kognitive und emotionale Signale erkennen[1]

Ziele

- Schnelles Erkennen und Unterbrechen der somatischen, kognitiven und emotionalen Anzeichen einer unangemessenen Reaktion, zum Beispiel Besorgnis.
- Umdeutung *(reframing)* dieser Hinweise zu Chancen, um Selbstregulation auszuüben und kontrollierte Gewohnheit der Spannungsdiffusion einzubauen.
- Entwicklung einer neugierigen, nicht reaktiven Haltung, wenn die Signale auftauchen.
- Täglich verhindern, dass sich Angst und Anspannung aufbauen.

Skript: Somatische Signale

Wenn Sie irgendwelche körperlichen Empfindungen bemerken ... vielleicht Anspannung, Schwere oder Schmerz ... sagen Sie einfach mit einem Kopfnicken: »Ich bemerke, dass ich ... empfinde« (Warten Sie auf eine Reaktion.) Und jetzt legen Sie bitte die Hand auf denjenigen Teil Ihres Körpers, der diese Empfindung spürt. Sie können sich selbst einfach erlauben, auf die Empfindungen in (benennen Sie den Körperteil) zu achten ... sich selbst die Zeit lassen, um einfach zu beobachten, mit Neugier wahrzunehmen ... offen zu sein und zu lernen, sich mit Ihren körperlichen Empfindungen vertraut zu machen.

1 Kap. 8, S. 165, Generalisierte Angststörung

Vielleicht überlegen Sie, was diese Empfindungen Ihnen sagen wollen ... Und während Sie spüren, wie Ihre Hand (benennen Sie den Körperteil) berührt, bemerken Sie vielleicht, wie schon durch diesen sanften ... oder festen Druck Ihrer Hand ... eine tröstende Energie aufgenommen wird.

Kommentar

Wenn jemand Angst, Wut oder eine negative Kognition erlebt, gibt es eine damit einhergehende Muskelanspannung im Körper, der Herzschlag und der Blutdruck steigen an, und manchmal, insbesondere bei Wut, erhöht sich die Körpertemperatur. Deshalb lege ich besonderes Gewicht auf die somatische Komponente der Überreaktion. Sogar wenn ein Klient Emotionen oder Kognitionen als seine Hauptwarnsignale erkennt, nutze ich die Time-out-Phase trotzdem dafür, körperliche Anzeichen zu identifizieren und den Klienten darauf vorzubereiten, die physiologische Erregung zu verringern.

Sind Klienten darauf geschult, Ihren Körper regelmäßig auf Zeichen der Muskelverspannung zu untersuchen, können sie beim ersten Anzeichen einer Überreaktion eingreifen. Sehr häufig sind Menschen sich ihrer körperlichen Reaktionen nicht bewusst und ignorieren diese wertvolle Ressource, die ihre Gefühlszustände widerspiegelt. Um dem Klienten dabei zu helfen, sensibel für die Signale seines Körpers zu sein, bitte ich ihn, die Augen zu schließen und sich einfach auf seinen Körper einzustimmen. Beachten Sie, dass der Klient aufgefordert wird, seine Hand auf die Körperstelle zu legen, von der die Anspannung ausgeht. Das Handauflegen erfüllt zwei Zwecke: Es erhöht erstens die Körperbewusstheit und dient zweitens dazu, die Selbstberuhigung einzuleiten.

Skript: Kognitive Signale

Wir alle sprechen mit uns selbst, wenn wir aufgebracht sind ... und fangen an, auf ... (nennen Sie die Person oder Situation, die bei diesem Klienten eine Überreaktion auslöst) zu reagieren oder vielleicht überzureagieren. Diese vertrauten Worte und Ausdrücke (nennen Sie die vom Klienten oft benutzten Ausdrücke, die er zuvor als negative Selbstgespräche ermittelt hat) können als Warnsignale genutzt werden, wie die Einblendungen im Fernsehen, die vor einem Schneesturm warnen ... Diese Ausdrücke können Sie warnen ... Ihnen anraten ... dass ein Time-out angezeigt ist. Und Sie können diese warnenden Worte freundlich und ohne heftige Reaktion begrüßen ... als würden Sie sagen: »Da seid ihr also wieder. Kommt doch herein ... Wir setzen uns hin und ruhen uns gemeinsam aus.«

Kommentar

Marsha Linehan, Begründerin der Dialektisch-Behavioralen Therapie (DBT), die aus dem Bereich der kognitiven Verhaltenstherapie hervorgegangen ist, bietet eine Zusammenfassung häufig vorkommender verzerrter oder dysfunktionaler Denkmuster, zum Beispiel Kognitionen wie »Übergeneralisierung«, »Katastrophisierung«, »Vergrößerung und Übertreibung der Bedeutung oder Signifikanz von Ereignissen« und »pessimistische Vorhersagen« (1993, S. 123). Klienten können lernen, ein Time-out zu nehmen, sobald ein überreaktiver Gedanke auftaucht wie »Ich fasse es nicht, dass das jetzt passiert« oder »Das ist eine Katastrophe«.

Skript: Emotionale Signale

Das folgende Beispiel stammt aus einer paartherapeutischen Sitzung. Der Klient Steve zeigt, dass es ihm schwerfällt, zwischen Gedanken und Gefühlen zu unterscheiden.

CD: Wie fühlen Sie sich, wenn Jill (seine Frau) sich über die Besuche Ihrer Kinder beschwert?

S: Ich habe das Gefühl, dass sie sich keine Mühe gibt, zu verstehen, warum es so wichtig für mich ist, den Kontakt zu den Kindern aufrechtzuerhalten.

CD: Das klingt eher nach einem Gedanken. Ich frage mich, ob das Gefühl hinter dem Gedanken vielleicht Enttäuschung, Mutlosigkeit oder Trauer sein könnte. Also Steve, fragen Sie sich selbst: »Welches konkrete Gefühl habe ich in diesem Moment?« Haben Sie Angst, sind Sie besorgt ... erschöpft? (Pause.) Achten Sie weiter auf sich selbst, bis Sie das Gefühl benennen können. (Pause)

S: Ich bin frustriert, ich bin enttäuscht von meiner Frau, und ich habe Angst, dass ich meine Tochter verlieren könnte.

CD: Ja, genau. Sie sind frustriert, enttäuscht und haben Angst. Und jetzt können Sie Ihrer Frau diese Gefühle direkt mitteilen (Pause), damit sie sie besser verstehen kann. Und wenn Sie dieses Gefühl bei sich wahrnehmen, das häufig ein Vorbote dafür ist, dass Sie außer Kontrolle geraten ... sich nicht von Ihrer besten Seite zeigen ... erkennen Sie dieses Gefühl in dem Bewusstsein an, dass es da ist, um Ihnen zu helfen ... um Sie daran zu erinnern, dass es an der Zeit ist, wieder auf sich selbst zu achten ... sich zu entschuldigen und eine Pause einzulegen ... die Notwendigkeit zu erkennen, dieses Time-out zu nehmen ... und Ihre Selbstberuhigungstechniken anzuwenden.

Und Sie können wertschätzen, dass Sie heute etwas Wichtiges lernen. Sie lernen, Ihre Gefühle zu erkennen und auf welche Weise Sie sie ausdrücken können. Und wie Sie sich selbst helfen können, wenn und falls die Gefühle Sie zu überwältigen drohen.

Kommentar
Klienten haben sehr häufig Schwierigkeiten, zwischen Gedanken und Gefühlen zu unterscheiden, und brauchen oft Training darin, ihre Reaktionen zu benennen. Von daher kann es notwendig sein, einen Teil der Sitzungszeit darauf zu verwenden, ihnen dabei zu helfen. Wenn Klienten sich bestimmter Gefühle wie Traurigkeit, Wut oder Angst bewusst werden, werden sie dazu angeleitet, sich zu entschuldigen und ein Time-out zu nehmen, um eines der Tools aus der Toolbox anzuwenden.

Tool 2: Time-out[2]

Ziele

- Innehalten, bevor Reaktivität eskaliert.
- Muskelverspannung erkennen und auflösen.
- Die Gewohnheit entwickeln, bei Bedarf ein Time-out zu nehmen.

Kommentar
Ein grundlegendes Thema dieses Buches ist, dass Reaktionsmuster sich nur spontan ändern lassen, wenn der Einzelne darauf trainiert wird, sich beim leisesten Anzeichen einer Überreaktion sofort eine Auszeit zu nehmen, um die einsetzende Überreaktion zu erkennen und zu unterbrechen. Dieses Training gibt dem Individuum genügend Zeit, Abstand zu gewinnen und seine Reaktion neu zu bewerten. Ich bezeichne das als Time-out-Tool. Häufig wenden wir dieses Instrument bei kleinen Kindern an, die von dem Gefühl, keine Kontrolle über ihre Umgebung zu haben, überwältigt werden, und in Reaktion darauf einen Tobsuchtsanfall bekommen. Das Time-out findet häufig in einem kleinen ruhigen Raum statt oder auf einem Stuhl, der in strategischer Entfernung von der überstimulierenden Umwelt platziert wird. Wenn ich Erwachsenen beibringe, das Time-out-Tool zu nutzen, empfehle ich, dass sie einen ruhigen Ort wie ihr Schlafzimmer oder das Bad aufsuchen, wo sie sich von den auslösenden Stimuli absondern können und die notwendige Zeit haben, um eine negative Reaktion zu unterbrechen. Es ist ratsam, Familienangehörige über das Wesen der Intervention zu informieren, damit

2 Kap. 8, S. 165, Generalisierte Angststörung

sie es nicht seltsam finden, wenn der Klient sich regelmäßig Auszeiten nimmt, um seine Reaktionen zu beherrschen und sein Gleichgewicht zurückzugewinnen. Sobald Ehepartner oder Partner den Zweck dieser Unterbrechungen kennen, unterstützen sie meiner Erfahrung nach im Allgemeinen die Übung. Mit dem Time-out-Tool trage ich der betreffenden Person im Grunde auf, sofort das Kommando »Feuer einstellen!« zu geben und eine Befriedung des inneren Aufruhrs einzuleiten, der zur affektiven Fehlregulation führen und potenziell eskalieren könnte, wenn er nicht in Schach gehalten wird.

Es ist schwierig, genau zu erkennen, welches Warnsignal bei einer bestimmten Person am stärksten ausgeprägt ist. Tatsächlich können die Signale in unterschiedlichen Situationen unterschiedlich sein. Wer unter einer Angststörung leidet, bemerkt in der Regel wahrscheinlich eher somatische Symptome, während sich eine Person mit Beziehungs-/Partnerschaftsproblemen wahrscheinlich eher der emotionalen Reaktionen oder negativen Kognitionen bewusst wird. Genau genommen ist die Erfahrung tendenziell eine Kettenreaktion, bei der die körperliche Agitiertheit zur emotionalen Fehlregulation führt. Das wiederum führt zum »Katastrophendenken« oder irgendeiner anderen Variante dieses rekurrierenden Kreislaufs. In Anbetracht der Ungewissheit der Reaktion empfiehlt es sich, jede Person in allen Warnsignalen zu unterweisen.

Wenn Klienten einmal den Beginn einer Überreaktion erfolgreich erkannt und das angemessene Time-out genommen haben, sind sie bereit für Stufe 2 des affektiven Regulationsprozesses. Zu Stufe 2 gehört das Einüben von Schnell-Techniken, um das aufgewühlte Nervensystem zu beschwichtigen und den Geist zu beruhigen. Diese psychophysiologische Beruhigung ist entscheidend für den Erfolg dieses Behandlungsverlaufs.

5 Fokussierung der Aufmerksamkeit, Beruhigung und Vertiefung (Stufe 2)

Die folgenden Tools sollten während des Time-outs des Klienten angewendet werden, nachdem er ein somatisches, kognitives oder emotionales Signal erkannt hat. Stufe 2 wird auch im Behandlungsraum zur Auslösung eines Trancezustands eingesetzt, der das Erlernen der Affektregulationstools auf Stufe 3 erleichtert. Diese Tools bewirken eine schnelle Fokussierung der Aufmerksamkeit und eine Beruhigung der physiologischen Erregung, die mit der einmal ausgelösten affektiven Fehlregulation einhergeht. Doch auch unabhängig von seinem unmittelbaren Affektzustand profitiert der Klient davon, wenn er die Tools der Stufe 2 einübt. Stufe 2 setzt sich aus zwei Elementen zusammen:

- **Fokussierung und Beruhigung:** Diese Tools helfen dem Klienten, seine Aufmerksamkeit auf sein inneres Erleben und (wenn er bei mir im Behandlungsraum ist) auf den Klang meiner Stimme einzuengen und zu fokussieren. Einen Ruhezustand auszulösen ist das erste Ziel bei der Umkehrung der Stressreaktion.
- **Vertiefung:** Mit den Suggestionen, die dieses Tool bietet, lässt sich die Entspannungserfahrung so weit vertiefen, dass der Klient optimal empfänglich für die Tools von Stufe 3 ist.

Hauptliste der Tools für Stufe 2

Fokussierung und Beruhigung

- Tool 3: Atmung – Beobachtung und Vertiefung des Atems
- Tool 4: Augenrollen
- Tool 5: Arm senken

Vertiefung

- Tool 6: Arm- und Beinschwere
- Tool 7: Handwärmen
- Tool 8: Selbstberuhigende Imagination, sicherer Ort – Naturszenerie und sicherer Raum
- Tool 9: Treppe
- Tool 10: Fahrstuhl

Die folgenden Tools wendet der Klient normalerweise an, nachdem er die Aufmerksamkeit fokussiert und angefangen hat, sein Nervensystem zu beruhigen. Sie führen auf effektive Weise zu einem tieferen Entspannungszustand. Die folgende detaillierte Beschreibung der einzelnen Tools umfasst die Darstellung der angestrebten Ziele, einen Kommentar und ein Trance-Skript. Die nach den Überschriften angegebenen Kapitel- und Seitenzahlen verweisen auf eine Erwähnung des Tools oder ein Beispiel für seine Anwendung.

Tool 3: Atmung – Beobachtung und Vertiefung des Atems[3]

Ziele

- Aufmerksamkeitsfokussierung auf die Atmung als Mittel der Selbstberuhigung
- Entspannung durch tiefe, beruhigende Atemzüge auslösen

Skript: Beobachtung des Atems

Nehmen Sie sich einen Augenblick Zeit, um sich auf Ihre Atmung zu konzentrieren ... Sie müssen Ihre Atmung nicht verändern, nehmen Sie sie einfach wahr und vielleicht können Sie sich dabei einiger Empfindungen gewahr werden, die mit Ihrer Atmung einhergehen ... mit leichter Neugier können Sie die Beschaffenheit, den Rhythmus und sogar die Temperatur Ihres Atems beobachten. Und wenn Sie jetzt tiefer einatmen und die Luft einen Moment lang anhalten – können Sie beim Ausatmen vielleicht ein erstes Loslassen der Spannung spüren?... So ist es gut ... Und das Loslassen kann eine solche Erleichterung sein, nicht wahr?... Loslassen, Sorgen loslassen, Erwartungen loslassen, Urteile loslassen ... ja, genau.

Skript: Vertiefung des Atems

Machen Sie jetzt fünf tiefe Atemzüge. Stellen Sie sich bei jedem Einatmen vor, dass Sie Wohlgefühl einatmen, und bei jedem Ausatmen, dass Sie jede noch vorhandene Anspannung herauslassen. (Pause, beobachten und zählen Sie die Atemzüge des Klienten)... So ist es gut. Jeder Atemzug führt Sie in einen wohligen und angenehmen Entspannungszustand. Jeder Atemzug trägt Sie in einen immer tieferen Zustand der Ruhe und des Wohlbefindens.

---

3 Kap. 8, S. 167, Generalisierte Angststörung

Kommentar

Auf die Atemfrequenz zu achten und sie zu verlangsamen ist eine einfache, aber höchst effektive Methode zur Beruhigung des Nervensystems. Schnelles Atmen steht in Verbindung mit erhöhter Anspannung und mit Angstreaktionen. Wenn sich die Atemfrequenz erhöht, nimmt die Fähigkeit des Körpers zur Sauerstoffaufnahme ab. Dagegen ist eine langsame Atmung verbunden mit emotionalem Gleichgewicht und parasympathischer Dominanz. Bei diesem sanften, nicht intrusiven Tool wird der Klient darin geschult, einfach auf seinen Atem zu achten, ohne etwas daran ändern zu müssen. Der Aufmerksamkeitsprozess als solcher trägt normalerweise dazu bei, dass sich die Atemfrequenz verringert. Eine Variante der simplen Beobachtung des Atems besteht darin, die Atmung willentlich zu verlangsamen und zu vertiefen. Beide Atemtechniken sind verbreitete Ausgangspunkte für eine Hypnose. Sie stützen sich auf die Forschungsliteratur zur Achtsamkeit und Atmung ebenso wie auf buddhistische Lehren.

Tool 4: Augenrollen[4]

Ziele

- Schnelles Unterbrechen einer unerwünschten Reaktion oder eines negativen Musters.
- Verknüpfung eines schnellen Selbsthypnose-Skills mit anderen Tools.

Skript

Wären Sie bereit, eine sehr schnelle und effektive Technik zu erlernen, die Ihnen helfen könnte, Ihre Reaktionen zu unterbrechen? (Warten Sie, bis der Klient nickt oder ja sagt.) Ich möchte, dass Sie zu Ihren Augenbrauen hochschauen ... Genau. Machen Sie jetzt einen tiefen Atemzug durch die Nase ... Halten Sie die Luft an und halten Sie die Augäpfel weiterhin nach oben gestreckt ... Versuchen Sie jetzt, ob Sie die Augen weiterhin oben behalten können, während Sie die flatternden Augenlider langsam schließen. So ist es gut ... Und jetzt entspannen Sie die Augen und entspannen Sie den Atem ... und schweben einfach in Ihrem Innern. Schweben ... schweben ... vielleicht zu der Vorstellung, wie Sie sich selbst an einem warmen Sommertag auf einer Luftmatratze in einem Swimmingpool treiben lassen ... oder vielleicht gefällt Ihnen die Vorstellung besser, dass Sie in einem Kahn ... oder einem Kanu ... oder einem Ruderboot dahin

4 Kap. 10, S. 257

gleiten ... obwohl manche Leute sich lieber vorstellen, auf einer Wolke durch die Luft zu schweben ... vor dem Hintergrund eines klaren blauen Himmels ... Ich bin nicht sicher, welches Bild Ihnen persönlich besonders angenehm ist ... aber ich weiß, dass es ein herrliches Gefühl sein kann, zu schweben, nicht wahr?

Kommentar

Ich habe festgestellt, dass eine Abwandlung des Augenrollens, das Spiegel und Spiegel (1978) in *Hypnotic Induction Profile* beschreiben, eine schnelle und effektive Methode ist, um dem Einzelnen zu helfen, seine Aufmerksamkeit zu fokussieren und um eine negative Reaktion zu durchbrechen. Herbert Spiegel entwickelte eine Methode zur Einschätzung der Hypnotisierbarkeit; zu dieser Methode gehört ein Test hinsichtlich des Augenrollens. Wie gut Probanden die Augen nach oben rollen können, während sie langsam die Lider schließen, steht in Zusammenhang mit ihrer Hypnotisierbarkeit. Gemessen wird beim Augenrollen insbesondere der Abstand (wie viel Sklera zwischen dem unteren Rand der Iris und dem unteren Augenlid sichtbar ist), der sich zeigt, wenn der Proband so weit wie möglich nach oben schaut und gleichzeitig langsam die Lider schließt (Spiegel a. Spiegel, 1978). Das Augenrollen ist vor allem nützlich für Personen, die von Natur aus in der Lage sind, mit starkem Augenrollen zu reagieren. Ich benutze dieses Tool nur, wenn die Person mühelos nach oben schauen kann und kein körperliches Unbehagen bei dem Verfahren empfindet. Normalerweise kombiniere ich das Tool des Augenrollens mit dem Tool der Schwebe-Imaginationen, aber beide Tools können auch einzeln verwendet werden.

Tool 5: Arm senken[5]

Ziele

- Beherrschung einer leichten Technik zur Fokussierung der Aufmerksamkeit.
- Nutzung visueller und sensorischer Signale zur Selbsthypnose.

Skript

Ich möchte, dass Sie Ihren Arm vom Körper wegstrecken und ihn ungefähr auf Augenhöhe anheben ... und während ich weiterspre-

5 Kap. 10, S. 252, Generalisierte Angststörung

che, schauen Sie bitte einfach auf die Oberfläche Ihrer Hand. Und mit Ihrer Erlaubnis möchte ich jetzt, dass Sie sich etwas vorstellen ... Ich möchte, dass Sie so tun, als würde man Ihnen einen Eimer über das Handgelenk hängen ... und in den Eimer füllen wir ein Pfund Sand ... genau. Und während Sie so tun, als hinge der Eimer an Ihrem Handgelenk, können Sie anfangen, sich noch etwas anderes vorzustellen ... dass Ihr Arm allmählich schwer wird ... Ich bin nicht sicher, wann Sie vergessen, dass Sie nur so tun, und wann Ihr Arm anfängt, sich tatsächlich schwer anzufühlen ... aber ich weiß, dass jedermanns Arm nach einer Weile durch die Kraft der Gravitation schwer werden kann. Lassen Sie uns diesem Schweregefühl auf die Sprünge helfen, indem wir so tun, als füllten wir immer mehr Sand in den Eimer, bis Ihr Arm so schwer wird, so schwer, dass Sie tatsächlich spüren, wie er sich ganz von allein nach unten senken möchte ... und ich frage mich, ob Sie es abwarten können, die Augen zu schließen, bis der Arm sich ganz nach unten gesenkt hat oder ob sie schon geschlossen sind ... so ist es gut. Warten oder nicht warten, um den ganzen Weg in die Trance zu gehen, bis Ihr Arm ganz unten ist. Gut ... und fühlt es sich nicht gut an, die Augen jetzt zu schließen und sich ganz tief in einen schönen, wohligen Zustand hinunter zu bewegen ... jetzt?

Kommentar

Zur Sandeimer-Imagination zur Steigerung der Armschwere hat mich Kay Thompson inspiriert, die diese Methode im März 1995 im Rahmen eines Vortrages bei der American Society of Clinical Hypnosis vorführte. Beschrieben wird der Ansatz auch in Klippsteins *Ericksonian Hypnotherapeutic Group Inductions* (1991; dt. 1994). Ich habe festgestellt, dass es eine Fokussierungstechnik ist, die praktisch jeder mühelos übernehmen kann. Sie umfasst eine Augen-Fixationstechnik, bei der die Person auf ihre Hand sieht. Diese Fixierung führt zur Ermüdung der Augenmuskulatur, und das Hochhalten des Arms über einen längeren Zeitraum erzeugt automatisch ein Schweregefühl. Die Augenmüdigkeit zusammen mit dem Schweregefühl des Arms leitet eine Entspannungsreaktion ein. In diesem Prozess senkt sich schließlich der Arm und die Augen schließen sich.

Tool 6: Arm- und Beinschwere[6]

Ziele

- Aufmerksamkeit fokussieren und Entspannung vertiefen.
- Muskelanspannung erkennen.
- Muskelanspannung durch Schweregefühle in den Gliedmaßen auflösen.
- Passive Akzeptanz von körperlichen Reaktionen entwickeln.

Skript

Jetzt, wo Sie körperlich und geistig entspannter sind, möchte ich, dass Sie sich auf Ihre Hände konzentrieren. Und während Sie das tun, können Sie sich vielleicht vorstellen, dass Bleigewichte auf Ihren Handgelenken liegen? Bleigewichte, die Ihre Hände so schwer machen ... so schwer, und während sie immer schwerer werden, können Sie sich noch entspannter fühlen ... Nicken Sie, wenn Sie die Schwere spüren. (Warten Sie, bis der Klient nickt.) Noch entspannter, als Sie noch vor einer Minute waren ... Vielleicht werden auch Ihre Arme schwer ... nach diesem angenehmen Schweregefühl in den Händen ... und vielleicht breitet sich diese Schwere auf Ihre Beine aus ... schöne, schwere Beine ... so schwer, dass es schwierig wäre, sie zu bewegen ... Sie könnten es, wenn Sie wollten, aber Sie lassen sie so angenehm schwer und reglos.

Kommentar

Bei den Tools der Arm- und Beinschwere sowie dem Handwärmen stütze ich mich auf die bahnbrechenden Arbeiten zum autogenen Training des Berliner Psychologen und Neurologen Johannes Schultz, der die Anwendung von Selbsthypnose-Übungen zur Entspannung erforschte. Schultz zufolge führt es zu einer tiefen inneren Ruhe, die die Stressreaktion verringert, wenn man dem Klienten beibringt, die ganze Sitzung hindurch ein Gefühl der Wärme und Schwere zu entwickeln (Luthe, 1969). Da Arm- und Beinschwere häufig berichtete Hypnose-Empfindungen sind, hat es sich als wirksam erwiesen, dieses Gefühl früh in der Vertiefungsphase der Toolbox, auf Stufe 2, hervorzurufen.

6 Kap. 10, S. 240

Tool 7: Handwärmen[7]

Ziele

- Kontrolle über somatische Reaktionen gewinnen.
- Vertiefen der Entspannungsreaktion durch Wärmeempfindung.
- Schnelle Festlegung eines Signals zur Entspannung.

Skript

Sie sitzen auf Ihrem Stuhl und genießen die Entspannung, die Sie bis jetzt erreicht haben, und vielleicht würden Sie es genießen, diese Erfahrung zu vertiefen, indem sie sich einfach die Hände wärmen. Ich möchte, dass Sie auf Ihre Hände achten und sich dabei vorstellen, dass Sie eine Tasse Kaffee oder Tee oder auch heiße Schokolade halten ... Manche Leute stellen sich auch lieber vor, dass ihre Hände in schönes, heißes Wasser eingetaucht sind ... ein Bad oder eine Dusche ... Es spielt gar keine Rolle, welches Bild Sie nutzen, um dieses Wärmegefühl hervorzurufen; wichtig ist nur, dass Sie sich auf Ihre Hände konzentrieren und einfach neugierig darauf sind, wann die Wärmegefühle auftauchen ... Und vielleicht bemerken Sie, dass eine Hand wärmer ist als die andere ... Wenn ja, können Sie mir diese Beobachtung durch ein Kopfnicken mitteilen. (Warten Sie, bis der Klient mit dem Kopf nickt. Wenn er nickt, verstärken Sie Ihre Worte mit: »Gut. Probieren Sie jetzt, ob Sie diese Hand sogar noch wärmer machen können ... noch wärmer, und können Sie spüren, wie entspannt Sie dabei werden?«) So entspannt, so ruhig ... Und Sie können sich darauf freuen, dieses Tool des Handwärmens nach Belieben zu nutzen, wann immer Sie Ihre Entspannungsreaktion vertiefen oder auch einleiten möchten.«

Kommentar

Warme Hände sind mit einer Beruhigung des sympathischen Nervensystems verbunden. Wenn der Sympathikus erregt ist, strömt das Blut von den Extremitäten schnell nach innen zu den wichtigen Organen. Im Gegensatz dazu sind warme Hände mit parasympathischer Erregung und Entspannungszuständen verbunden (Moss, McGrady, Davies a. Wickramasekera, 2003; Sargent, Green a. Waters, 1972).

7 Kap. 9, S. 201, Panikstörung

Tool 8: Selbstberuhigende Imagination, sicherer Ort – Naturszenerie und sicherer Raum[8]

Ziele

- Beherrschung der Angst oder kontraproduktiver Impulse durch Selbstberuhigung.
- Ablenkung von Besorgnis durch Fokussierung auf visuelle Imagination.

Kommentar

Klienten werden dazu angeregt, sich einen sicheren Ort zu schaffen, der Schutz und Wohlbefinden bietet und das reaktive Denken durchbricht. Bei Brown a. Fromm (1986, S. 86–88) finden sich hervorragende Beispiele für beruhigende Imaginationen. Das folgende Skript ist typisch für viele geführte Imaginations- und Hypnoseverfahren, die den Einzelnen dazu anregen, entweder auf die Erinnerung an einen beruhigenden Ort in der Natur zurückzugreifen oder einen solchen Ort in der Fantasie zu erschaffen. Die Imagination des Schutzraums ist eine Alternative zur Vorstellung des sicheren Ortes/Naturszenerie.

Skript: Sicherer Ort – Naturszenerie

Und da Sie nun geistig und körperlich entspannter sind, sind Sie vielleicht in der Lage, ihre gesamte Aufmerksamkeit darauf zu konzentrieren, eine Vorstellung von einem angenehmen und sicheren Ort zu entwickeln – einem schönen, einladenden Ort, der Ruhe und Frieden für Sie symbolisiert, und dort können Sie jetzt hingehen – vielleicht zu einem wunderschönen Platz in der Natur, der Schutz und Geborgenheit bietet. Das kann ein Ort sein, den Sie kennen, oder den Sie sich genau jetzt erschaffen.

Und wenn Sie jetzt an diesen sicheren Ort gleiten ... schauen Sie sich um. Was sehen Sie? Welche Formen und Farben? Wie ist das Licht? Welche Gerüche fallen Ihnen auf? Was hören Sie? Sie nehmen diesen Ort mit all Ihren Sinnen auf und er wird immer realer. Und während Sie an diesen Ort gleiten, können Sie dieses Wohlgefühl mit allen Sinnen festhalten, Sie fühlen sich gut ... so gut, ja, genau.

Skript: Sicherer Ort – sicherer Raum

Ich frage mich, ob Sie in diesem angenehmen Zustand, diesem tiefen Entspannungszustand, weiterhin die Kraft Ihrer Fantasie nutzen

8 Kap. 8, S. 167, Generalisierte Angststörung

können, um sich vorzustellen, wie Sie einen Korridor hinuntergehen und eine Tür mit einem Türknauf entdecken. Vielleicht können Sie mental spüren, wie Sie den Türknauf berühren und drehen, um die Tür zu öffnen. Und ich frage mich, ob Sie die Tür wohl öffnen und entdecken möchten, dass Sie einen ganz besonderen Raum betreten ... einen Schutzraum, einen Rückzugsraum. Sie können sich in diesem Raum umsehen und ihn nach Herzenslust dekorieren, damit er besonders schön und behaglich für Sie wird. Nehmen Sie sich ein wenig Zeit, um den Raum genau so zu gestalten, wie es Ihnen gefällt. Sie sind der Schöpfer, der Gestalter dieses Bildes, und vielleicht ist es Ihnen eine ganz besondere Freude, die Einrichtung auszuwählen. Den Raum genau so einzurichten, wie es Ihnen gefällt ... genau die richtigen Farben, genau die richtigen Stoffe, genau die richtigen Möbel, die Sie am schönsten finden ... Und können Sie die Farben sehen, die Geräusche hören und die Gefühle empfinden, die Sie in diesem Raum empfinden möchten? Schauen Sie sich in Ihrem Raum um. Was fesselt Ihre Aufmerksamkeit? Vielleicht würden Sie sich jetzt gern auf einen bequemen Sessel setzen ... oder aufs Sofa ... oder aufs Bett. Entdecken mit ganz besonderer Freude, wie schön es ist, sich hinzulegen oder hinzusetzen und auszuruhen. Und während sie innerlich spüren, wie Sie sich ausruhen ... in diesem schönen Raum, können Sie sich entspannt und geborgen fühlen ... und ist es nicht schön, ein Zimmer für sich allein zu haben, auszuruhen, zu träumen, sich einem wachsenden Gefühl innerer Ruhe und Entspannung hinzugeben ... weit weg von Ihren Alltagssorgen? Und in diesem Raum können Sie einen Prozess des Selbstmanagements in Gang setzen, der Ihr Denken, Ihre Reaktionen und – nach und nach – Ihr Leben verändern wird.

Kommentar

An dieser Stelle des Skripts füge ich eine Verankerungstechnik hinzu, bei der ich ein Stichwort oder Symbol verwende. (Das »Verankern« ist ein Element aus Stufe 3 der Toolbox und wird später in diesem Abschnitt beschrieben.) Grinder und Bandler (1976, 1981) bieten eine gut verständliche Darstellung von auditiven, visuellen und kinästhetischen Bildern und Ankertechniken.

Skript

Und erlauben Sie dem tieferen Teil von sich selbst, ein Wort oder Symbol hervorzubringen, das Sie an diesen Ort erinnern wird und das Sie benutzen können, um dieses Wohlgefühl erneut wachzurufen. Nicken Sie mit dem Kopf, wenn Ihnen dieses Wort oder Symbol in den Sinn kommt, und teilen es mir mit. Finden Sie die kleinen Muskeln an Ihren Stimmbändern und sagen Sie mir das Wort/Symbol ... und benutzen Sie jetzt dieses Signal, um zurück in den sicheren Raum zu gehen und das Wohlgefühl ganz in sich aufzunehmen.

Tool 9: Treppe[9]

Ziele

- Assoziation herstellen zwischen dem Hinuntergehen einer Treppe und einer Vertiefung des Entspannungszustands.
- Schnelle Abrufbarkeit einer Vertiefungstechnik, die sich auf Situationen außerhalb der Sitzungen übertragen lässt.

Skript

Und eine Treppe ist ein vertrautes Bild für Sie ... Im Laufe Ihres Lebens sind Sie viele Stufen hinabgestiegen ... nicht wahr? ... Von daher fällt es Ihnen vielleicht leicht, sich eine Treppe vorzustellen ... Und vielleicht können Sie sich gerade eine besonders schöne Treppe vorstellen ... Ich frage mich, wie sie aussieht ... ob sie ein schmuckes Holzgeländer hat ... oder eines aus glänzendem Messing ... oder irgendein anderes Geländer, das Ihnen gefällt ... auf das Sie sich stützen können, wenn Sie ... gleich ... die Stufen hinabgehen ... Vielleicht ist da ein edler, wunderschöner Teppichbelag, der die Schritte dämpft ... so weich und flauschig ... so edel und luxuriös ... es kann ein wahres Vergnügen sein, das Material des Teppichs unter den Füßen zu spüren ... Und ich frage mich, wie Ihre Treppe gebaut ist ... Führt sie ganz gerade und geordnet nach unten ... Oder ist es vielleicht eine Wendeltreppe, die sich kurvenreich nach unten windet ... Was gefällt Ihnen?... Nehmen Sie sich einen wenig Zeit, um sich diese Treppe auszumalen ... Es ist wirklich ganz egal, wie sie aussieht ... Wichtig ist nur, dass Sie eine Treppe erschaffen, die Sie vor Ihrem geistigen Auge als schön empfinden ... und dass Sie offen dafür sind, sich selbst zu erlauben, Ihre Entspannung zu vertiefen ... wenn ich von 20 bis 1 herunterzähle ... Stellen Sie sich jetzt vor, Sie stehen oben an der Treppe ... auf dem Absatz ... und während ich rückwärts zähle ... können Sie so tun, als würden Sie hinabsteigen ... die Stufen hinab ... und ich werde von 20 bis 1 zählen ... und jede Zahl kann ein Stichwort

9 Kap. 8, S. 167, Generalisierte Angststörung

für Sie sein, noch tiefer in eine vollkommene Entspannung hineinzugehen ... Und Sie können sich darauf freuen, sich sogar noch wohler zu fühlen ... noch wohler ... ab jetzt ... 20... Sie gehen die erste Stufe hinunter ... spüren vielleicht, wie Sie sanft nach unten gleiten ... und auf interessante und angenehme Weise ... können Sie ein Gefühl der Entspannung spüren ... schweben wie ein Herbstblatt in einer sanften Brise ... schweben auf den Stuhl hinunter ... während Sie die Treppe hinabsteigen ... Stufe für Stufe ... 19... lassen Sie los ... Angenehme Entspannung bewegt sich zu Ihren Schultern und in Ihren Nacken ... 18... 17... 16... erlauben den Schultern, einfach loszulassen ... erlauben jeder unnötigen Spannung, sich einfach aufzulösen ... aufzulösen ... ganz aufzulösen ... 15... 14... 13... entspannen den Nacken ... lassen los ... lassen los ... lassen eine warme Welle der Entspannung ... Wellen der Entspannung ... durch Hals und Kinn strömen ... 12... 11... Sie entspannen ... die kleinen Muskeln in den Augenwinkeln ... lassen die Schläfen weich und schlaff werden ... erlauben der Stirn, sich einfach zu glätten ... ganz weich und glatt ... und 10... halb unten auf der Treppe und mindestens doppelt so entspannt ... doppelt so entspannt ... 9... 8... 7... und jetzt können Sie den Muskeln in Ihrem Bauch und Magen erlauben, sich zu entspannen ... das Wohlgefühl breitet sich aus ... breitet sich aus ... breitet Wellen der Entspannung aus ... 6... 5... 4... lässt die Brust und den oberen Rücken weich und locker werden ... erlaubt Ihnen, einfach loszulassen ... 3... das Wohlgefühl hält an ... die Schultern entspannen ... der Hals entspannt ... so viele Teile Ihres Körpers spüren tiefes ... tiefes Wohlbehagen ... ja, genau ... gut so ... 2... Hals, Zahnfleisch ... entspannen ... Lippen, Wangen ... entspannen ... wir sind fast da ... fast ganz unten ... bei 1... 1... 1... ganz unten ... in diesem Zustand der Sicherheit ... so vollkommen angenehm ... so ruhig ... so Trance ... formiert (geflüstert).

Kommentar

»Die Treppe« ist eine traditionelle Vertiefungstechnik. Auch wenn es kein besonders einzigartiges oder kreatives Tool ist, setze ich es weiterhin ein, weil das Bild der Treppe, die man hinabsteigt, für den Klienten bei seinen Übungen im häuslichen Umfeld leicht zu replizieren ist. Beachtenswert ist, dass bei dieser Variante der Treppen-Methode die taktile Empfindung des Teppichs unter den Füßen besonders betont wird und die Muskelentspannung mit einbezogen wird.

Obwohl die meisten Menschen sich mit dem Treppenbild wohlfühlen, hatte ich auch schon Klienten, die in Kellern körperlich misshandelt oder sexuell missbraucht wurden. Für einige dieser Klienten kann die Treppe ein Trigger sein. Auch hier gilt also, dass Therapeuten verpflichtet sind, sich ein umfassendes Bild von ihren Klienten und deren Erfahrungen zu machen. Als übliche Praxis sollte man sich angewöhnen, die Klienten zu fragen, ob sie sich mit einem bestimmten Bild wohlfühlen, bevor man weitermacht. Auch wenn der Prozess schon in Gang gesetzt ist, kann man gern noch einmal nachfragen, ob ein bestimmtes Bild in Ordnung ist.

Tool 10: Fahrstuhl[10]

Ziele

- Die Reaktion des sympathischen Nervensystems entspannen und die Entspannungsreaktion durch die Assoziation mit einer Abwärtsbewegung vertiefen.
- Eine leicht zu erinnernde Vertiefungstechnik etablieren, die auf Situationen außerhalb der Übungssitzungen übertragbar ist.

Skript

Ich frage mich, ob Sie visualisieren können, wie Sie gerade in einen Fahrstuhl steigen wollen. Können Sie sich vorstellen, wie Sie vor dem Fahrstuhl stehen? Die Türen öffnen sich und Sie betreten den Fahrstuhl, den Sie nach Belieben gestalten können. Vielleicht hat er eine Bank oder ein Messinggeländer ... vielleicht ist er holzverkleidet? Hört man eine leichte Musikberieselung? Sie drehen sich zur Vorderseite des Fahrstuhls um, die Türen schließen sich und Sie entdecken, dass in der Zahlenleiste für die Stockwerke, die über den Türen angebracht ist, die 20 leuchtet ... und so bereiten Sie sich darauf vor, ganz sanft und langsam nach unten zu gleiten ... und wenn ich die Stockwerke mit Ihnen nach unten zähle ... spüren Sie vielleicht, wie Sie tiefer und tiefer in die Trance gleiten ... immer entspannter mit jedem tieferen Stockwerk ... und so zähle ich jetzt von 20 bis 1 herunter und Sie können dabei beobachten, wie die Leuchtziffern wechseln ... 20... 19... 18... die Bewegung spüren ... ganz sanft und angenehm ... genauso wie das angenehme Gefühl der Entspannung, dessen Ausbreitung im Körper Sie vielleicht spüren ... 17... 16... 15, nach unten ... tiefer und tiefer und immer entspannter. 14... 13... 12... immer entspannter mit jedem tieferen Stockwerk ... 11... 10... halb unten und mehr als doppelt so entspannt jetzt (zählen Sie langsamer und dämpfen Sie die Stimme)... 9... 8... 7 wohlig, entspannt, tiefer und tiefer in Trance. 6... 5... 4... fast unten jetzt ... tiefer und tiefer entspannt ... 3... 2... 1... ganz unten jetzt ... tief in Trance.

10 Kap. 8, S. 188, soziale Phobien

Kommentar

Wie die Treppen-Intervention ist auch das Fahrstuhl-Tool eine gängige hypnotische Vertiefungstechnik. Bitte beachten Sie, dass verschiedene Sinnesempfindungen einbezogen werden, und suggeriert wird, dass man die goldene Tür, das Messinggeländer, die Holzvertäfelung oder die Bank *sieht*, den Fahrstuhlknopf *berührt* oder die sanfte Musikberieselung *hört*.

Stellen Sie vor Anwendung dieser Technik sicher, dass der betreffende Klient nicht klaustrophobisch oder akrophobisch (Höhenangst) ist oder aus sonstigen Gründen Angst vor Fahrstühlen hat. Um festzustellen, ob jemand unter einer dieser Phobien leidet, sollte man die Person vor Anwendung dieser Vertiefungstechnik direkt fragen, ob sie sich mit der Vorstellung von Fahrstühlen wohlfühlt.

Das Ziel von Stufe 2 besteht darin, die Klienten in einen Zustand vollständiger Tiefenentspannung zu führen, sodass sie darauf vorbereitet sind, sich auf die Tools von Stufe 3 einzulassen. Die in Stufe 3 vorgestellten Tools erfüllen sechs primäre therapeutische Ziele, lassen sich für ein breites Spektrum an psychischen Leiden anwenden und in unendlicher Variation kombinieren. Beispiele für diese Anwendungen finden sich in den folgenden Kapiteln.

6 Heilende Strategien (Stufe 3)

Der anspruchsvollste Teil der Hypnose ist die Konzeption und Durchführung der therapeutischen Intervention. Ich stelle immer wieder fest, dass Studierende die Induktions- und Vertiefungsphasen für gewöhnlich mühelos meistern, dass sie jedoch weniger gewandt und häufig unbeholfen und befangen wirken, wenn sie in der Sitzung an den Punkt kommen, wo ein Wechsel zu einer Heilungsmodalität angezeigt ist. Sie sind oft nicht darauf vorbereitet, eine therapeutische Intervention einzuführen, die das Problem des Klienten konkret in Angriff nimmt. In Ausbildungsgruppen schauen einige Studierende mich an, zucken die Achseln und flüstern klagend: »Und was soll ich jetzt machen?« Mit anderen Worten: »Was tue ich, sobald ich meinen Klienten in einen Trancezustand versetzt habe?«

Tatsächlich erfordert die mittlere Trancephase, in der man die affektregulatorischen Tools der Heilungsstrategien einsetzt, die größte Kompetenz und Geschicktheit. Der Therapeut muss schnelle Entscheidungen treffen, während er in der Sitzung mit dem Klienten konfrontiert ist. Dass man blitzschnell denken muss, kreativ und exakt zugleich, und mit einer wirkungsvollen Intervention aufwarten muss, die genau ins Schwarze trifft, kann eine besondere Herausforderung darstellen. Die Tools von Stufe 3 können dazu beitragen, dieser beängstigenden therapeutischen Aufgabe etwas von ihrem Schrecken zu nehmen. Die notwendige Kompetenz für diese Phase zu entwickeln, kann beträchtliche Zeit und Übung erfordern, aber es gibt einige elementare Richtlinien, die den Weg leichter machen. Diese Tools kann man dem Klienten in den Sitzungen beibringen, aber sie sind so konzipiert, dass er sie auch eigenständig außerhalb des therapeutischen Settings anwenden kann.

Die in diesem Kapitel vorgestellten Tools eignen sich für unterschiedlichste Krankheitsbilder. Um die Anwendungsmöglichkeiten für die Behandlung verschiedener Störungen verständlicher zu machen, verweise ich bei den einzelnen Tools auf eine Kapitelnummer und die jeweilige Diagnose bzw. Problematik. Wenn Sie beispielsweise in diesem Kapitel zu Tool 21 kommen, lautet die Überschrift »Tool 21: »Das Reaktivitätsniveau senken« (Kap. 8, S. 169, Generalisierte Angststörung). Das bedeutet, dass Sie auf S. 169 in Kapitel 8 ein Beispiel dafür finden, wie dieses Tool bei einer generalisierten Angststörung angewendet wird. Abgesehen von der beschriebenen Anwendung der Tools für bestimmte Diagnosestellungen sind die Tools entsprechend der im Folgenden aufgeführten sechs Hauptziele der Therapie untergliedert:

1. *Achtsamkeit:* Entwicklung der Fähigkeit, vorübergehende Affektzustände achtsam und objektiv zu beobachten, was dem Einzelnen ermöglicht, sich auftauchender Gefühle bewusst zu werden, ohne sie zu werten.
2. *»Erleben durch die Sinne« – Wahrnehmung des Körpers und körperlicher Signale:* Bessere Wahrnehmung von körperlichen Ausdrücken von Stress und die Fähigkeit, diese Ausdrücke zu regulieren und zu verändern.
3. *Impulskontrolle:* Fähigkeit zur schnellen Impulskontrolle.
4. *Gleichzeitig bestehende Affektzustände:* Fähigkeit, zwei widersprüchliche Gefühle oder Gedanken gleichzeitig wahrzunehmen.
5. *Ressourcen-Utilisation:* Fähigkeit, auf Ressourcen zuzugreifen, die inneren oder äußeren Ursprungs sind, wie zum Beispiel positive Erinnerungen, reale oder imaginierte Unterstützungspersonen, angenehme, sichere Orte und Teile des Selbst.
6. *Entwicklung positiver Affekte:* Entwicklung und Bewahrung positiver Affektzustände.

Alle Tools in Stufe 3 passen zu einem der oben angeführten sechs Hauptziele der Therapie.

Hauptliste der Tools für Stufe 3

Eine Masterliste der sechs Ziele und aller dazu passenden Tools ist im Folgenden wiedergegeben.

Therapieziel 1: Achtsamkeit

Entwicklung von Fähigkeiten zur Achtsamkeit und zur distanzierten Beobachtung vorübergehender Affektzustände, was dem Einzelnen ermöglicht, sich auftauchender Gefühle bewusst zu werden, ohne sie zu werten.

- Tool 11: Achtsamkeit mit distanzierter Beobachtung
- Tool 12: Achtsamkeit und Loslassen

Therapieziel 2: Wahrnehmung des Körpers und körperlicher Signale

Bessere Wahrnehmung von körperlichen Stressanzeichen und die Fähigkeit, diese Ausdrücke zu regulieren und zu verändern.

- Tool 13: Veränderte Sinneswahrnehmung – Anästhesie
- Tool 14: Veränderte Sinneswahrnehmung – Das Licht einatmen
- Tool 15: Sensorischer Hinweis/Anker

Therapieziel 3: Impulskontrolle

Fähigkeit zur schnellen Impulskontrolle.

- Tool 16: Gedankenstopp
- Tool 17: Schnelle Impulskontrolle
- Tool 18: Geballte Faust
- Tool 19: Selbstaussagen
- Tool 20: Verschieben
- Tool 21: Das Reaktivitätsniveau senken

Therapieziel 4: Gleichzeitig bestehende Affektzustände

Fähigkeit, zwei widersprüchliche Gefühle oder Gedanken gleichzeitig wahrzunehmen.

- Tool 22: Nebeneinanderstellung zweier Gefühle
- Tool 23: Zappen
- Tool 24: Sandwich-Technik
- Tool 25: Abwechselnde Hände
- Tool 26: Computerbildschirm

Therapieziel 5: Ressourcen-Utilisation

Fähigkeit, auf Ressourcen zuzugreifen, die inneren oder äußeren Ursprungs sind, wie positive Erinnerungen, reale oder imaginierte Unterstützungsfiguren, angenehme, sichere Orte und Selbstanteile.

- Tool 27: Imaginärer Unterstützungskreis
- Tool 28: Selbstanteile
- Tool 29: Wächter

Therapieziel 6: Entwicklung positiver Affekte

Entwicklung und Aufrechterhaltung positiver Affektzustände.

- Tool 30: Altersregression
- Tool 31: Altersprogression
- Tool 32: Dankbarkeit

In den folgenden Abschnitten werden die Tools der einzelnen Kategorien mit den entsprechenden Zielen, Kommentaren und Skripten näher erläutert.

Achtsamkeit

Tool 11: Achtsamkeit mit distanzierter Beobachtung[11]

Ziele

- Verschiebung der Aufmerksamkeit von Ungewissheit über die Zukunft zu Wahrnehmung der Gegenwart.
- Selbstkritik ausschalten, wenn negative Gedanken oder Gefühle auftauchen.
- Neugierige Distanziertheit entwickeln.

Skript

Und Sie und ich wissen beide, dass Gefühle kommen und gehen ... etwas Flüchtiges sind wie ein Wetterumschwung ... beständig im Wandel ... nie gleichbleibend. Und weil sie sich beständig wandeln, könnte es sinnvoll sein, zu lernen, wie man sich weniger von ihnen beherrschen lässt ... weniger an sie gebunden ist ... Ich frage mich, ob Sie jetzt gern die Gelegenheit hätten, auf andere Weise mit diesen wechselhaften Gefühlen umzugehen ... das Auf und Ab der Gefühle zu erleben ... ohne von ihnen verschlungen oder überwältigt zu werden? (Warten Sie auf ein Nicken. Kommt keines, fragen Sie, ob das in Ordnung wäre.) Also, wären Sie in diesem Moment bereit, einen Stil ruhiger, nicht-wertender Distanziertheit zu lernen, der Ihnen ermöglichen wird, anders zu reagieren ... der Sie auf ein weniger heftiges Gefühlserleben trainieren wird? Sie können eine simple Intervention namens Achtsamkeit erlernen, durch die Sie auf Distanz gehen und Ihre Gefühle beobachten können ...

Und ... jetzt ... möchte ich, dass Sie sich an eine Situation erinnern, in der Sie ein unangenehmes Gefühl erlebt haben ... (Angst, Wut, was immer der Klient ermittelt hat.) Und wenn Sie das Gefühl erkennen

11 Kap. 9, S. 202, Panikstörung

können, nicken Sie bitte erneut ... (Warten Sie auf das Nicken.) ... Gut ... Und jetzt möchte ich, dass Sie dieses Gefühl verstärken ... lassen Sie die Gefühle intensiver werden ... lassen Sie diese Gefühle einfach hochkommen ... erinnern Sie sich, wo Sie waren ... was der Auslöser war, was Sie gedacht und gefühlt haben ... Es ist völlig in Ordnung, diese Gefühle jetzt hier drinnen hochkommen zu lassen ... denn in wenigen Augenblicken gehen sie wieder vorüber und ich bin hier bei Ihnen ... also nehmen Sie sich alle Zeit, die Sie brauchen, um eine Situation zu erinnern, in der Sie auf einen Trigger gestoßen sind ... und in der Sie zu heftig reagiert haben ... Erinnern Sie sich an die Details ... Leben Sie die Situation noch einmal durch ... in diesem Augenblick ... (Achten Sie auf nonverbale Signale.)... Gut ... Das machen Sie sehr gut ... Und (Name des Klienten), ich möchte, dass Sie einen Schritt zurücktreten ... und dieses Gefühl einfach beobachten ... ohne es zu bewerten ... ohne Selbstkritik oder Selbstverachtung, weil Sie so fühlen, wie Sie fühlen ... es akzeptieren ... ohne zu verurteilen ... wie ein unbeteiligter Beobachter ... wie ein Wissenschaftler, der ein interessantes Phänomen beobachtet ... einfach nur wach und aufmerksam ... eine Art stummer Zeuge Ihres Gefühls ... Sie beobachten Ihre Emotionen, ohne heftig zu reagieren oder sich selbst zu verdammen ... Und atmen Sie ein paar Mal tief ein, so ist es gut.

Nehmen Sie sich jetzt ein wenig Zeit, um zu beobachten, wie es sich anfühlt, wieder ruhig zu sein ... wieder ruhig ... und still ... konzentrieren Sie sich darauf ... die sich entwickelnde Stille in sich zu beobachten ... und diese Stille wird kommen ... früher oder später ... wenn Sie Ihre Gedanken beobachten ... Ihre Gefühle ... schauen Sie einfach nur zu ... Sie können sicher sein, dass diese Gefühle, sogar die allerschwierigsten, schwächer werden, weniger stark, weniger bedeutsam.

Haben Sie Geduld mit dieser Übung ... und früher oder später ... werden Sie besser darin ... und Sie können sich darauf freuen, immer besser und besser darin zu werden, einen angenehmen Wechsel zu erzeugen ... in der Art, wie Sie reagieren ... auf Gedanken ... auf Gefühle ... wenn Sie diese Übung immer wieder anwenden, die Ihnen helfen wird, sich zu beruhigen ... mehr Kontrolle zu gewinnen und weniger heftig auf die unausweichlichen Trigger zu reagieren, die in unser aller Leben auftauchen.

Normalerweise werden Sie nonverbale Signale bemerken, die eine Entspannungsreaktion anzeigen. Wenn nicht, führen Sie den Klienten durch das folgende Skript.

Machen Sie einen tiefen, beruhigenden Atemzug ... atmen Sie durch das unangenehme Gefühl hindurch ... und was bemerken Sie jetzt? (Warten Sie auf eine Antwort und geben Sie beruhigende Kommentare ab wie: »Ich bin nicht sicher, wann Sie diese Veränderung bemerken werden ... wann Sie fähig sein werden, sich noch weiter zu distanzieren ... aber ich weiß, wenn Sie üben ... wird das Gefühl unweigerlich schwächer und weniger wichtig ... und jetzt werde ich schweigen, während wir die Möglichkeit für Sie schaffen, selbst diese heilende Erfahrung zu machen ... Und was bemerken Sie jetzt?« Wenn der Klient anzeigt, dass das Gefühl sich abschwächt, verstärken Sie das, indem Sie sagen: »Sehr gut ...« Wenn nicht, lassen Sie den Klienten weiter durch das Gefühl hindurchatmen und vermitteln Sie die Suggestion, dass er mit der Zeit fähig sein wird, diese Loslösung zu vollziehen.)

Besprechen Sie mit dem Klienten, was in der Trance geschieht. Reorientieren Sie ihn dann und besprechen es weiter mit ihm, wenn er die Augen geöffnet hat.

Kommentar

Der Klient wird angeleitet, Gedanken und Empfindungen aus einer neutralen, nicht wertenden Perspektive zu beobachten. Erinnern Sie den Klienten daran, dass die Aufmerksamkeit, die er dem auftauchenden Gefühl schenkt, dieses unweigerlich verändert oder abschwächt. Beachten Sie, dass der Klient ermutigt wird, eine belastende Reaktion erneut wachzurufen, damit er Gelegenheit erhält, in der Sitzung zu üben, wie er die negative Reaktion unterbrechen und sie durch achtsames, distanziertes Beobachten ersetzen kann. Dazu gehört die Suggestion, dass die Person sich jetzt darauf freuen kann, Gefühle zu erleben, ohne fürchten zu müssen, von ihnen überwältigt zu werden. Ich empfehle dem Leser, sich mit der Literatur über Achtsamkeit zu befassen (Davidson a. Goleman, 1977; Kabat-Zinn, 1990; Kutz, Borysenko a. Benson, 1985; Linehan, 1993; Tolle, 1999).

Tool 12: Achtsamkeit und Loslassen[12]

Ziele

- Gefühle erkennen.
- Intensität der Gefühle durch Atmung verringern.
- Unangenehme Gefühle loslassen.

12 Kap. 9, S. 164, Panikstörung

Skript

Und würden Sie jetzt gern eine einfache, aber wirkungsvolle Technik erlernen, die Ihnen hilft, alle heftigen Gefühle auf handhabbare Ausmaße zu reduzieren? (Warten Sie auf ein Nicken oder anderes Zeichen.) Sagen Sie einfach zu sich selbst ... »Ich bin mir meiner (nennen Sie das konkrete Gefühl) bewusst.« Machen Sie jetzt ein paar tiefe Atemzüge ... (Pausieren Sie, während der Klient atmet)... und beim nächsten Ausatmen sagen Sie zu sich selbst: »Ich atme durch (nennen Sie das konkrete Gefühl) hindurch.« Und jetzt sagen Sie: »Ich lasse (nennen Sie das Gefühl) los.« Was bemerken Sie jetzt? (Fahren Sie mit Achtsamkeit und Loslassen fort, bis das Gefühl sich abgeschwächt hat.)

Kommentar

Dieses einfache Tool führt sehr schnell dazu, dass sich die Intensität eines Gefühls verringert. Bitten Sie den Klienten, Ihnen die Sätze nachzusprechen und das entsprechende Gefühl dabei einzusetzen. Wiederholen Sie diese Übung, bis die Überreaktion abklingt.

Wahrnehmung des Körpers und körperlicher Signale

Tool 13: Veränderte Sinneswahrnehmung – Anästhesie[13]

Ziele

- Intensität emotionaler Reaktion verringern.
- An greifbare Beweise dafür anknüpfen, dass man seine Reaktion durch geistige Kraft verändern kann.

Skript

Während Sie auf dem Stuhl sitzen und meiner Stimme zuhören ... lassen Sie Ihre Arme einfach neben sich an der Außenseite des Stuhls herunterhängen ... So ist es gut ... nehmen Sie die notwendigen Anpassungen vor, um es sich so bequem wie möglich zu machen ... Und während Sie mit herabhängenden Armen dort sitzen ... fällt Ihnen vielleicht auf ... dass ein angenehmes Kribbeln einsetzt ... oder eine gewisse Trägheit ... oder Wärme ... und mit der Zeit vielleicht eine angenehme Taubheit ... Vielleicht erinnern Sie sich an angenehme ...

13 Kap. 8, S. 176, Generalisierte Angststörung

schützende Formen von Taubheit, die Sie früher schon einmal erlebt haben ... und dass Ihr Körper häufig weiß, was zu tun ist ... Wenn Sie zum Beispiel draußen im Schnee sind ... setzt vielleicht eine Taubheit ein, die Sie vor der Winterkälte und dem Unbehagen schützt ... Und viele Leute kennen diese Taubheit von der Dentalanästhesie ... Ein vorübergehendes Taubheitsgefühl, das okay ist, weil es auch eine Schutzfunktion für Sie hat ... Und man weiß, dass das Gefühl nach der Prozedur wieder zurückkommen wird ... und jeder hat natürlich schon mal die Erfahrung gemacht, dass ihm ein Arm oder ein Bein einschläft ... und ich bin nicht sicher, mit welchen Bildern Sie sich wohler fühlen ... aber Sie können lernen, Ihre geistige Fähigkeit, solche Empfindungen hervorzurufen, nutzbar zu machen ... jetzt ... indem Sie sich an Erfahrungen erinnern ... indem Sie sich auf die Taubheitsempfindung konzentrieren ... und können Sie es jetzt spüren? (Warten Sie auf ein Nicken oder Zustimmung des Klienten.) Gut ... sehr gut ... Und so wie Sie eine Taubheit Ihrer Hand auslösen können ... können Sie auch Ihre Reaktionen betäuben ... Wenn Sie also das nächste Mal bemerken, dass Ihr (nennen Sie das spezifische Problem oder Anliegen des Klienten, zum Beispiel seinen Ärger über den Fahrstil seiner Frau) auftaucht, können Sie ein Time-out nehmen und sich beruhigen ... sich selbst erlauben, diese Erfahrung der veränderten Sinneswahrnehmung wieder zu erschaffen ... einfach, indem Sie die Arme seitlich hängen lassen ... und genau die richtigen Vorstellungen erzeugen, die Ihnen helfen, diese schützende Anästhesie wieder auszulösen ... was Ihnen wiederum ... helfen kann, die Kontrolle über die Stärke Ihrer Reaktion zu behalten ... Ihre Reaktion zu dämpfen ... vielleicht nicht vollständig ... aber gerade so viel, dass Sie besser unter Kontrolle haben, wie Sie reagieren wollen ... Und Ihre Reaktion ist sanfter ... ruhiger ... weniger heftig.

Kommentar

Dieses Tool wird hauptsächlich eingesetzt, um die Schmerzwahrnehmung zu verringern (Barber, 1982; Hammond, 1990; Kroger, 1977). Es kann auch ein hervorragendes Mittel sein, um die wahrgenommene Heftigkeit von emotionalen Reaktionen zu dämpfen. Die Inspiration zu diesem Tool lässt sich den Arbeiten von John und Janet Edgette (1995) zuschreiben. In dem Skript wird der Klient instruiert, eine sensorische Anästhesie in den Händen zu entwickeln. Sobald der Klient ein Taubheitsgefühl oder Kribbeln in einer der Hände bemerkt, verknüpft man dies mit einer psychologischen Betäubung, durch die er die Wahrnehmung emotionalen Schmerzes dämpfen oder verringern kann. (Beachten Sie, dass dieses Tool sich nicht für Klienten mit Multipler Sklerose oder mit Karpaltunnelsyndrom eignet, weil die hervorgerufene Taubheit ohnehin ein Hauptsymptom dieser Erkrankungen ist.) Außerdem sollte dieses Tool mit Vorsicht bei Klienten angewendet werden, die unter dissoziativen Störungen leiden. Da diese Klienten häufig eine sowohl körperliche als auch emotionale Taubheit als negative Bewältigungsreaktion zeigen, wirkt sich dieser Ansatz möglicherweise negativ auf dringendere Therapieziele aus. In solchen Fällen wäre das Tool der Schnellen Impulskontrolle wahrscheinlich ratsamer.

Tool 14: Veränderte Sinneswahrnehmung – Einatmen des Lichts[14]

Ziele

- Bessere Wahrnehmung der körperlichen Verspannungen bei Stress.
- Die Muskeln ebenso wie des Nervensystems durch Visualisierung beruhigen.
- Vertiefung des Entspannungszustandes durch Zugriff auf eine angenehme Erinnerung.

Skript

Denken Sie an ein aufwühlendes Ereignis in Ihrem Leben, das kürzlich eine heftige emotionale Überreaktion ausgelöst hat ... eine Reaktion, die so stark war, dass Sie sich unwohl gefühlt haben ... oder die nicht in Ihrem eigenen Interesse lag ... Und konzentrieren Sie sich auf diese emotionale Reaktion, lassen Sie die Gefühle hochkommen ... und nicken Sie mit dem Kopf, wenn Sie diesen Stress körperlich spüren. Und jetzt ... suchen Sie Ihren Körper ab, um zu ermitteln, wo Sie Ihren Stress spüren ... und legen Sie Ihre Hand dorthin ... Stellen Sie sich jetzt vor, dass vor Ihnen ein Licht in einer beruhigenden Farbe auftaucht. Welche Farbe das ist, spielt keine Rolle; lassen Sie einfach den intuitiven Teil von sich die richtige Farbe für Sie auswählen ... Atmen Sie jetzt dieses farbige Licht ein ... und lassen Sie es sich ausbreiten, überall in dem Bereich Ihres Körpers, wo Ihre Hand liegt ... (Machen Sie eine Pause von 60 Sekunden.) Mit diesem neuen Tool können Sie sich selbst beruhigen ... immer wenn Sie die Anspannung oder den Stress in irgendeinem Teil Ihres Körpers spüren. Dieses einfache Mittel wird Ihnen helfen ... Ihre Muskelverspannung abzumildern ... und Ihre Reaktion abzumildern ... und Sie befähigen, die Kontrolle ganz schnell zurückzugewinnen und wieder ins Gleichgewicht zu kommen.

14 Kap. 11, S. 289, Probleme mit zu niedriger Anspruchshaltung/Koabhängigkeit

Kommentar

Dieses Tool hilft Klienten, ihr Vorstellungsvermögen zu nutzen, um die Stressreaktion zu verringern. Das heilende Licht ist eine häufig genutzte Suggestion für eine geführte Imagination (Battino 2000; Gawain 1978; Naperstek 1994; Rossmann 2000). Wie bei Stufe 1 der Toolbox erörtert, ist es sehr wichtig, dass man Klienten darin schult, die speziellen körperlichen Ausdruckformen von Stress bei sich zu erkennen. Deshalb beginnt dieser Ansatz damit, dass man durch Visualisierung die Erinnerung an eine kürzlich erlebte Überreaktion wachruft und dem Klienten damit eine Erfahrung vermittelt, durch die er zunächst erkennen kann, wo sich bei ihm die stressbedingte körperliche Anspannung zeigt. Ich habe festgestellt, dass der Vorschlag, die Hände auf diejenigen Körperteile zu legen, die die Anspannung spüren, die Körperwahrnehmung erhöht und den positiven Effekt der Visualisierung verstärkt. Dann kann der Klient die Visualisierung nutzen, um seine Wahrnehmung zu verändern und sich in einen ruhigeren Zustand zu bewegen. Das gibt dem Klienten die Möglichkeit zur Selbstregulation, während er Veränderungen in körperlichen Empfindungen erlebt.

Tool 15: Sensorischer Hinweis/Anker[15]

Ziele

- Schnellen Zugang zu ruhigem Zustand erlangen.
- Sich selbst signalisieren, dass im gegebenen Moment alles in Ordnung ist.
- Aufmerksamkeitsfokussierung auf den gegenwärtigen Augenblick.

Skript

Machen Sie mit Daumen und Zeigefinger einer Hand ... das Okay-Zeichen. Immer wenn Sie spüren, dass Daumen und Zeigefinger sich berühren ... kann es Sie daran erinnern ... dass Sie wirklich sicher ... und geschützt sind ... und dass im Augenblick alles in Ordnung ist. Und es ist beruhigend zu wissen, dass Sie das Okay-Zeichen in Zukunft nutzen können ... wenn Sie sich selbst daran erinnern müssen, dass Sie wirklich okay sind ... dass Sie die Fähigkeit haben, die Situation im gegebenen Augenblick zu bewältigen ... Sie können sich mit diesem speziellen Zeitpunkt verbinden ... in dem Sie es genießen, gemütlich im Sessel zu sitzen ... genau hier in meiner Praxis ... und die unbestreitbare Tatsache anerkennen, dass Sie diesen Augenblick

15 Kap. 9, S. 203, Panikstörung

tatsächlich gerade durchstehen ... und dass Sie natürlich auch den nächsten Augenblick durchstehen werden ... Und Sie können sich in Erinnerung rufen, dass es Ihnen in diesem Augenblick tatsächlich gut geht, oder? Und jedes Mal, wenn Sie zu dieser Wahrnehmung des gegenwärtigen Augenblicks zurückkehren ... auch in Zeiten des Aufruhrs ... wird Ihr Selbstvertrauen wachsen ... sodass Sie, wenn Sie vorübergehend aus dem Gleichgewicht geraten, nur Daumen und Zeigefinger aneinanderlegen müssen ... um zu erkennen, dass im gegenwärtigen Augenblick ... alles okay ist ... weil es tatsächlich so ist.

Kommentar

Das OK-Signal ist eine Gedankenstütze, die den Klienten daran erinnert, dass er tatsächlich zu jedem Zeitpunkt fähig ist, die Situation, mit der er gerade konfrontiert wird, zu bewältigen. Dieser sensorische Hinweis/Anker lässt sich in Verbindung mit Achtsamkeit als Prompt nutzen, der die Person wieder im Hier und Jetzt »verankert« (Grinder a. Bandler 1981). Zudem kann der sensorische Hinweis/Anker die Erinnerung an einen sicheren Ort verankern (siehe Tool der selbstberuhigenden Imagination, S. 95).

Impulskontrolle

Tool 16: Gedankenstopp[16]

Ziele

- Unterbrechung intrusiver Gedanken.
- Vorher bewiesene Erfolge nutzbar machen, um neue Fähigkeiten zu erlernen.
- Nutzung kognitiver, visueller und kinästhetischer Tools, um Gedankenstopp zu verstärken.

Skript

Während Sie bequem im Stuhl sitzen ... und auf meine Stimme hören ... lernen Sie, wie gut Sie Ihre Gedanken steuern können ... Sie erwerben die neue Fähigkeit, Ihre Reaktionen zu steuern und zu kontrollieren ... erlernen diese neue Fähigkeit ... so wie sie vorher schon so viele andere Dinge gelernt haben ... Sie haben gelernt, Ihren Namen

16 Kap. 11, S. 271, Konflikt zwischen Eltern und erwachsenen Kindern

zu buchstabieren ... ihn zu schreiben ... Fahrrad zu fahren ... und viele andere Dinge (nennen Sie Lernerfolge des Klienten, die sie von ihm erfahren haben.) Kürzlich haben Sie gelernt ... dass es eine Vielzahl von Strategien gibt, die Ihnen helfen, das Leben zu meistern ... aber Sie wissen vielleicht nicht, dass Sie sehr schnell Herr Ihrer Gedanken werden können ... lernen können, Gedanken zu stoppen, die nicht in Ihrem Interesse liegen. Als Sie heute hierher gefahren sind, sind Sie sicherlich an einem Stoppschild vorbeigekommen ... Nehmen Sie sich einen Augenblick Zeit ... um sich das achteckige rote Stoppschild vorzustellen ... mit den weißen Buchstaben ... Nicken Sie, wenn Sie es vor sich sehen ... legen Sie dieses Stoppschild jetzt neben sich auf den Stuhl ... und leiten Sie Ihren Geist zu einem beunruhigenden Gedanken ... heben Sie einen Finger ... Ihrer rechten Hand ... wenn Sie soweit sind. Lassen Sie es zu, dass Sie die Angst und Anspannung wirklich spüren. Heben Sie jetzt den rechten Arm ... so als wollten Sie den Verkehr anhalten ... während Sie das Stoppschild sehen ... und sagen Sie zu sich selbst: »Stopp!« Jetzt holen Sie tief Luft ... kehren an Ihren sicheren Ort zurück ... und sagen sich selbst: »In diesem Augenblick ist alles in Ordnung« ... weil es so ist.

Kommentar

Der Gedankenstopp hat seinen Ursprung in der kognitiven Verhaltenstherapie (Beck, Emery a. Greenberg 1985; Ellis a. Harper 1961; Meichenbaum 1977). Ich habe dieses Konzept bearbeitet und in die Toolbox mit aufgenommen. Meine Adaption des Gedankenstopps nutzt ein Stoppschild als visuelles Signal, das Armheben als kinästhetisches Signal für einen Aktivitätsstopp und das laut ausgesprochene »Stopp!« als verbales Signal. Das sich wiederholende Thema ist, dass es möglich ist, intrusive Gedanken zu unterbrechen. Im Einklang mit diesem Thema steht, dass sowohl auf frühere Lernerfolge verwiesen als auch impliziert wird, dass neue Lernerfolge möglich sind.

Wenn das Tool des Gedankenstopps bei der Unterweisung im Behandlungsraum nicht sofort erfolgreich ist, regen Sie den Klienten dazu an, es im Wachzustand mehrmals zu wiederholen. Sagen Sie dem Klienten außerdem, dass er die Übung zuhause unter Umständen wiederholt üben muss, um unerwünschte Gedanken erfolgreich zu unterbrechen.

Tool 17: Schnelle Impulskontrolle[17]

Ziele

- Schnelle und einfache Unterbrechung eines potenziell destruktiven Impulses.
- Die Beherrschung mehrerer miteinander kombinierter Regulationstools wie Fokussierung, Selbstaussagen in Verbindung mit tiefer Atmung und sensorischem Hinweis/Anker.

Skript

Versuchen Sie, sich eine konkrete Situation vorzustellen, in der Sie diese Verärgerung empfunden haben, die sich einstellt, wenn Ihr (fügen Sie den typischen Trigger für den Klienten, z. B. eine Reaktion oder Verhaltensweise des Ehepartners, Kindes, Vorgesetzten etc. ein) etwas tut, das Sie aufregt … Und können Sie mir mitteilen, welche Person Sie ausgewählt haben? Finden Sie Ihre Stimme. Okay … lassen Sie es jetzt zu, dass diese Erinnerung und dieses unangenehme Gefühl wach werden … Und wenn Sie sich dieses Gefühls gewahr werden … nicken Sie … und lassen Sie es zu, dass Sie diesen Ärger wirklich spüren … die Gereiztheit … die Anspannung der Muskeln … Gut … So ist es richtig … Und jetzt erlauben Sie sich selbst, wirklich zu spüren, wie Sie impulsiv reagieren wollen … losbrüllen … kritisieren … abwehrend um sich schlagen … auf ihn oder sie losgehen (nennen Sie den Partner oder anderen Menschen, der Gegenstand der Verachtung ist). Lassen Sie dieses Gefühl kommen … ohne sich selbst dafür zu verurteilen oder zu verachten, weil Sie so empfinden … und heben Sie einen Finger, wenn das Gefühl wieder lebendig wird (Wenn der Klient einen Finger hebt, sagen Sie Folgendes:) Gut … Atmen Sie fünf Mal tief ein … und dabei sagen Sie zu sich selbst: »Mit jedem Einatmen nehme ich wohltuende Ruhe auf … Mit jedem Ausatmen lasse ich Frustrationen und Erwartungen heraus …« (Wiederholen Sie das zwei oder drei Mal.) Okay … gut … machen Sie jetzt das OK-Zeichen mit zwei Fingern einer Hand … und sagen Sie sich innerlich: »Ich habe die Kontrolle«… und »Ich entscheide mich dafür, mich auf freundliche und kontrollierte Weise zu äußern« (Wiederholen Sie das zwei oder drei Mal.) Öffnen Sie jetzt die Augen und sagen Sie mir, was Ihnen auffällt.

Kommentar

Dieses Tool ist so strukturiert, dass Klienten es schnell nutzen können, um ihre Impulskontrolle zu stärken und dadurch eine potenziell dest-

17 Kap. 10, S. 257, Ehekonflikt

ruktive Reaktion zu unterbrechen. Ich rate Klienten, sich kurz zu entschuldigen und einen ruhigen Ort aufzusuchen, an dem sie ungestört sind. Manchmal kann schon eine abgekürzte Version der hypnotischen Tools die Selbstregulation und die Erzeugung intentionaler Reaktionen schnell verbessern. Mitunter reichen schon ein oder zwei Augenblicke langsamen Atmens oder ein Augenrollen aus, um eine hinreichende Pause für eine erfolgreiche Musterunterbrechung zu eröffnen. Dieses Tool ist darauf angelegt, eine impulsive Reaktion schnell zu unterbrechen. Besonders nützlich ist es für Leute, die dazu neigen, defensiv, kritisch oder verächtlich zu reagieren. Typischerweise lasse ich Klienten das Tool drei Mal in einer gegebenen Sitzung üben und trage ihnen auf, es außerhalb der Praxis immer dann anzuwenden, wenn sie auf einen Trigger stoßen. Sie müssen das Verfahren unter Umständen drei Mal oder auch häufiger wiederholen, bis der Impuls zu einer unangemessenen Reaktion verschwunden ist. Bieten Sie als post-hypnotische Suggestion an, dass der Klient das OK-Signal benutzt und sich sagt: »Ich habe die Kontrolle«, wenn er das Gefühl hat, keine Kontrolle zu haben.

Tool 18: Geballte Faust[18]

Ziele

- Anspannung, Angst oder Sorge schnell vertreiben.
- Muskelverspannung schnell auflösen.
- Aufbau eines Gefühls der Selbstwirksamkeit, um Überreaktionen erfolgreich zu bewältigen.

Skript

Stellen Sie sich jetzt vor, dass die ganzen unangenehmen Gefühle in eine Ihrer Hände wandern. Ballen Sie die Hand zur Faust ... Drücken Sie sie ganz fest zusammen ... Fühlen Sie die Anspannung ... vergrößern Sie sie ... Drücken Sie die Faust noch fester zusammen ... fester ... noch fester ... gut. Erlauben Sie dieser Anspannung jetzt, zu einer Flüssigkeit in einer Farbe Ihrer Wahl zu werden ... die Farbe symbolisiert den Stress ... die Sorge ... den Ärger ... oder was immer das unangenehme Gefühl ist, das Sie in Ihrem Körper spüren. Stellen Sie sich vor, dass Ihre Faust die ganze farbige Flüssigkeit aufnimmt, die ganze Angst, das ganze Unbehagen, so ist es gut ... (lange Pause). Und dann ... ganz langsam ... allmählich ... öffnen Sie die Faust ... und lassen die farbige Flüssigkeit auf den Boden fließen ... der sie aufnimmt und weiterleitet ... unter den Boden ... immer tiefer in die

18 siehe Kap. 9, S. 199, Posttraumatische Belastungsstörung

Erde unter dem Gebäude ... wo sie weit entfernt von Ihnen gereinigt und freigesetzt wird ... Gut ... So ist es richtig ... weit entfernt von Ihnen. Und bemerken Sie den Unterschied zwischen Anspannung und Entspannung? Wenn Sie mögen, können Sie noch einmal die Hand zur Faust ballen und sie wieder öffnen ... noch einmal den Unterschied zwischen Anspannung und Entspannung registrieren ... Vielleicht bemerken Sie zu Ihrer Freude auch, dass das Unbehagen schwächer geworden oder ganz verschwunden ist und wie gut Sie sich fühlen.

Kommentar

Nach meiner Erfahrung eignet dieses Tool sich besonders gut für Menschen, die unter starker Muskelverspannung leiden, ebenso wie für Personen, die zu agitiert sind, um auf einige andere Tools anzusprechen. Dieser Ansatz nutzt die Visualisierung, um Muskelverspannungen aufzulösen. Es ist eine Variante von Calvert Steins Technik der geballten Faust (1963) und ist verwandt mit der progressiven Muskelentspannung nach Edmond Jacobson (1933), die besagt, dass man Entspannung erreicht, indem man die Anspannung in einem bestimmten Körperteil ermittelt, diesen noch stärker anspannt und ihn dann entspannt. Ich verwende die Metapher der freigesetzten Toxine und habe festgestellt, dass sie hilfreich ist, um den Klienten zu der Visualisierung anzuleiten, dass die Erde fähig ist, die Gifte aufzunehmen und zu reinigen.

Tool 19: Selbstaussagen[19]

Ziele

- Selbstbewusster auf Stresssituationen reagieren.
- Geeignete unterstützende und positive Selbstaussagen entwickeln.
- Natürliche Bewältigungsstrategien erkennen.
- Selbstwirksamkeit stärken.
- Selbstregulation stärken.

Skript

In diesem entspannten, ausgeglichenen und ruhigen Gemütszustand können Sie ein Statement aufnehmen und verinnerlichen, das Sie selbst daran erinnert, dass Sie tatsächlich die Kontrolle haben ... Es

19 Kap. 10, S. 252, Ehekonflikt

wird Ihnen eine realistischere Perspektive auf die Situation vermitteln, den notwendigen Abstand, den Sie brauchen, um die Situation auf eine Weise zu handhaben, die Ihnen mehr Kontrolle verleiht. Und wenn ich diese Worte ausspreche, möchte ich, dass Sie sie innerlich wiederholen, sie im Stillen zu sich selbst sagen, nachdem Sie sie von mir gehört haben. (Sprechen Sie die Selbstaussage aus, die am besten zum Problem des Klienten passt.)

Ich bin in diesem Augenblick vollständig präsent.

Ich kann diesen Augenblick bewältigen.

Ich bin sicher.

Ich entscheide mich dafür, ruhig zu bleiben.

Ich atme durch meine Angst (Wut, Reizbarkeit, Impulsivität etc.) hindurch.

Ich kann damit umgehen.

Ich lasse die Selbstverurteilung los.

Ich lasse die Verurteilung von ihm/ihr los.

Dies ist kein Notfall; es ist nur Angst.

Ich kann mich unwohl fühlen und das überstehen; ich habe mich früher schon unwohl gefühlt und es überstanden.

Und jetzt ... sagen Sie diesen Satz drei Mal zu sich selbst ... (fügen Sie den Satz ein)... und während Sie das tun ... integrieren Sie ihn ... speichern Sie ihn ... legen Sie ihn in einer mentalen Datei ab ... für jede Situation, in der Sie genau das von sich hören müssen ... (fügen Sie den Satz ein)... und die Wiederholung eines solchen Satzes trägt dazu bei, ihn zu verstärken ... zu verankern ... Und jetzt werde ich eine Weile still sein ... während Sie sich selbst dabei sehen, wie Sie den beruhigenden Atem üben ... den Satz (fügen Sie den Satz ein) wiederholen und tun, was Sie tun müssen, um ihn zu verankern ... um ihn ganz in sich aufzunehmen ... Sie können diese Selbstaussage weiter üben, wann immer Sie auf einen Trigger stoßen oder versucht sind, impulsiv zu reagieren. Und ist es nicht schön zu wissen, dass Sie sich auf diesen einfachen Satz stützen können und ihn bei Bedarf immer zur Verfügung haben?

Kommentar

Positive Selbstgespräche bilden den Kern der kognitiven Therapie. Dieses Tool wurde angeregt durch die bahnbrechenden Arbeiten von Barlow (1988), Beck, Emery und Greenberg (1985), Burns (1981), Davis, Eschelman und McKay (1992) und Meichenbaum (1977). In der kognitiven Therapie lernen Klienten, unterstützende Selbstaussagen zu formulieren, die als Alternative zu selbstkritischen oder destruktiven Gedanken dienen. Selbstaussagen, die die Selbstwirksamkeit und die selbstregulatorischen Fähigkeiten stärken, können dazu beitragen, die Impulskontrolle zu verbessern. Befindet sich der Klient bereits in einem Zustand der Ruhe und Fokussierung, nimmt er die Selbstaussagen oft mit weniger Widerstand auf als in einem agitierten Zustand. Ich wiederhole eine gegebene Selbstaussage in der Regel drei Mal, weil die Wiederholung verstärkend wirkt und die Wahrscheinlichkeit erhöht, dass sie aufgenommen wird. Wenn ich die Selbstaussage artikuliere, leite ich den Klienten an, sie innerlich zu wiederholen, wenn er meine Worte hört. Die oben angeführte Liste enthält Beispiele für Selbstaussagen, aber ich empfehle die Formulierung eigener Sätze, die auf die Bedürfnisse des einzelnen Klienten zugeschnitten sind. Wenn Sie feststellen, dass Ihre Klienten beim Erlernen von positiven Selbstaussagen auf Hindernisse stoßen, sollten Sie überprüfen, ob die ausgewählten Sätze glaubwürdig für den Klienten und realistischerweise erreichbar sind.

Tool 20: Verschieben[20]

Ziele

- Impuls zum Grübeln oder Reagieren aufschieben.
- Zwanghafte Gedanken umlenken.
- Ein begrenztes Zeitfenster für die Beschäftigung mit Zwangsgedanken oder Zwangshandlungen festlegen.
- Reaktionen wie Sorgen, Obsessionen, Angst oder Trauer unterteilen.

Skript

In diesem entspannten Zustand ... haben Sie die geistige Flexibilität, um starre Verhaltensmuster zu unterbrechen ... und zu dieser Starrheit gehört, dass man immer wieder dieselben Gedanken durchgeht ... was dann Ihre Fähigkeit blockiert, sich auf die gerade notwendigen Dinge zu konzentrieren. Es ist wichtig für Sie ... sich mit dem Teil von sich zu verbinden ... der entscheiden kann, auf was Sie sich ... zu einem bestimmten Zeitpunkt ... konzentrieren wollen ... so wie Sie sich selbst

20 Kap. 9, S. 222, Zwangsstörung

auch schon feste Zeiten für andere Aktivitäten verordnet haben ... wie Aufwachen ... zur Arbeit gehen ... Mittag essen ... auch wenn es vielleicht von Tag zu Tag ein wenig variiert. Genauso wie Sie die Gewohnheit entwickelt haben, diese Dinge zu bestimmten Zeiten zu tun ... können Sie auch eine bestimmte Zeit ... für zwanghafte Gedanken und Sorgen festlegen. Das gibt Ihnen die Freiheit ... den Tag zu genießen ... weil Sie wissen, dass Sie für den Abend ... einen bestimmten Zeitraum festgelegt haben, um sich auf Ihre angesammelten (fügen Sie ein, was auf den jeweiligen Klienten zutrifft – Sorgen, Ängste, Ressentiments, Kümmernisse oder Zwangsgedanken) zu konzentrieren. Sie können sich sogar Notizen für diesen späteren Zeitpunkt machen ... und somit die Gedanken und Ängste loslassen ... in der sicheren Gewissheit ... dass Sie später darauf zurückkommen können (lange Pause).

Kommentar

Die Fähigkeit, eine Reaktion oder Verhaltensweise aufzuschieben, ist eine sehr wichtige Lebenskompetenz. Um im Leben voll zu funktionieren, müssen wir unsere Sorgen, unsere Obsessionen oder unseren Kummer über unvermeidliche Verluste einteilen. Vor allem Personen mit affektiver Fehlregulation oder Einschränkungen der Impulskontrolle müssen die Praxis des Aufschiebens lernen. Dieses Tool wurde angeregt durch die Arbeiten von Edna Foa und Reid Wilson (2001), die das Aufschieben zur Behandlung von Obsessionen nutzen. Die Suggestion geistiger Flexibilität stützt sich auf die Schriften von Michael Yapko (1990).

Obsessive Gedanken funktionieren wie der Knopf für die Schlummerfunktion bei Ihrem Radiowecker. Sie kehren wieder, nachdem man sie abgestellt hat. Klienten, die anfangs keinen Erfolg mit diesem Tool haben, sollte man raten, es im Alltag immer wieder zu üben ebenso wie in jeder Situation, in der der unerwünschte Impuls oder Gedanke auftaucht. Wie im Skript angedeutet, kann sich der Klient auch Notizen für einen späteren Zeitpunkt machen, zu dem er sich erlauben kann, sich auf seine Sorgen, Ängste oder obsessiven Gedanken zu konzentrieren.

Tool 21: Das Reaktivitätsniveau senken[21]

Ziele

- Angemessenes Reaktionsniveau auf Lebensereignis einstellen.
- Ein Bild visualisieren, das zum »Herunterdrehen« der Reaktion geeignet ist.

21 Kap. 8, S. 169, Generalisierte Angststörung

- Die Fähigkeit verstärken, Angst durch Selbstaussagen zu verringern.

Skript

In Ihrem sicheren Raum ... steht ein Schreibtisch mit einer großen Skala darauf ... eine Skala mit einer Nadel, die auf einer Maßeinteilung von 0–11 Ihren aktuellen Anspannungs- (oder Reaktivitäts-)Level anzeigt ... Wenn Sie die Nadel auf der Skala vor sich sehen, nicken Sie bitte ... (Klient nickt). Okay ... gut ... Und jetzt ... möchte ich, dass Sie einen schraffierten Bereich hinzufügen ... eine Komfortzone ... und außerdem eine rote Zone, die für extreme Angst oder Anspannung ... für starke Reaktivität steht ... Der optimale schraffierte Bereich reicht vielleicht von 0 für keine Reaktivität bis 2 oder 3... für ein kleines bisschen Anspannung, die man braucht, um eine auftretende Situation zu bewältigen ... und die rote Zone reicht von 8 bis 11... nicken Sie wieder, wenn Sie die Skala mit den zwei Zonen vor sich sehen ... (nickt) Okay ... und wenn die Nadel nicht im optimalen Bereich liegt ... wenn sie auf eine Zahl im mittleren Bereich zeigt ... oder im roten Bereich ... können Sie Ihre Vorstellungskraft nutzen, um die Zahl »herunterzudrehen«... um die Nadel in jenen optimalen Bereich zu bewegen?... Nicken Sie wieder, wenn es Ihnen gelungen ist, die Nadel in den optimalen Bereich zu bewegen ... konzentrieren Sie sich auf Ihre Atmung ... tiefe, entspannte Atemzüge ... Wellen der Entspannung ... die Ihren Puls verlangsamen ... Ihren Blutdruck senken ... die Nadel in jenen optimalen Bereich hinunterschieben ... nicken Sie, wenn Sie angekommen sind ... (nickt). Sehr gut ...

Denken Sie jetzt an ein beunruhigendes Ereignis oder an eine Situation, die Ihnen Sorgen gemacht hat, oder vielleicht einfach an einen Stressfaktor, der eigentlich ... in Wahrheit ... nur eine Unannehmlichkeit oder etwas Lästiges ist ... das Ihnen aber viel mehr zu schaffen macht ... viel zu stark. Und jetzt konzentrieren Sie sich auf die Skala und achten darauf, welche Zahl auf der Skala die Nadel anzeigt. Sie können die Kraft Ihrer Gedanken nutzen, um die Zahl so weit herunterzubringen, dass sie zu dem Anspannungsniveau passt, das diesem Anlass angemessen ist. Vielleicht können Sie sich sogar vorstellen, die Finger zu benutzen und an einem Knopf zu drehen, um die Nadel in diesen erwünschten Bereich zu bewegen.

Ihr Unbewusstes wird Ihnen sagen, welches Reaktionsniveau ... für diesen Anlass genau angemessen ist ... sodass Sie effektiv, fokussiert und dennoch entspannt ... beherrscht sein können ... Vielleicht liegt es in Ihrem Interesse, überhaupt nicht zu reagieren, oder vielleicht brauchen Sie einfach ein kleines bisschen emotionale Energie ... um die Situation mit maßvoller Reaktivität zu handhaben. Machen Sie jetzt langsam drei tiefe Atemzüge. Ein und aus ... ein und aus ... ein und aus, entspannen Sie noch etwas mehr ... Ihre Entspannung wird tiefer und tiefer und Sie sehen die Situation, die Sie aufgeregt oder besorgt hat, und Sie sehen, wie sich die Nadel jetzt dorthin herunterbewegt, wo sie sein soll. Merken Sie, wie Ihr Gefühl von Kontrolle zunimmt?

Ist es nicht schön zu wissen, dass Sie selbst über alles bestimmen und das Ausmaß Ihrer Reaktion durch die Kraft Ihrer Gedanken mäßigen können? Manchmal wird der Stress eines Ereignisses oder einer Beziehung oder eine unvermeidliche Herausforderung in Ihrem Leben auftauchen, und Sie können sich mit dem Wissen beruhigen, dass Sie selbst entscheiden können, wie stark Sie reagieren wollen oder ob Sie überhaupt reagieren wollen ... Jetzt werde ich einen Moment lang schweigen ... und Sie sehen sich selbst beim Einüben des beruhigenden Atmens ... vergegenwärtigen sich Ihren ruhigen Raum mit dem Schreibtisch und der Skala ... und sehen, wie Sie willentlich Ihren Level senken, während Sie mehr und mehr entspannen ... und diese Erfahrung genießen ...

Jedes Mal, wenn Sie auf der Skala herunterfahren, wird es Ihnen leichter fallen, die Kontrolle auszuüben. Sie können sich täglich bemühen, Ihre Reaktionen herunterzufahren, und sich dabei mit einer positiven Aussage unterstützen ... Sie könnten zum Beispiel sagen: »Ich habe die Kontrolle über meine Reaktion.« Sagen Sie den Satz jetzt drei Mal zu sich selbst und während Sie das tun ... speichern Sie ihn ... integrieren Sie ihn ... legen ihn in einer mentalen Datei ab ... halten Sie daran fest ... verstärken Sie ihn.

Kommentar

Dieses Tool gibt Klienten die Möglichkeit, die angemessene Reaktionsstärke für ein Trigger-Ereignis einzustellen. Brown und Fromm (1986, S. 175–176) haben den Nutzen einer »Affekt-Skala« für die Regulierung heftiger Affekte gezeigt. Manche Lebensereignisse, wie etwa die Vorbereitung auf einen sportlichen Wettkampf oder eine Prüfung, erfordern eine erhöhte Reaktion, aber häufig reagieren wir weit emotionaler als der Situation angemessen ist. Das hier beschriebene Tool hilft dem Klienten, den angemessenen Reaktionsgrad zu bestimmen. Ich nutze diese Technik speziell für die vielen Fälle von emotionaler Überreaktivität in meiner Praxis. Beachten Sie das kinästhetische Element der Fingerbewegungen und den Gebrauch von Farben, um das Ausmaß der Stressbelastung zu kalibrieren. (Die vollständige Version von »Dialing Down Your Anxiety« ist als Audio-CD verfügbar. Siehe Anhang.)

Gleichzeitig bestehende Affektzustände

Tool 22: Nebeneinanderstellung zweier Gefühle[22]

Ziele

- Erkennen, dass wir alle einen alternativen Affektzustand zur Verfügung haben.
- Ein Gefühl der »Belustigung« wachrufen, um die Reaktion auf einen Stressfaktor oder Trigger abzuschwächen.

Skript

Sie wissen bereits, wie es ist, mit extremen Gedanken ... und Gefühlen zu leben. Aber wenn Sie innehalten ... ruhig werden ... wie in diesem Moment ... haben Sie die Möglichkeit, zwei Gefühle gleichzeitig zu erleben ... und die unbestreitbare Tatsache anzuerkennen, dass man eigentlich immer mehr als nur ein einziges Gefühl hat ... Man kann Angst und gleichzeitig Vertrauen empfinden ... man kann wütend und versöhnlich gestimmt sein ... gereizt und belustigt ... Lassen Sie sich einen Moment Zeit und seien Sie einfach neugierig ... welches gegensätzliche Gefühl auftaucht ... direkt neben dem unangenehmen Gefühl ... das Ihnen noch vor wenigen Augenblicken so präsent war ... und Sie haben die Möglichkeit, auf dieses zweite Gefühl zuzugreifen ... und können sich selbst erlauben, die gegensätzliche Emotion, die sich qualitativ anders anfühlt, zu erleben ... und vielleicht können Sie diese Entdeckung sogar genießen ... mit einer gewissen leichten Belustigung ... registrieren, wie schon die bloße Wahrnehmung des Gegensatzes das erste Gefühl leichter oder schwächer macht.

Kommentar

Ich habe festgestellt, dass es für Klienten, die mitten in einer heftigen Reaktion stecken, leichter ist, auf ein zweites Gefühl zuzugreifen, das die Reaktion abschwächt, als die beunruhigende Reaktion gänzlich auszuschalten. Wenn man erregt ist, vergisst man allerdings leicht, dass es weitere gleichzeitig bestehende Affektzustände gibt. Der Einsatz dieses Tools empfiehlt sich im Anschluss an eine heftige Überreaktion, die während der therapeutischen Sitzung oder außerhalb des Behandlungsraums auftritt. (Dieses spezielle Tool entstand ursprünglich als Teil meiner Arbeit mit Don, einem Klienten, der in Kapitel 10 vorgestellt wird.)

---

22 Kap. 10, S. 254, Ehekonflikt

Tool 23: Zappen[23]

Ziele

- Die Fähigkeit entwickeln, zwei gleichzeitig bestehende, unterschiedliche Affektzustände wahrzunehmen.
- Zugang zu alternativen Reaktionen auf Trigger erlangen.
- Imagination nutzen, um positive Selbstwahrnehmung zu fördern und eine ideale Reaktion zu visualisieren.
- Imagination nutzen, um negative Selbstwahrnehmung abzuschwächen und zu verringern.
- Die Fähigkeit zur Affektkontrolle verbessern.
- Geistige Flexibilität erhöhen.
- Die Fähigkeit entwickeln, die Wirkung einer gefürchteten emotionalen Reaktion zu verringern.

Skript

Sie wissen ja ... wenn Sie stark emotional reagieren ... sich zum Beispiel ängstlich ... besorgt ... verlassen ... gereizt ... oder gekränkt fühlen ... können diese Gefühle absolut überwältigend sein ... Manche Leute sagen, dass sie rot sehen ... Andere beschreiben, dass sie spüren, wie das Blut in ihren Ohren rauscht. Es ist sehr schwierig, irgendein anderes Gefühl wahrzunehmen, wenn diese Reaktionen hochgehen. Wäre es nicht schön, wenn Sie ein Tool hätten, das diese Reaktionen mildern ... abschwächen ... oder sogar ausschalten könnte? Es ist ... durchaus ... möglich, einen gegensätzlichen Gedanken ... ein gegensätzliches Gefühl ... oder Selbstbild auftauchen zu lassen ... direkt neben den übermäßigen emotionalen Reaktionen, die Ihnen nicht gut tun ...

Ich frage mich, ob Sie offen dafür wären ... diese Fähigkeit zu entwickeln und zu lernen, wie Sie zwei widersprüchliche Gefühle oder Gedanken gleichzeitig erleben können ... Ich zeige Ihnen, wie das geht ... Stellen Sie sich vor, Sie sitzen vor einem großen Flachbildfernseher ... Stellen Sie sich außerdem vor, Sie halten eine Fernbedienung in der Hand ... mit der Sie die Programme auf dem Bildschirm umschalten können ... Jetzt drücken Sie auf den »An«-Knopf der Fernbedienung ... Sie spüren die Spitze Ihres Zeigefingers, während Sie den Knopf damit drücken ... Sie hören es klicken ... und sehen, wie der Bildschirm anspringt und hell wird ... Jetzt drücken Sie auf die Eins ... und sehen immer deutlicher ein Bild vor Ihrem geistigen Auge ... vielleicht auch

23 Kap. 8, S. 190, Sozialphobie/soziale Angststörung

nur die ersten Umrisse eines Bildes ... das Sie selbst darstellt, wenn Sie das Gefühl haben, keine Kontrolle zu haben ... Jetzt drücken Sie auf die Zwei ... schalten auf ein anderes Programm ... zu einem Bild von Ihrem idealen Selbst ... das die Selbstkontrolle vollständig bewahrt ... die Kontrolle über Ihre Reaktionen (ergänzen Sie Details, die zur Situation des Klienten passen)... und bei diesem Bild bleiben Sie. Nehmen Sie wahr, wie positiv es ist ... dieses Idealbild von sich selbst zu sehen (halten Sie für etwa 30 Sekunden inne).

Schalten Sie jetzt abermals um und wechseln wieder das Programm ... zu dem Bild von Ihrem heftig reagierenden Selbst ... Dieses Mal ist das Bild verschwommener ... (keine lange Pause). Drücken Sie jetzt schnell wieder auf die Zwei und schalten auf das Idealbild um ... Genießen Sie es, dieses Bild von Ihrem optimalen Selbst heranzuzoomen ... es wird klarer ... und deutlicher ... und heller (Pause von ca. einer Minute).

Jetzt schalten Sie erneut um und sehen, wie das Bild von Ihrer unkontrollierten Reaktion immer kleiner und verschwommener wird ... die Farbe ist verblasst ... Sie sehen es jetzt vielleicht in Schwarz-Weiß ... Nun drücken Sie schnell auf die Zwei ... und schauen Sie wieder ... auf sich selbst ... Ihr ideales Selbst ... das mit Beherrschung reagiert ... mit Reife ... mit Gelassenheit ... (lange Pause), und ich ermutige Sie, dieses Zappen täglich zu üben ... sodass Sie sich darauf freuen können, dieses Umschalt-Tool automatisch ... reflexartig ... zu nutzen ... wann immer Sie auf einen emotionalen Reiz stoßen ... mit zu starken Gefühlen reagieren ..., die Ihnen nicht guttun.

Kommentar

Wie beim vorherigen Tool ist es das Ziel, dass der Klient die Fähigkeit entwickelt, zwei unterschiedliche Affektzustände gleichzeitig wahrzunehmen. Deshalb setzt dieses Tool bei der dysfunktionalen Reaktion an und verringert nach und nach deren Intensität, indem es ein optimaleres, funktionelleres Verhalten danebenstellt. Das Tool gleicht der »Split-Screen«-Intervention, die von Spiegel für die Behandlung von sexuellen Missbrauchsopfern eingesetzt wurde (Lynn, Kirsch a. Rhue, 1996). Siehe auch die »Televisions-Technik« von Brown und Fromm (1986, S. 159–160). Ich habe allerdings festgestellt, dass es meinen Klienten leichter fällt, das Umschalten zwischen zwei Programmen zu visualisieren, als sich einen geteilten Bildschirm vorzustellen. Dieses Tool eignet sich besonders gut für Klienten, die stark visuell ausgerichtet sind.

Tool 24: Sandwich-Technik[24]

Ziele

- Stärke der Angst- oder Vermeidungsreaktion verringern.
- Toleranz für unangenehme Affektzustände erhöhen.

Skript

So, (Name des Klienten), rufen Sie Ihren sicheren Ort wieder wach … diesen Ort, an dem Sie schon einmal mit mir waren … auch in diesem entspannten Zustand (erwähnen und wiederholen Sie sensorische Details, die der Klient in Stufe 2 beschrieben hat)… und ich werde jetzt für eine Uhrzeitminute schweigen … während Sie dieses Wohlgefühl genießen … (Pausieren Sie eine Uhrzeitminute).

Okay … und jetzt … während Sie in diesem entspannten Zustand bleiben … können Sie eine ganze Reihe weiterer Gefühle ertragen … zusätzliche Gefühle … visualisieren Sie ein Bild dieser Szene, die so schwierig für Sie war … und lassen Sie es zu, dass die unangenehmen Gefühle aufsteigen … (Nennen Sie die gefürchtete Situation, das Objekt oder das Beziehungsproblem.)… ins Bewusstsein emportauchen … wie die Sprudelblasen in einem Ginger-Ale …

Und heben Sie einen Finger, wenn Sie das Bild vor sich sehen … wenn diese Gefühle in Ihr Bewusstsein dringen … Gut … Jetzt kehren Sie zu Ihrem beruhigenden Vorstellungsbild zurück … und schichten es oben auf Ihre Angst … Wut … oder irgendwelche anderen negativen Gefühle … und schauen Sie, was geschieht … registrieren Sie einfach, was sich für Sie zu ändern beginnt.

So … halten Sie diese beruhigenden … diese angenehmen Gefühle … und lassen Sie uns wieder einen Moment schweigen … und Sie können sich mit einem ruhigen, friedlichen Ort in Ihrem Innern verbinden … mit Ihrem sicheren, geschützten Ort, den Sie immer in sich tragen … und der Linderung bietet … Heilung … und die Erkenntnis der unabänderlichen Wahrheit, dass wir sehr unterschiedliche Gefühle haben können … Schicht um Schicht … wie ein Sandwich … und so wie das Brot, der Käse oder der Salat … ihren jeweiligen Eigengeschmack haben … ergibt auch ihre Zusammenstellung wiederum einen anderen Geschmack … Schicht um Schicht … verbindet sich zu einem Geschmack, der den Hunger besser befriedigt … sättigender ist … und genauso ist es … jedes Mal, wenn Sie emotionalen Hunger verspüren … von starken Gefühlsreaktionen überwältigt sind … dann

24 Kap. 8, S. 184, spezifische Phobien

können Sie sich ein Gefühls-Sandwich zurechtmachen ... reichhaltiger ... nahrhafter ... mehr so, wie Sie Ihr Leben zurechtmachen möchten.

Kommentar

Durch den Aufbau eines Affekt-»Sandwiches«, bei dem sich Schichten aus angenehmen Affektzuständen mit Schichten aus unangenehmen Affektzuständen abwechseln, kann man Klienten erfolgreich die Erfahrung vermitteln, dass eine emotionale Reaktion abgeschwächt werden kann, ohne sie vollständig aufzugeben. Dieses Tool, das ich selbst entwickelt habe, leitet den Klienten an, sich ein beruhigendes Bild auszumalen, und baut dann darauf auf, indem es eine gefürchtete Situation oder schwierige Interaktion wachruft. (Bei Klienten mit Essstörungen ist die Sandwich-Metapher unter Umständen problematisch und kann in diesen Fällen durch ein anderes Symbol ersetzt werden.) Daniel Brown nutzt bei der Traumbehandlung eine Intervention, die er ebenfalls als Sandwich-Technik bezeichnet und die einen ähnlichen konzeptuellen Fokus hat (persönliche Mitteilung, 31. Oktober 2006).

Tool 25: Abwechselnde Hände[25]

Ziele

- Die Nebeneinanderstellung zweier widersprüchlicher Gefühle tolerieren.
- Erkennen, dass immer mehr als nur ein einziges Gefühl zugänglich ist.
- Erleben, wie positive und negative Gefühle verschmelzen.

Skript

Malen Sie sich in Ihrem entspannten Zustand ein Bild der Situation aus, die so schwierig für Sie war, und lassen Sie die unangenehmen Gefühle hochkommen. (Benennen Sie die gefürchtete Situation, das Objekt oder die schwierige Beziehungsfrage.) Heben Sie einen Finger, wenn Sie dieses Vorstellungsbild und diese Gefühle vergegenwärtigt haben. (Warten Sie, bis der Klient einen Finger hebt.)... Gut ... Strecken Sie beide Arme vor sich aus, die Ellbogen leicht gebeugt und mit den Handflächen nach oben ... wie kleine Schalen, die die Luft umfangen ... (Warten Sie, bis der Klient fertig ist.) Konzentrieren Sie Ihre Aufmerksamkeit auf eine Ihrer Hände und legen Sie dabei

25 Kap. 11, S. 278, Konflikt zwischen erwachsenem Kind und Eltern

das ganze unangenehme Gefühl (nennen Sie das Gefühl, das auf die beunruhigende Reaktion des Klienten zutrifft, wie Ärger, Reizbarkeit, Angst, Vermeidung etc.) in diese Hand, schließen Sie die Finger um dieses Gefühl und halten Sie es fest ... (Warten Sie, bis der Klient eine Faust macht.)... Konzentrieren Sie sich jetzt auf die andere Hand, legen Sie ein positives Gefühl hinein und schließen die Finger darum ... (Warten Sie, bis der Klient auch diese Hand zur Faust gemacht hat.)... vielleicht sogar das Gegenteil Ihres negativen Gefühls (Schlagen Sie ein Beispiel vor, wie Versöhnlichkeit, Toleranz, Vertrauen, Mut etc.) Gehen Sie jetzt zurück zu dem negativen Gefühl in der anderen Hand und kehren Sie abermals zu der anderen Hand zurück, die das positive Gefühl hält ... Ist es nicht schön zu wissen, dass es immer ein zweites Gefühl gibt und dass Sie immer mehr sind als das negative Gefühl – immer?... Öffnen Sie jetzt die Hand, die das negative Gefühl hält, und lassen dabei das schmerzliche Gefühl los.

Kommentar

Bei der Verwendung dieses Tools habe ich das Ziel, dass der Klient lernt, das gleichzeitige Vorhandensein von zwei gegensätzlichen Gefühlen zu tolerieren. Der Therapeut kann Klienten die Vorstellung vermitteln, dass sie die negative, überfrachtete Reaktion in der einen Hand und die eher beherrschte, schwächere Reaktion in der anderen halten. Dieses kinästhetische Tool ist besonders geeignet für Klienten, die Schwierigkeiten mit dem Visualisieren haben.

Tool 26: Computerbildschirm[26]

Ziele

- Ich-Stärkung.
- Negative Kognitionen durch positive Selbstaussagen ersetzen.
- Entspannungsreaktion fördern.
- Schnelles Wiederherstellen eines ruhigen Zustandes.

Skript

Malen Sie sich in Ihrem entspannten Zustand ein Bild der Situation aus, die so beunruhigend für Sie ist ... und lassen Sie die unangenehmen Gefühle hochkommen. (Nennen Sie gefürchtete Situation, das beunruhigende Objekt oder Beziehungsproblem.) Heben Sie einen Finger, wenn Sie das Bild und diese Gefühle vergegenwärtigt haben. (Warten Sie, bis Klient einen Finger hebt.)... Gut. Nutzen Sie die Kraft

26 Kap. 8, S. 188, soziale Phobien

Ihrer Fantasie, um sich einen Computer vorzustellen ... Zeigen Sie mir, wenn Sie den Computer vor sich sehen, indem Sie einen beliebigen Finger heben. (Warten Sie, bis der Finger oben ist.)... Stellen Sie sich vor, dass auf dem Computerbildschirm ein getipptes Statement auftaucht, das Ihre Gefühlslage beschreibt. (Lassen Sie den Klienten sein aktuelles Gefühl wie Angst, Groll, Ärger o.Ä. einfügen.) Ihr Bewusstsein kann neugierig darauf sein, welche negative Selbstaussage auf dem Bildschirm auftauchen wird, während Ihr Unbewusstes wissen wird, welche Selbstaussage besonders problematisch für Sie ist ... und einer Berichtigung bedarf. Die einzige Anforderung ist, dass es ein Gedanke sein sollte, der Ihnen nicht guttut. Lassen Sie den Finger hochkommen, wenn Sie die problematische Aussage auf dem Bildschirm sehen. (Warten Sie, bis der Klient den Finger gehoben hat.) Was sehen Sie? (Warten Sie auf die Antwort des Klienten).

Heben Sie jetzt Ihre rechte Hand und tun Sie so, als würden Sie die *Delete*-Taste auf Ihrem Computer drücken ... Heben Sie den Finger, wenn der Satz gelöscht ist ... (Warten Sie, bis der Klient den Finger hebt.) Gut. An seiner Stelle erscheint das wunderschöne Motiv des Bildschirmschoners. Wie sieht dieses Motiv aus? (Warten Sie auf die Antwort des Klienten.)

Kommentar
Das oben beschriebene Tool ist ein weiteres Beispiel dafür, wie man Menschen beibringen kann, negative Selbstaussagen durch positive zu ersetzen. Klienten, die gern mit dem Computer umgehen, fühlen sich mit diesem Tool besonders wohl. Beachten Sie, dass es sowohl das visuelle Bild einer tröstenden Szenerie als auch das kinästhetische Signal der »zu drückenden Delete-Taste« umfasst.

Ressourcen-Utilisation

Tool 27: Imaginärer Unterstützungskreis[27]

Ziele

- Das Gefühl entwickeln, dass man nicht allein ist, wenn man sich gefürchteten Objekten oder Situationen stellt.
- Ein Netzwerk realer oder imaginierter Personen oder Instanzen ermitteln, denen die persönliche Sicherheit des Klienten am Herzen liegt.

27 Kap. 9, S. 211, Posttraumatische Belastungsstörung

Skript

Manchmal begegnen wir einer bestimmte Situation, die uns aus der Fassung bringt ... oder überwältigt (fügen Sie spezielles Problem/ Gefühl des Klienten ein), sodass wir uns gestresst, emotional überfordert ... oder allein fühlen. In dieser Situation vergessen wir manchmal, dass wir auf unterstützende Ressourcen zurückgreifen können, die uns helfen. In der Psychologie weiß man heute, dass Isolation großes Leid verursachen kann ... und unsere emotionalen und sogar unsere körperlichen Probleme verschlimmern kann. Jeder *braucht* andere Menschen, an die er sich wenden kann, um Unterstützung zu bekommen. Das können wir auf vielfältige Weise tun ... indem wir uns mit unseren Angehörigen und Freunden verbinden und immer wieder neu verbinden. Oder indem wir uns an Menschen erinnern, die wichtig für uns waren ... oder sogar, indem wir uns spirituelle Führer vorstellen ... oder historische Figuren, mit denen wir Verbindung aufnehmen können.

Jeder hat bestimmte Menschen im Leben kennengelernt, wie Lehrer, Mentoren oder andere Leute, die ihn unterstützt haben ... die von fundamentaler Bedeutung für sein Wohlbefinden waren. Auf diese Ressourcen können Sie zurückgreifen ... auch wenn sie nicht körperlich präsent sind ... oder sogar wenn sie nicht mehr am Leben sind, um Sie zu unterstützen ... Kehren Sie jetzt an Ihren sicheren Ort zurück, (der Klient hat bereits einen sicheren Ort begründet)... Lassen Sie mich wissen, wenn Sie dort sind. (Warten Sie, bis der Klient anzeigt, dass er den sicheren Ort wieder wachgerufen hat.) Und während Sie dort sitzen, bemerken Sie einen sehr klugen und gütigen Menschen Ihrer Wahl, der langsam auf Sie zukommt ... Heben Sie einen Finger, wenn diese erste Person, die Sie ausgewählt haben, da ist (warten Sie auf das Signal.). Gut. Und jetzt führen Sie einen weiteren Menschen, den Sie mit Mut und Stärke verbinden, in den Kreis ein ... und heben einen Finger, wenn Ihnen diese Person in den Sinn kommt ... Jetzt werde ich still sein, während Sie die Gruppe vervollständigen. Es ist nicht nötig, dass Sie allzu angestrengt darüber nachdenken, wen Sie in Ihren Unterstützerkreis aufnehmen wollen. Überlassen Sie das einfach dem intuitiven Teil von sich ... der leichter auftauchen kann, wenn Sie ruhig ... und entspannt bleiben. Auch mich dürfen Sie gern in den Kreis mit aufnehmen, wenn Sie wollen ... Aber nur, wenn es sich richtig für Sie anfühlt ... Wichtig ist nur, dass Sie auf die intuitive Stimme in Ihrem Innern hören ... die sie dazu anleitet, genau die richtigen Leute für Ihren Unterstützerkreis auszusuchen ... Wenn Sie mit der Zusammenstellung Ihres Kreises fertig sind ... und die

Unterstützung und Beratung aufgenommen haben ... heben Sie einen Finger (lange Pause). Gut. Jetzt schauen Sie sich in Ihrem Kreis um und spüren Sie die Unterstützung, Weisheit, Stärke, echte Fürsorge und ruhige Kraft, die jeder dieser besonderen Menschen in Ihren Kreis bringt. Ist es nicht schön zu wissen, dass Sie an Ihren sicheren Ort zurückkehren können und sich immer, wenn Sie es brauchen, Ihre Unterstützergruppe vorstellen können?

Kommentar

Ich bin Elgan Baker (1981) und Daniel Brown (1986) zu Dank verpflichtet, die in ihren Arbeiten exzellente Selbst-Objekt-Protokolle bieten. Das Tool des imaginären Unterstützungskreises könnte als hypnotherapeutischer Ansatz zur Förderung der Objekt-Bezogenheit und Objekt-Konstanz betrachtet werden. Mithilfe dieses Instruments entwickelt der Klient eine imaginäre Repräsentation von unterstützenden Selbst-Objekten. Außerdem kann er das in der Vorstellung erlebte Gefühl der Unterstützung bewahren, wenn er in Stress gerät.

Ein Element des Protokolls sollte besonders beachtet werden. Es ist wichtig, dass der Therapeut den Klienten um die Erlaubnis bittet, den sicheren Ort betreten zu dürfen, in dem der imaginäre Unterstützerkreis residiert. Es ist nicht ungewöhnlich, dass der Klient es vorzieht, wenn der Therapeut am Rand des Bildes bleibt. Tatsächlich kann die Platzierung des Therapeuten innerhalb des Bildes oder auch sein Ausschluss daraus wichtige Informationen über die Entwicklung der therapeutischen Beziehung liefern, ebenso wie über die persönliche Entwicklung des Klienten (Baker, persönliche Mitteilung, 1999). Normalerweise zeigt der Klient durch ein ideomotorisches Signal an, ob es unbedenklich für den Therapeuten ist, mit in den Kreis zu kommen.

Tool 28: Selbstanteile[28]

Ziele

- Erkennen der natürlichen Fähigkeit, verletzlichere Selbstanteile zu trösten.
- Ermitteln eines reiferen Entwicklungsstandes mit erwachsenen Fürsorgefähigkeiten.
- Leichteren Zugang zu erwachsenen Selbstanteilen erlangen.

28 Kap. 10, S. 242, Ehekonflikt

Skript

Wenn man es recht bedenkt ... bestehen wir alle aus vielen verschiedenen Teilen, dazu gehören zum Beispiel Teile, die sehr jung, adoleszent und erwachsen sind, oder Teile, die reif, verängstigt oder verletzlich sind. Es gibt viele verschiedene Teile, die die Veränderungen in unserer Entwicklung widerspiegeln ... ebenso wie unsere Erfahrungen. Wenn Sie ein unangenehmes Gefühl erleben, ist es durchaus sinnvoll, dass Sie auf einen reifen, starken Teil Ihres Selbst zurückgreifen ... der den jüngeren Teil nicht nur trösten kann, sondern auch auf vernünftige, beherrschte und mutige Weise die Situation in die Hand nimmt. Da ist immer ein Teil von Ihnen, der stark, reif und ausgeglichen ist ... auch wenn Sie ihn vorübergehend übersehen.

Vielleicht wäre es hilfreich, sich an eine Situation zu erinnern, die Sie mit Ruhe und Gelassenheit bewältigt haben ... als jener starke Teil von Ihnen in den Mittelpunkt rückte. Nehmen Sie sich einen Moment Zeit, um Verbindung zu diesem Teil aufzunehmen ... und heben Sie einen Finger, wenn Sie spüren können, dass er auftaucht. (Pause.)

Warten Sie jetzt auf die Worte, die von diesem weisesten und reifsten, stärksten und aufgeklärtesten Teil Ihres Wesens kommen. Vielleicht kommen Ihnen auch keine Worte ... sondern Bilder in den Sinn, aber Sie fühlen die Stärke, die Reife und das Mitgefühl ... sehen Sie dem jüngeren, hilfloseren Teil von sich in die Augen ... berühren Sie seine Hand und versichern Sie ihm, dass er in Ordnung ist und dass Sie ... der erwachsene Teil Ihres Selbst alles bewältigen wird, was zu bewältigen ist.

Kommentar

Das Tool der Selbstanteile basiert auf der Ego-State-Therapie, die sich auf die innere Familie oder die verschiedenen Persönlichkeitsanteile innerhalb des Einzelnen bezieht. Typischerweise repräsentieren diese Teile unterschiedliche Entwicklungsstufen innerhalb der Person. Wie in Kapitel 1 erwähnt, bezeichnete Watkins diese unterschiedlichen Teile treffend als »Teilpersönlichkeiten« (1992, S. 201). Hammond schrieb im Zusammenhang mit der Ego-State-Therapie, dass der Einzelne »Teile seiner Erfahrung selektiv verkleinern oder vergrößern kann, um ein höheres Ziel zu erreichen« (1990, S. 322). Frederick und McNeal (1993) bezogen sich ebenfalls auf diesen höheren, stärkeren, weiter entwickelten Selbstanteil. Befindet sich der Klient im Trance-Zustand, kann man die Ego-State-Therapie nutzen, um Zugang zu jenem Selbstanteil zu erlangen, der über genügend Klugheit und Reife verfügt. Diese *Teil-Persönlichkeit* kann einen eher kindlichen Teil trösten und beraten. Durch das Tool der Selbstanteile kann der Therapeut dem Klienten suggerieren, dass es tatsächlich möglich ist, die emotionale Überreaktivität zu dämpfen und den Affekt zu regulieren, indem er auf seine reifsten Selbstanteile zugreift und sie stärkt und zum Handeln ermächtigt.

Tool 29: Der Wächter[29]

Ziele

- Erkennen, dass man den Hypnoseprozess unter Kontrolle hat.
- Den wachsamen, vorsichtigen Selbstanteil als innere Ressource würdigen.
- Erkennen, dass der beobachtende, beschützende Selbstanteil im Hypnosezustand zugänglich ist.

Skript

Bei Ihrer Art von Intelligenz erwarte ich nicht, dass Sie sich sofort mit Feuereifer in diesen Prozess hineinstürzen, sondern erst, wenn Sie dazu bereit sind ... wenn Sie sich sicherer damit fühlen ... und glücklicherweise haben Sie einen wachsamen, vorsichtigen Teil Ihrer Selbst zur Hand ... eine Art Wächter ... auf den Sie immer zählen können ... der immer in einem Winkel dieser Erfahrung bleibt ... aufpasst ... überprüft, was immer geschieht ... sicherstellt, dass diese Hypnoseerfahrung im Einklang mit Ihren Bedürfnissen und Werten steht ... und dieses beobachtende Selbst ... das Bewusstsein ... kann meine Worte oder Bilder mühelos umwandeln, während Ihr Unterbewusstsein das Bewusstsein benachrichtigen kann, wenn diese Umwandlung relevant ist ... und das Bewusstsein kann Ihrem Unterbewusstsein erlauben, meine Worte in Ihre Worte umzuwandeln ... meine Bilder in Ihre Bilder ... also können Sie wirklich loslassen ... auf Ihre Fähigkeit vertrauen, diesen wunderbaren Entspannungszustand zu erreichen ... Ihrem Unterbewusstsein erlauben, sich treiben zu lassen ... und doch sicher zu wissen, dass Sie die Kontrolle behalten ... Und es kann sehr beruhigend sein, nicht wahr ... dass Ihnen dieser weise und versierte Beobachter des Prozesses als Lotse zur Seite steht ... als Kraftquell, wenn Sie ihn brauchen ... und wenn Sie sich wohler fühlen ... kompetenter ... immer mehr Vertrauen fassen ... kann dieser Beobachter sich ausruhen ... und doch bei Bedarf erreichbar bleiben.

Kommentar

Viele Klienten haben Vorbehalte gegenüber dem Hypnoseprozess. Das gilt insbesondere für Personen, die unter Angststörungen leiden. Wenn

29 Kap. 9, S. 218, Zwangsstörung

man ihnen hilft, einen »Wächter« zu erkennen, der am Rande des Geschehens wartet und dafür sorgt, dass die gegebenen Suggestionen im Einklang mit ihren eigenen Bildern, Themen und Werten stehen, so kann sich dies als äußerst produktiv erweisen.

Entwicklung positiver Affekte

Tool 30: Altersregression[30]

Ziele

- Zugang zu Erinnerungen an früheres Selbstvertrauen erlangen.
- Sensorische Details nutzen, um die Erinnerung wieder lebendig zu machen.

Skript

Gehen Sie in der Zeit zu einem Punkt zurück, an dem Sie sich besonders gut mit sich selbst fühlten (bei Kindern oder Science-Fiction-Fans erweist sich eine Zeitreisemaschine häufig als sehr effektiv). Gehen Sie zu einer Situation zurück, in der Sie sich kompetent ... und selbstsicher fühlten ... und nicken Sie, wenn Sie eine Vorstellung im Sinn haben ... ein Selbstgefühl in einer speziellen Situation (warten Sie auf das Nicken). Gut. (Helfen Sie dem Klienten, weiter auszuarbeiten und ihm zurückzuspiegeln, was er sagt, vielleicht mit etwas anderen Worten und/oder Betonungen.) Nutzen Sie all Ihre Sinne, wenn Sie diese Situation erneut durchleben ... in allen Einzelheiten. Spüren Sie sich selbst in dieser Szene ... und erleben Sie sich so, als ob Sie direkt dort wären ... Was sehen Sie? Farben? Formen? Möbel? Vegetation? Hören Sie irgendwelche Geräusche ... oder ist es still? Sind noch andere Leute bei Ihnen ... oder sind Sie allein? Wenn Sie andere Menschen dazuholen, sagen diese Leute etwas? Sagen Sie selbst etwas? (Lange Pause.) Und was riechen Sie? Gerüche haben eine sehr starke Verbindung zu Erinnerungen. Haben Sie einen bestimmten Geschmack im Mund? Süß? Salzig? Sauer? (Nutzen Sie wieder alle Detailinformationen, die Sie vom Klienten erhalten haben wie Kekse backen, Blumen, Parfüm etc.) Fühlen Sie irgendein Material? Ist es weich? Glatt? Rau?

Kommentar

Die Altersregression lässt sich nutzen, um Zugang zu vergessenen Erinnerungen und Erfahrungen zu erlangen. Es ist eine allgemein ver-

30 Kap. 10, S. 245, Ehekonflikt

breitete Hypnoseintervention (Erickson 1979; Hammond 1990; Watkins 1987; Weitzenhoffer 2000). Die Altersregression bietet Klienten die Gelegenheit, sich vorzustellen, dass sie in der Zeit zurückgehen und ihr Bewusstsein für unerledigte Angelegenheiten aus der Kindheit erweitern. Die Intervention kann ihnen auch helfen, verlorene Ressourcen und Erinnerungen in einer aktuellen Beziehung zurückzugewinnen. Um positive Affektzustände durch Altersregression wiederzubeleben, sollte der Therapeut den Klienten dazu anleiten, sich an eine positivere Zeit in seinem Leben zu erinnern (Edgette a. Edgette 1995); in einer Partnerschaft wäre dies typischerweise die Anfangszeit, bevor sich Machtkämpfe und Streitigkeiten entwickelten. Die Klienten werden angeregt, auf ein spezifisches Ereignis zurückzugreifen, das eine besondere symbolische Bedeutung für ihre Fähigkeit zum Glücksempfinden und/oder ihre Verbundenheit mit einer anderen Person hat. Phillips (2000) ebenso wie Yapko (2003) argumentieren, dass es bei Visualisierungen immer ratsam ist, die Sinne zu nutzen, um die Erinnerung noch lebendiger zu machen.

Bei Paaren erweist sich die Altersregression als besonders hilfreich, wenn sie in Verbindung mit dem Eltern-Kind-Dialog von Harville Hendrix (2005) eingesetzt wird – ein Verfahren, das Partnern hilft, die Kindheitsverletzungen des anderen besser zu verstehen und nachzuempfinden. Paare, die Probleme haben, leiden häufig unter Gedächtnisverlust, was ihr früheres Gefühl der Verbundenheit und ihr gemeinsames Glück betrifft.

Tool 31: Altersprogression[31]

Ziele

- Aufbau positiver Erwartung hinsichtlich der aus der Therapie resultierenden Veränderungen.
- Die befriedigende Erfahrung positiver Gefühle, ausgelöst durch imaginierte Symptomfreiheit.
- Integration der positiven Gefühle in den aktuellen Affektzustand.

Skript

Lassen Sie sich in Gedanken zu einem Zeitpunkt in der Zukunft treiben, wenn viele von all den Veränderungen, an denen Sie in der Therapie gearbeitet haben, ihre Früchte tragen. Stellen Sie sich einen

31 Kap. 9, S. 204, Panikstörung

Bildschirm oder eine Leinwand vor ... zum Beispiel einen Fernseher oder eine Kinoleinwand ... und nicken Sie, wenn Sie die Fläche vor sich sehen (Warten Sie das Nicken ab. Wenn kein Nicken kommt, sagen Sie dem Klienten, dass er sich Zeit lassen soll, und schlagen Sie als Alternative vor, dass er sich vorstellt, in ein Tagebuch zu schreiben und die gemachten Fortschritte dort festzuhalten.) Visualisieren Sie einige der therapeutischen Veränderungen, an denen Sie gearbeitet haben ... in allen Einzelheiten ... ich schlage vor, dass Sie verschiedene Sinne nutzen, um die Bilder lebendig zu machen ... Ich kann nicht mit Sicherheit wissen ... was Sie sehen, aber ich weiß, dass Sie in der Therapie sehr hart gearbeitet haben und dass Veränderungen möglich sind ... tatsächlich fast unausweichlich sind ... Sie müssen darauf vertrauen, dass Sie wirklich zu großen Veränderungen fähig sind ... Also lassen Sie sich ein wenig Zeit, um sich selbst dafür zu würdigen ... dass Sie den Mut ... die Flexibilität ... und die Ausdauer haben, um die notwendigen Anstrengungen zu unternehmen ... und dass Sie wiederholt und konsequent alle Tools nutzen, die zur Hervorbringung dieser Veränderungen beigetragen haben. Beobachten Sie jetzt sich selbst auf der Leinwand ... und erlauben Sie den positiven Gefühlen der Befriedigung aufzutauchen, weil Sie sich selbst mit neuen Eigenschaften sehen, mit neuen Verhaltensweisen oder weil Sie Verhaltensweisen, die nicht mehr gut für Sie sind, aufgeben haben und neue Reaktionsweisen zeigen (nennen Sie aktuelle therapeutische Ziele). (Lange Pause.) Ich weiß nicht, ob Sie Stolz empfinden ... Befriedigung, Hoffnung ... oder überschwänglichen Jubel ... aber Sie haben allen Grund, stolz zu sein (wenn der Klient Schwierigkeiten hat, Komplimente anzunehmen oder positive Gefühle auf andere Weise zuzulassen, könnten Sie hier die Metapher eines Klienten nutzen, der dieses Problem hatte und fähig war, sich davon zu befreien, und zum ersten Mal in seinem Leben echten Stolz und echte Freude empfinden kann). Nehmen Sie jetzt das, was Sie auf der Leinwand gesehen haben, auf Video oder DVD auf. (Bei Klienten, die Probleme mit der Aufnahmetechnik haben, könnten Sie sagen: »Das Bild wird automatisch aufgenommen; über die technischen Details brauchen Sie sich keine Gedanken zu machen.«)

Kommentar

Die hypnotischen Phänomene der Altersprogression sind ein effektives Mittel, das man nutzen kann, um Klienten dabei zu helfen, ihre Hoffnungen für die Zukunft zu ermitteln. Die Technik der Altersprogression geht zurück auf Milton Ericksons Methode der »Pseudo-Orientierung in der Zeit« (1954/1980). In einer Partnerschaft kann die Altersprogression Klienten auch helfen, die Befriedigung zu erleben, die aus gesünderen Interaktionen mit ihren Partnern erwächst. Sie dient dem Paar als Vorlage; wenn man neue Verhaltensweisen visualisiert, ist es wahrscheinlicher, dass sie auch manifest werden (Frederick a. Phillips 1992; Hammond 1998; Torem 1992; Yapko 2003).

Tool 32: Dankbarkeit[32]

Ziele

- Fokusverlagerung von negativen Ereignissen, Gedanken oder Ängsten zu der Vielzahl an positiven Elementen, die im Leben des Klienten vorhanden sind.
- Fokussierung auf Zukunft verringern.
- Positive Affekte auslösen.

Skript

Gleich können Sie sich selbst die Möglichkeit verschaffen, sich besser zu fühlen … jetzt sofort und auch später … weil wir uns auf das Gefühl der Dankbarkeit konzentrieren werden. Viele weise Menschen haben die Bedeutung der Dankbarkeit hervorgehoben. Buddha soll zum Beispiel gesagt haben: »Lasst uns aufstehen und dankbar sein. Denn wenn wir heute auch nicht viel gelernt haben, so doch wenigstens etwas. Und wenn wir überhaupt nichts gelernt haben, sind wir wenigstens gesund geblieben; und wenn wir krank geworden sind, so sind wir wenigstens nicht gestorben. Also lasst uns alle dankbar sein.«

Sie können also Ihre Imagination benutzen, um Ihr Denken auf eine Weise zu verändern, die ganz sicher, unweigerlich Ihre Ängste verringert … und Ihre Lebenszufriedenheit erhöht. Stellen Sie sich ein Glas vor … Nicken Sie, wenn Sie das Glas vor sich auftauchen sehen. (Warten Sie, bis der Klient nickt.) Gut … Was für eine gute Wahl … ein Glas, das groß genug ist, um ganz viele Dinge aufzunehmen, für die Sie dankbar sein können … Und ich frage mich, welches von den ganzen Dingen in Ihrem Leben, mit denen Sie gesegnet sind, Ihnen wohl zuerst in den Sinn kommt … Wenn es auftaucht … nicken Sie einfach wieder mit dem Kopf. (Halten Sie inne und warten Sie ab, bis Klient genickt hat.) Verwandeln Sie dieses Gute, für das Sie dankbar sind, jetzt in eine konkrete Repräsentation, die Sie in Ihr Glas tun können. Vielleicht schreiben Sie das Wort auf ein Blatt Papier … oder wählen ein Symbol aus, das für diese positive Sache steht … für das Glück …

32 Kap. 8, S. 173, Generalisierte Angststörung

die Ressource ... oder den geliebten Menschen. Und ich werde still sein, während Sie es genießen, dass ein tieferer Teil in Ihrem Innern die Fähigkeit hat ... das Glas zu füllen ... und sich an den vielen Dingen in Ihrem Leben, für die Sie dankbar sind, zu freuen.

Kommentar

Beginnt ein Klient eine Therapie, setzen wir als Erstes bei dem unmittelbaren Problem, dem auslösenden Ereignis oder Thema an. Es ist jedoch wichtig, die Aufmerksamkeit auch auf diejenigen Lebensbereiche eines Klienten zu lenken, für die er derzeit dankbar sein kann, weil sie gut laufen und reibungslos funktionieren. Durch die Verwendung des Dankbarkeits-Tools bieten wir dem Klienten die Möglichkeit, die positiven Gefühle auftauchen zu lassen, die erzeugt werden, wenn man sich auf das konzentriert, wofür man dankbar sein kann.

7 Das Proben des Verhaltens und der regelmäßigen Übung (Stufe 4)

Im Rahmen seiner Ausführungen zu den Erkenntnissen der Yogalehre erklärte der international anerkannte Yogalehrer Shakta Kaur Khalsa, dass es 40 Tage dauert, eine Gewohnheit zu ändern, 120 Tage, bis man die neue Gewohnheit angenommen hat, und tausend Tage, bis man sie beherrscht. Meine Erfahrung stimmt insofern mit dieser Betrachtung überein, als dass ich festgestellt habe, dass die meisten Menschen viele Trainingseinheiten brauchen, bis sich habituelle Reaktionen ändern und neuronale Muster sich neu vernetzen. Es ist umfassend belegt, dass die Bereitschaft eines Klienten, sich auf therapeutische »Hausaufgaben« einzulassen, in direktem Zusammenhang mit dem Erfolg der Therapie steht (Burns a. Spangler 2000; Coon a. Thompson 2003; Kazantzis a. Lampropoulos 2002). Dennoch stoßen viele Therapeuten immer wieder auf ein hartnäckiges Problem, wenn sie versuchen, ihre Klienten dazu zu bringen, die in der Therapie erlernten Fähigkeiten zu üben und den diesbezüglichen Anweisungen Folge zu leisten. Um dieses Problem in Angriff zu nehmen, konzentriert sich die abschließende Stufe der Toolbox auf das Proben des Verhaltens und der praktischen Übungen. Dieses Proben ist entscheidend für den *Transfer* des in der Therapie Gelernten, weil ohne Transfer weder der Klient noch der Therapeut irgendeine Form von dauerhaftem Erfolg erreichen werden.

Ich habe festgestellt, dass es extrem wichtig ist, Klienten anzuleiten, sowohl ihre neu erworbenen Verhaltensweisen als auch ihre praktischen Übungen zu proben, *während sie sich noch im Hypnosezustand in meinem Behandlungsraum befinden*. Erstens visualisieren sie die Verhaltensweisen und veränderten Reaktionsstile, die sie in der Therapie gelernt haben, und zweitens sehen sie sich selbst bei der aktiven Ausführung der Übungen, die sie zuhause eigenständig durchführen werden. So könnte der Therapeut zum Beispiel empfehlen, den Gebrauch des Selbstaussage-Tools in Verbindung mit tiefer Atmung zu proben, um dem Klienten zu helfen, ruhig und zentriert zu bleiben, wenn seine aufdringliche Schwiegermutter über Weihnachten zu Besuch kommt. Im Anschluss an das Proben des Verhaltens würde man dann die praktischen Übungen proben, die der Klient zuhause durchführen soll. Mit anderen Worten: Der Klient muss das Üben üben!

Dieses Proben der praktischen Übungen ist ein wesentlicher Bestandteil von Stufe 4 und ein ritualisiertes Element der Behandlungssitzung. In Stufe 4 visualisieren die Klienten ein umfassendes tägliches Training, kleinere Übungseinheiten und eine Reihe von Szenarien, bei denen sie auf einen Trigger stoßen und dann erfolgreich die Tools anwenden. So könnte man zum Beispiel mit einem Klienten proben, das Tool des imaginären Unterstützungskreises zu nutzen, wenn er bei der Arbeit unter Stress gerät, mit einem schwierigen Kind zu tun hat oder mit einer chronischen Krankheit zu kämpfen hat. Das Proben der häuslichen Praxisübungen hat zudem den Vorteil, dass es den Klienten dazu anregt, engagiert daran zu arbeiten, die Tools als festen Bestandteil eines lebenslangen Trainings zu nutzen. Das Proben von Fähigkeiten in der Therapie hat viele positive Effekte, die in Therapeutenkreisen wohl bekannt sind.

Die Vorstellung, dass man den Klienten zum Proben neuer Fähigkeiten anleitet oder »coacht«, um den Transfer zu fördern, findet sich in den Arbeiten mehrerer führender Hypnose-Experten, auch wenn sie unterschiedliche Begriffe und Ansätze verwenden. Steve und Carol Lankton zum Beispiel beschreiben die Konzepte der »in die Zukunft projizierten Bilder« und der »Metaphern zur Planung des Selbstbildes«. Dazu gehört, dass man den Klienten dazu anleitet, sich vorzustellen, wie er in unterschiedlichen Kontexten mit den neuen Verhaltensweisen, die mit einem veränderten Selbstbild verbunden sind, interagiert und dass man »Klienten bei dem Prozess unterstützt, in dem sie positive Interaktionen und Ergebnisse in gefürchteten Situationen erproben« (1989, S. 212).

Klippstein bezeichnet diesen Teil des hypnotischen Protokolls als »Future-Pace und Konsolidierung des Gelernten« und erklärt, dass »direkte oder indirekte posthypnotische Suggestionen und Prozessinstruktionen darauf hindeuten können, wie sich der Transfer von der aktuellen Arbeit auf die künftige Alltagsrealität erreichen lässt« (1991, S. 296; dt. 1994). Wie bei jedem anderen Tool ist auch hier wieder die tatsächliche hypnotische Sprache, mit der der Klient durch das Proben geführt wird, von entscheidender Bedeutung. Weiter unten findet sich ein Skript, das den Klienten durch das Proben des erwünschten Verhaltens leitet.

Verhaltensprobe

Ziele

- Ideales Verhalten visualisieren.
- Erwünschte Affektzustände erleben.
- Proben des Selbstgesprächs, das die erwünschte Reaktion unterstützt.
- Situationen antizipieren, die eine Anwendung der Tools erfordern werden.

Skript

Und während Sie hier in diesem Stuhl sitzen, können Sie sich dorthin transportieren ... (Lassen Sie den Klienten den entsprechenden Ort nennen, an dem er die erwünschten Verhaltensweisen zeigen wird, zum Beispiel zu Hause, bei der Arbeit, in einem Meeting.)... Sehen Sie sich selbst an diesem Ort ... und ist es nicht interessant, sich vorzustellen, dass Sie dort sind ... heben Sie einen Finger, wenn Sie sich selbst dort sehen ... Gut ... Und es kann eine schöne Erfahrung für Sie sein, sich selbst in dieser Situation zu sehen und auf angemessene Weise zu reagieren ... Sehen Sie sich selbst ... wie Sie reagieren ... oder vielleicht auch nicht reagieren ... einfach alles an sich abprallen lassen ... sehen Sie sich selbst so, wie Sie sein möchten ... Und halten Sie dieses Bild einen Moment lang fest. (Pause.) Gut ... Und jetzt möchte ich, dass Sie eine schöne Erfahrung machen ... die Erfahrung, dass Sie dieses wunderbare Gefühl der Kontrolle behalten ... sich ruhig und gelassen fühlen ... nachsichtig ... (Führen Sie das weiter aus, indem Sie erwünschte Affektzustände, Einstellungen oder Verhaltensweisen nennen). Lassen Sie es zu, dass diese Gefühle sich verstärken ... und halten Sie wirklich daran fest ... Und ich werde jetzt schweigen, während Sie die Freude auskosten, diese Gefühle zu halten ... (Pause von ein bis zwei Minuten.) So ist es gut ... Und wie Sie ja wissen, ist es sehr wichtig, was wir uns selbst sagen. Wir machen uns selbst jeden Tag Tausende von Mitteilungen. Wäre es nicht schön, sich selbst eine Mitteilung zu machen, die diese neue Verhaltensweise, diese neue Reaktion, dieses schöne Gefühl unterstützt? Deshalb möchte ich, dass Sie sich jetzt einen Satz ausdenken, den Sie sich selbst zur Unterstützung sagen. (Nennen Sie mögliche Selbstaussagen wie »Ich kann damit umgehen« oder »Ich bin tolerant und liebevoll« etc.) Lassen Sie mich wissen, wenn Sie dieses Statement gefunden haben. (Pause.) Gut ... Jetzt möchte ich, dass Sie sich abermals in dieser/n Situation/en mit (nennen Sie die näheren Umstände) sehen ... Sie fühlen sich entspannt und wiederholen still ... die unterstützenden

Worte ... die selbstbewussten Botschaften ... und erlauben sich selbst, sich über diese positiven Aussagen zu freuen ... die bestärken, dass Sie tatsächlich zu Veränderungen fähig sind und diese Veränderungen wertschätzen ... durch die Art, wie Sie mit sich selbst und anderen interagieren.

Nachdem das Proben von Verhaltensweisen in der Sitzung durchgeführt wurde, besteht der nächste Schritt darin, die Praxisübungen mit dem Klienten zu proben, während er in Trance ist.

Kommentar

Die Verhaltensprobe ist ein fester Programmpunkt am Ende jeder Sitzung. Beim Proben des Verhaltens, einem wesentlichen Bestandteil von Stufe 4, imaginiert der Klient, wie er sich der gefürchteten Situation, den Stressbedingungen oder der schwierigen Person stellt und mit angemessenen Gefühlen, Verhaltensweisen oder Gedanken reagiert. Normalerweise schließe ich einen multisensorischen Ansatz mit ein, der stark von Lanktons Ansatz der »Selbstbildplanung« beeinflusst ist. Steve Lankton schlägt vor, den Transfer zu erleichtern, indem man drei Sinnessysteme (visuell, affektiv und Selbstgespräch) mit einbezieht, wie in den vier unten genannten Punkten dargestellt (Lankton, persönliche Mitteilung, 15. Februar 2005).

1. Die gewünschten Gefühle holen.
2. Das Selbstbild sehen, das diese Gefühle widerspiegelt.
3. An diesen Gefühlen festhalten, während man das Verhalten in der Fantasie erprobt.
4. Den Soundtrack (das Selbstgespräch) hinzufügen.

Mein Ansatz ist insofern ähnlich, als dass ich ebenfalls eine multisensorische Methode nutze. Ich führe Klienten zunächst in einen entspannten Zustand und verbinde das angenehme Gefühl dann mit dem erwünschten Verhalten, das in ihrer Visualisierung ausgeführt wird. Anschließend lasse ich die Klienten sich selbst bei einer idealen Interaktion oder Reaktion sehen und dabei an dem angenehmen Gefühl festhalten. Außerdem ermutige ich sie, positive Selbstaussagen hervorzubringen, um das neue Verhalten zu verstärken. Auch wenn es bei jedem Klienten anders ist, gibt es ein allgemeines Verfahren, das man befolgen kann, um ihn durch die Verhaltensprobe zu leiten. Das obige Skript zeigt, wie man den Klienten während der Sitzung durch das Proben der erwünschten Veränderungen führt. Alle oben aufgeführten Elemente sind leicht umsetzbar, während der Klient in einer leichten Trance ist, lassen sich aber auch durchführen, nachdem man ein Tool von Ebene 3 genutzt hat. Wichtig ist, dass sich der Klient in einem entspannten Zustand befindet, damit dieses angenehme Gefühl mit dem erwünschten Verhalten verknüpft werden kann.

Die vier Elemente beim Proben der Praxisübungen

Während im vorangehenden Abschnitt das Erproben erwünschter Verhaltensweisen und Kognitionen im Mittelpunkt stand, liegt der Schwerpunkt in diesem Abschnitt auf der Integration der Tools in den Alltag der Klienten. Wir dürfen nicht erwarten, dass Klienten die Tools bei Bedarf automatisch erinnern und anwenden. Zu den Therapiesitzungen gehört, dass die Klienten die Anwendung antizipieren und visualisieren, wie sie die Tools in ihren Alltag einbinden. Ich bereite die Klienten auf vier verschiedene Umstände vor, unter denen sie mit den Tools intervenieren sollten. Alle vier Anwendungen sollte der Klient in regelmäßigen Abständen ebenso wie bei Bedarf üben.

1. ***Längeres Time-out (20 Minuten täglich)***
   Während des täglichen Time-outs übt der Klient die Tools der Stufen 1, 2 und 3.
2. ***Mini-Sessions (1–3 Minuten, 3 bis 5 Mal über den Tag verteilt)***
   Diese Übungen umfassen die Tools der Stufen 1 und 2 und erfordern kein formelles Time-out. Durch diese Übungen kann der Klient den spontanen Ansturm einer ausgelösten Reaktion abwehren. Außerdem tragen sie einfach dazu bei, eine neue präventive Verhaltensgewohnheit zu begründen.
3. ***Bei Triggern oder Angst (individuell festzusetzende Dauer)***
   Bei diesen Übungen, die mit einer Time-out-Phase verbunden sind, nutzt der Klient Tools der Stufen 2 und 3, wenn er auf einen Trigger stößt oder Angst verspürt. Die Dauer des Time-out hängt davon ab, wie viel Zeit der Einzelne benötigt, um die Kontrolle zurückzugewinnen, ebenso wie von der Heftigkeit seiner Reaktion.
4. ***Trigger oder Angst, aber keine Möglichkeit für ein Time-out (individuell festzusetzende Dauer)***
   Diese Übungen umfassen Tools der Stufen 2 und 3, wenn der Klient auf einen Trigger stößt oder Angst verspürt, aber nicht die Zeit oder die Privatsphäre für eine Time-out-Phase hat. Die Dauer dieser Tool-Anwendung ist meist kurz und hängt davon ab, unter welchen Umständen die Überreaktion des Einzelnen erfolgt.

Der folgende Abschnitt skizziert die Ziele für jede dieser vier Komponenten und bietet einen Kommentar und ein Skript für jedes Element.

1. Längeres Time-out

Ziele

- Zeit und Ort für Übungen festlegen.
- Compliance mit Übungskonzept fördern.
- Widerstand antizipieren und umgehen.

Skript

Sie und ich wissen beide, dass jeder Mensch, und sei er noch so begabt, immer wieder üben muss, um eine Fähigkeit wirklich zu beherrschen. Jeder Sportler oder Musiker kann das bestätigen. (Nutzen Sie die Interessen des Klienten, um diesem Thema Nachdruck zu verleihen und es auszuarbeiten.)

Ich möchte, dass Sie sich einen Moment Zeit nehmen, um sich eine Uhrzeit vorzustellen, die Sie festlegen, um die Fähigkeiten, die Sie ... hier und heute ... in unserer Sitzung gelernt haben ... regelmäßig zu üben. Nehmen Sie sich ein paar Minuten Zeit, um mit einem Teil von sich in Verbindung zu treten, der Sie ganz genau kennt ... Ihren Terminplan kennt ... Ihre täglichen Gewohnheiten ... wann Sie mit Ihrer Arbeit beschäftigt sind ... oder mit der Familie ... wann Sie wirklich zu viel um die Ohren haben, um zu üben ... oder einfach nur denken, dass Sie zu viel um die Ohren haben. Und ich schlage vor, dass Sie dennoch etwas Raum für sich selbst und für Ihre Übungen in Ihrem Terminplan suchen ... und eine bestimmte Zeit festlegen, an die Sie sich halten, um Ihre Übungen durchzuführen ... Und wenn Ihnen klar wird, was die beste Zeit dafür ist, lassen Sie einen Finger hochkommen ... damit ich weiß, dass Sie die richtige Zeit in Ihrem Tagesablauf für sich ausgewählt haben. (Warten Sie die Reaktion des Klienten ab.)

Und jetzt können Sie den richtigen Ort für Ihre Übungen auswählen. Sie können gespannt darauf sein, welcher Ort in Ihrem Haus oder an Ihrem Arbeitsplatz wohl genau der richtige für Sie ist ... um ungestört zu sein ... um zur Ruhe zu kommen.

Auch hier können Sie wieder dem intuitiven Teil von sich vertrauen ... der genau den richtigen Ort für Ihre Übungen auswählen wird ... Und ich frage mich, welcher Ort das wohl ist ... Lassen Sie wieder einen Finger hochkommen, wenn Sie das richtige Setting für sich gefunden haben … (Warten Sie die Reaktion ab.) Und wo ist das? Finden Sie die kleinen Muskeln an Ihren Stimmbändern … finden Sie Ihre Stimme und sagen Sie mir, wo dieser Ort ist … und wie es dort aussieht (Sobald der Klient den Ort beschreibt, verstärken Sie die Merkmale des Ortes und spiegeln sie zurück. Zum Beispiel: »Genau. Sie sehen sich selbst, wie Sie in dem blauen Ledersessel in Ihrem Arbeitszimmer sitzen, mit den kakaofarbenen Wänden und dem flauschigen Teppichbelag …… in diesen sanften Beigetönen … spüren, wie der Sessel Ihren Körper hält, begrüßen die Ruhe in diesem Raum.«) Und das wird Ihr Übungsraum sein.

Nun, die meisten Menschen entwickeln einen gewissen Widerstand gegen eine neue Gewohnheit. Manchmal ist das nur ein leichter Widerstand … mühelos zu überwinden … manchmal ist er stark … starr … und verlangt eine gewisse Bestimmtheit und Führung von einem Selbstanteil … der etwas mehr Disziplin hat … so wie ein Elternteil … oder ein Lehrer gegenüber einem Kind … oder einem Schüler. Eine Art sanfte … maßvolle, aber doch feste Führung, um dem eher kindlichen Teil von Ihnen zu helfen, das zu tun, von dem Sie wissen, dass es zu Ihrem eigenen Besten ist.

Ich werde jetzt schweigen, während Sie sich vorstellen, wie Sie sich in den Raum setzen, den Sie für Ihre Übungen ausgewählt haben … zu der festgesetzten Uhrzeit … mit sanftem … liebevollem Druck, der anfangs vielleicht nötig ist … aber später vielleicht nicht mehr … wenn die Gewohnheit regelmäßiger Time-outs … für die Selbstberuhigung, die Sie brauchen … fest etabliert ist … (Pause.) Und visualisieren Sie nun diese befriedigende Übung … jetzt (lange Pause).

Kommentar

Ich habe festgestellt, dass die Kombination aus mindestens einer längeren Übungssitzung pro Tag zusammen mit eher schnell anzuwendenden affektregulierenden Tools, wie schneller Impulskontrolle oder Achtsamkeit, das beste Verfahren zur Bewahrung des emotionalen Gleichgewichts ist. Wenn ein Klient besonders agitiert ist, empfehle ich zwei längere Übungseinheiten pro Tag. Ich rate dem Klienten, täglich eine längere Übung von mindestens 20 Minuten Dauer durchzuführen (als Hilfsmittel werden individualisierte Tonbänder zur Verfügung gestellt). Die Dauer von 20 Minuten für eine Übungseinheit wird durch eine Reihe von Wissenschaftlern und Traditionen gestützt. Ernest Rossi (1991) zum Beispiel betont, wie wichtig es ist, in gewissen Abständen Auszeiten oder Ruhephasen von 20 Minuten einzulegen, um Körper und Geist an unsere, wie er es nennt, natürliche ultradiane Rhythmik, anzupassen. Wenn wir uns an diese natürlichen Rhythmen halten und regelmäßig eine Auszeit von mindestens 20 Minuten nehmen, so Rossi, stellt dies unsere optimale Funktionsfähigkeit wieder her und verringert die Stressreaktion. 20 Minuten täglich ist auch der übliche Zeitaufwand, der von vielen unterschiedlichen Traditionen für das Meditieren oder andere Praktiken der Tiefenentspannung empfohlen wird. Bei manchen Menschen löst es allerdings Widerstände aus, wenn sie sich täglich fünf Minuten, geschweige denn zwanzig Minuten, zu irgendetwas verpflichten sollen.

Die Antizipation des natürlichen Widerstands gegen jede neue Disziplin muss berücksichtigt werden. Sie sollte begleitet sein von einer sanften, maßvollen und doch festen Führung durch einen elterlichen Ego-State, der dem Betreffenden hilft, den Widerstand gegen die Übungen zu überwinden. Eine diesbezügliche Strategie besteht darin, dass man das Lernen dieser neuen Fähigkeiten mit anderen Lebenskompetenzen vergleicht, die wiederholtes Üben erfordern, wie etwa Klavierspielen oder Golf. Bei hartnäckigem Widerstand gegen das Üben habe ich die Erfahrung gemacht, dass Ausdauer und Geduld von meiner Seite hilfreich sind. Wenn nötig habe ich Klienten zwischen den Terminen angerufen, um sie zur Nutzung ihrer Tools zu ermutigen und sie wissen zu lassen, dass mir ihr Erfolg am Herzen liegt. Wenn die Non-Compliance ein wiederholtes Muster ist, kann man in Betracht ziehen, den Klienten an einen Lebenslehrer zu überweisen, der mit dem Therapeuten zusammenarbeitet. Auch wenn Klienten anfangs resistent wirken, kann das obige Skript, das ihnen nach Erreichen eines hypnotischen Zustands präsentiert wird, häufig dazu beitragen, diese erste Reaktion abzuschwächen.

2. Mini-Sessions

Ziele

- Resilienz gegenüber Stress erhöhen.
- Dem Anwachsen der täglichen Stressbelastung entgegenwirken.
- Gewöhnung an beruhigende Reaktionen, um weniger heftig auf emotionale Trigger zu reagieren.

Skript

Sie können sich jeden Tag viele Gelegenheiten für kurze Pausen schaffen, um sich auszuruhen und neu zu stärken ... Und Sie und ich wissen beide, dass Sie hart arbeiten ... und dass Sie wirklich eine Pause verdienen ... genau genommen mehrere Pausen ... jeden Tag ...

kurze Pausen ... die Sie beruhigen ... die Ihren Geist beruhigen ... Ihren Körper entspannen ... Trost spenden ... Ihre Sinne besänftigen ... Pausen, die Stress-Resilienz erzeugen ... um Sie auf die unvermeidliche Nervenanspannung vorzubereiten, die wir alle erleben ... Und nach meiner Erfahrung ist es wahrscheinlicher, dass Sie sich an die Gewohnheit der regelmäßigen Pausen halten, wenn Sie sie mit Aktivitäten verknüpfen, die ohnehin zu Ihrem Tagesablauf gehören ... Zum Beispiel (nennen Sie ein Beispiel, das sich auf Ihre Kenntnisse vom Privatleben des Klienten stützt). Ich weiß, dass Sie auf einen Knopf drücken, um das Garagentor zu öffnen, wenn Sie morgens zur Arbeit fahren ... und ihn erneut drücken, um das Tor zu öffnen, wenn Sie abends nach Hause kommen ... der Zeitpunkt, wenn Sie diesen Knopf drücken, ist vielleicht auch der perfekte Zeitpunkt, um eine Tür zu sich selbst aufzumachen ... sich einen Moment lang zu öffnen ... nur einen Moment für ein paar lange, tiefe Atemzüge ... gefolgt von einer unterstützenden Selbstaussage ... wie: »Heute habe ich meine Reaktionen unter Kontrolle.«... Lassen Sie sich jetzt einen Augenblick Zeit, um sich vorzustellen, dass Sie ein oder zwei Tools, die Sie gelernt haben, benutzen und sie jeden Tag in regelmäßigen Abständen anwenden. Und Sie können gespannt sein auf die Aktivitäten, die zwangsläufig im Laufe des Tages auftauchen und die Sie mit Ihren Mini-Pausen verbinden können (Pause). Und was kommt Ihnen jetzt in den Sinn? (Warten Sie die Antwort des Klienten ab und verstärken Sie sie.) Genau. Sie können das Pausieren jedes Mal üben, wenn Sie ... (fügen Sie die Aktivität ein, die der Klient für die Verknüpfung ausgewählt hat).

Geben Sie sich selbst jetzt das Versprechen, dass Sie sich an die Gewohnheit halten werden ... jeden Tag ... regelmäßig Pausen einzulegen ... Man sagt, alles ist eine Frage der Übung, und von daher ergibt es Sinn, dass unser Leben umso reicher wird, je mehr wir üben ... Und Sie können sich auf die Belohnungen freuen, die auf Sie warten, wenn Sie diese simple Praxis der kurzen, regelmäßigen Time-out-Phasen aufnehmen ... für sich selbst ... für Ihr Wachstum ... für die meisterhafte Beherrschung Ihres Körpers, Ihres Denkens und Ihres Fühlens.

Kommentar

Zusätzlich zu der vollen zwanzigminütigen Übung pro Tag empfehle ich Klienten, ein paar Tools fünf oder sechs Mal täglich anzuwenden, was jeweils nicht länger als ein bis drei Minuten in Anspruch nimmt. Diese Mini-Pausen dienen der Prophylaxe; sie zielen darauf, die Resilienz gegenüber Stress zu erhöhen und sollten unabhängig davon, ob der Betreffende agitiert ist oder nicht, durchgeführt werden. Normalerweise rate ich Klienten, diese Mini-Sessions mit einem vorhersagbaren routinemäßig auftretenden Signal zu verbinden. Klienten könnten zum Beispiel jedes Mal, bevor sie eine Mahlzeit oder einen Snack einnehmen, Ihren ruhigen Ort zusammen mit einem Sinnessignal visualisieren. Ich mache häufig den Vorschlag, dass Klienten das Radio und Handy im Auto ausstellen, wenn sie zur Arbeit oder nach Hause fahren, und das langsame, tiefe Atmen und das positive Selbstgespräch üben. (Ich rate davon ab, beim Autofahren Hypnose-CDs zu hören oder in tiefe Trance zu gehen, damit die Aufmerksamkeit auf den Verkehr gerichtet bleibt.)

3. Bei Triggern oder Angst

Ziele

- Unterbrechung einer unangemessenen Reaktion im Kontext einer Beziehung.
- Unterbrechung eines selbstzerstörerischen Verhaltens oder Impulses.
- Verminderung der Angst, zum Beispiel Sorge, Furcht, Panik oder Obsessionen
- Erfolgreiche Bewältigung von Wut.

Skript

Und früher oder später ... auch wenn wir beide nicht genau wissen, wann ... werden Ihre emotionalen Reaktionen unweigerlich ausgelöst ... und Sie können diese Situationen ... als etwas Positives betrachten ... weil es tatsächlich Chancen für Sie sind ... Ihren persönlichen Reaktivitätsstil ... zu beherrschen ... und das bedeutet, ganz einfach ... dass jedes Mal, wenn Sie merken ... (fügen Sie hier das typische Problem ein, z. B. dass der Körper sich zu verkrampfen beginnt, dass abwertende Gedanken über sich selbst oder eine andere Person auftauchen oder eine schmerzliche, belastende Gefühlsreaktion einsetzt)... können Sie schnell ein bevorzugtes Tool anwenden, von dem Sie erfahrungsgemäß wissen, dass es bei Ihnen wirkt ... um Ihren Organismus zu beruhigen ... und wieder die Kontrolle über Ihre Reaktionen zu übernehmen ... und deshalb möchte ich, dass Sie sich jetzt, in diesem Augenblick ... etwas vorstellen ... ein Ereignis ... eine Person ... oder eine Situation, die typischerweise eine Reaktion auslöst, die nicht zu Ihrem Besten ist ... und sehen Sie sich selbst ... wie Sie Ihr Lieblings-Tool anwenden ... sehen Sie vor sich, wie Sie es jetzt gerade tun ... (lange Pause)... Und jetzt erlauben Sie sich selbst, die Befriedigung zu spüren, die sich einstellt, weil Sie die Wichtigkeit Ihrer eigenen Bedürfnisse anerkennen ... und sich an eine disziplinierte Praxis halten ... die Ihr Inneres ins Gleichgewicht bringt ... Ihr autonomes Nervensystem ins Gleichgewicht bringt ... und Sie von Ängsten befreit ... Und geben Sie sich selbst ein Versprechen ... jetzt, in diesem Augenblick ... ein Versprechen, tief aus Ihrem Innern ... vom Ort persönlicher Integrität ... dass Sie sich jedes Mal, wenn Sie auch nur den Ansatz einer Überreaktion wahrnehmen ... an Ihre Übungen halten ... Das ist ein Prozess ... eine Praxis.

Kommentar

Das obige Skript soll Klienten darauf vorbereiten, ein Time-out zu nehmen, wenn sie im Kontext einer Beziehung auf einen Trigger stoßen, zum Beispiel in Streit mit dem Partner geraten oder sich von den Kindern überfordert fühlen. Darüber hinaus werden Klienten vielleicht auch von Emotionen überwältigt, die nicht zwangsläufig im Beziehungskontext stehen, zum Beispiel von Panikgefühlen wegen eines antizipierten Bewerbungsgesprächs, der exzessiven Sorge über den Zustand der Welt oder der hartnäckigen Angst, in einen Verkehrsunfall verwickelt zu werden.

4. Trigger oder Angst, aber keine Möglichkeit für ein Time-out

Ziele

- Auswahl eines passenden Tools für die erwünschte Reaktion, das sich ohne Time-out anwenden lässt.
- Diskrete oder Notfallanwendung eines Tool-Arsenals, wenn die Umstände ein formelles Time-out verhindern.

Skript

Und wir haben an vielen Tools gemeinsam gearbeitet ... Tools für Situationen, in denen Sie tatsächlich Zeit haben, um sich darauf zu konzentrieren, Ihre Reaktion zu ändern ... Ihr Gefühl von Kontrolle und Beherrschung auszuweiten ... und andere Tools, die nur einen schnellen »Stromkreisunterbrecher« erfordern ... denn Sie und ich wissen ... dass es früher oder später ... auch wenn wir den genauen Zeitpunkt nicht kennen ... unweigerlich dazu kommt, dass Ihre emotionalen Reaktionen ausgelöst werden ... schlagartig ... manchmal unerwartet ... schnell ... wahrscheinlich in Situationen, in denen es Ihnen nicht möglich ist, sich unter einem Vorwand zurückzuziehen, um ein Time-out zu nehmen ... zum Beispiel, wenn andere Menschen zugegen sind ... oder Sie aus einem anderen Grund keine Privatsphäre haben ... vielleicht sitzen Sie auch gerade im Auto ... vor einer roten

Ampel ... oder Sie sind an die Seite gefahren ... können dort aber nur kurz halten ...

Bei solchen Gelegenheiten ... in solchen Situationen ... können Sie sich selbst versichern, dass Sie mehrere Techniken gelernt haben, die sie diskret anwenden können ... ohne dass es jemand bemerkt ... und sehr schnell. Nun, ich bin mir nicht sicher, ob Sie die (nennen Sie die Tools, die der Klient beherrscht) auswählen oder eine Variante eines dieser Tools ... oder ein anderes Tool, das ich nicht genannt habe. Lassen Sie sich einen Augenblick Zeit, um eines oder zwei dieser Tools auszusuchen ... Bitte lassen Sie mich wissen, welches Tool oder welche Tools Sie ausgewählt haben ... (Pause). Gut.

So, und genau in diesem Augenblick ... hier und jetzt ... möchte ich, dass Sie sich etwas vorstellen ... ein Ereignis ... einen Austausch mit einer anderen Person ... oder eine Situation, die typischerweise unangenehm für Sie ist ... eine Situation, die ... in der Vergangenheit ... eine Reaktion bei Ihnen ausgelöst hat ... die nicht optimal war ... die nicht gut für Sie war ...

Rufen Sie diesen Auslöser wach ... erschaffen Sie ihn neu ... spüren Sie ihn ... (Pause)... aber dann wird Ihnen klar, dass die Umstände nicht erlauben, dass Sie ein formelles Time-out nehmen ... Sie können nur ... das schnelle Tool oder ein paar der schnellen Tools nutzen, die Sie gerade eben ausgewählt haben ... also stellen Sie sich vor, wie Sie diese Tools anwenden ... tun Sie das jetzt ... (lange Pause). Gut.

Und dann ... geben Sie sich selbst ein Versprechen ... jetzt sofort ... ein Versprechen, das von einem tiefen Ort kommt ... einem Ort persönlicher Integrität ... dass Sie üben werden, was Sie gerade getan haben ... immer wieder ... damit Sie darauf vorbereitet sind ... automatisch auf diese andere Weise zu reagieren ... diese Tools anzuwenden ... geben Sie sich dieses Versprechen ...

Und abschließend möchte ich, dass Sie in Ihrer Vorstellung sich selbst sehen ... in ein paar Wochen ... in einem Monat ... oder zu einem künftigen Zeitpunkt, auf den Sie sich freuen ... und sich vorstellen, dass Sie den Gebrauch dieser Tools geübt haben ... und dass sie weniger heftig ... selbstbeherrschter ... reagieren ... und ein Gefühl größerer Kontrolle empfinden ... Und erlauben Sie sich selbst, die Befriedigung zu spüren, weil Sie einen positiveren Schritt machen ... ein maladaptives Muster durchbrechen ... sich selbst die Möglichkeit geben, ins innere Gleichgewicht zu kommen ... Ihr autonomes Nervensystem zu beruhigen ... Ihre Ängste loszulassen ... und Verhaltensweisen, die gegen Sie verwendet werden können ... und zollen Sie sich selbst noch einmal Anerkennung, weil Sie diszipliniert geübt haben ... halten Sie sich selbst zugute, dass Sie etwas tun, das Engagement erfordert ... das nicht leicht ist ... das Disziplin verlangt ...

Und (Name des Klienten), dies ist ein Prozess ... eine Praxis ... ein Training, das zu einem Teil Ihres Lebens wird ... und das ... mit der Zeit ... Ihr Leben verändern wird ... es grundlegend ... verändern wird.

Kommentar
Es liegt auf der Hand, dass Klienten nicht immer ein formelles Time-out nehmen können, wenn sie Angst verspüren oder merken, dass sie kurz vor einer Überreaktion stehen. So wird jemand vielleicht beim Autofahren von einer Panikattacke überfallen und muss warten, bis er an die Seite fahren kann. Oder jemand steckt mitten in einer Vorstandssitzung und wird extrem wütend auf einen Kollegen. Es ist einfach nicht immer passend oder möglich, aus einer Situation herauszugehen, ohne zusätzlichen Stress zu erzeugen. Das Gute an den Tools ist, dass sie man sie ohne ausgedehntes Time-out oder längere Selbsthypnose schnell und unmittelbar anwenden kann, auch wenn eine Time-out-Phase die optimale Lösung wäre.

Time-outs geben dem Klienten Zeit, um innezuhalten und Abstand von einer Reaktion zu gewinnen und um dem Körper genügend Zeit zu lassen, sich zu beruhigen und die übertriebene Reaktion des autonomen Nervensystems herunterzufahren. Wenn ein Klient übt, regelmäßig ein Time-out zu nehmen, werden die Kurz-Tools mit Assoziationen an diese vorher erlebten ausgedehnten Ruhezustände verknüpft, sodass die erwünschte Reaktion schneller und leichter ausgelöst wird.

Tatsächlich weise ich Klienten an, den Gebrauch der Kurz-Tools jedes Mal zu üben, wenn sie die Notwendigkeit der Selbstregulation bemerken, auch wenn sie sich in einer öffentlichen Situation ohne Rückzugsmöglichkeit befinden. Das Tool der geballten Faust von Stufe 3 zum Beispiel ist so subtil, dass man es in einer beruflichen oder sozialen Situation anwenden kann, ohne Aufmerksamkeit zu erregen. Durch seinen Einsatz kann man zunächst die Spannung abbauen und dann durch einige langsame, tiefe Atemzüge den Organismus weiter entspannen. Auch simples Nach-oben-Schauen, ein Element des Augenrollens, verschafft einen schnellen Übergang zu Tools der Stufe 2 wie Selbstberuhigungs-Imagination, sicherer Ort-Naturszenerie und sicherer Raum. Sensorische Signale von Stufe 3 wie das Zusammenführen von Daumen und Zeigefinger zu einem Ok-Zeichen können die Person ebenfalls schnell daran erinnern, dass sie wirklich in Ordnung ist, auch wenn sie sich vorübergehend unwohl fühlt. Bitte beachten Sie, dass man die Probe-Skripte den jeweiligen Anforderungen anpassen kann.

Das obige Skript ist eine mögliche Ergänzung zu einer Trance, im Anschluss an die Verhaltenserprobung einer Technik, die mehr Zeit beansprucht. Es eignet sich auch als selbstständige Verhaltens-Probe, nachdem man während der Sitzung an einem der Kurz-Tools gearbeitet hat.

Schlussfolgerung

In den Kapiteln 4 bis 7 wurde ein Sortiment von wirkungsvollen therapeutischen Werkzeugen vorgestellt, die den Einzelnen befähigen, seine Reaktivitätsmuster zu ändern, was andernfalls in Therapien sehr schwer zu erreichen ist. Lassen Sie sich nicht entmutigen, wenn Sie beim Einsatz dieser Tools keine sofortigen oder optimalen Ergebnisse erzielen. Die Beherrschung der Tools erfordert Übung, sowohl seitens des Klienten als auch seitens des Therapeuten. Haben Sie Geduld mit sich selbst und lassen Sie sich genügend Zeit, um die Tools zunächst in Ruhe allein zu üben, bevor Sie sie einem Klienten präsentieren. Außerdem möchte ich alle Therapeuten ermutigen, selbst Erfahrungen mit Hypnose zu sammeln, bevor sie das Verfahren bei Klienten anwenden. Das fördert die Sensibilität für Feinheiten und Nuancen – eine unerlässliche Fähigkeit für erfolgreiche Hypnotherapeuten. Kompetenz bei der Vermittlung der Tools ist eine der Erfolgsvoraussetzungen, aber zu wissen, wie man die Tools bei spezifischen Problemen einsetzt, ist ebenfalls von größter Wichtigkeit.

8 Anwendung der Tools bei verbreiteten Angststörungen

»Ich scheine mir über alles Sorgen zu machen, die Kinder, das Haus … Ich war nicht immer so«, erklärte Melinda, eine fünfundzwanzigjährige Vollzeit-Mutter und -Hausfrau, früh in unserer ersten Sitzung. Sie saß auf der Stuhlkante und lehnte sich vor, als sie fortfuhr: »Vielleicht war ich schon immer irgendwie übernervös. Meine Eltern sagen, dass ich ein nervöses Kind war, aber bis vor Kurzem war ich eindeutig in der Lage, gut zu funktionieren. Doch jetzt habe ich das Gefühl, als wäre ich ständig nervös und gereizt. Besonders schlimm ist es, wenn Rick, mein Mann, auswärts unterwegs ist, was häufig der Fall ist … und ich mache mir Sorgen, dass sich meine Reizbarkeit und Ungeduld negativ auf die Kinder auswirkt.«

Zusätzlich zu chronischer Besorgtheit klagte Melinda über eine Fülle von körperlichen Symptomen, zum Beispiel Verdauungsbeschwerden, Muskelverspannung und gelegentliches Herzrasen. Die Symptome wurden immer wieder so schlimm, dass sie sich Sorgen um ihre Gesundheit machte und eine schwer fassbare, aber starke Furcht vor drohendem Unheil hatte. Und obwohl sie auch über chronische Müdigkeit klagte, hatte sie Schwierigkeiten mit dem Einschlafen. Das Herzrasen veranlasste sie, eine Reihe von medizinischen Untersuchungen durchführen zu lassen, die allerdings keine organischen Ursachen für ihre Beschwerden ergaben. Das Fazit ihres Hausarztes lautete: »Das sind nur die Nerven, Mädel. Mach 'ne Therapie.«

Die Symptome, die Melinda beschrieb, sind typisch für jemanden, der unter einer generalisierten Angststörung oder GAS leidet. Melinda hatte ein angeborenes ängstliches Temperament und erlebte jetzt äußere Stressfaktoren, die ihre Angst verstärkten. Tatsächlich tauchten ihre Symptome erst auf, als die Stressbelastungen in ihrem Leben sie überwältigten. Melinda hatte allen Grund, sich gestresst zu fühlen: Bei der Geburt ihrer Zwillinge, die sie vor acht Monaten zur Welt gebracht hatte, waren ihre beiden älteren Kinder gerade erst zwei und vier Jahre alt. Ihr Ehemann war beruflich viel auf Reisen, sodass Melinda sich häufig allein um vier Kinder im Vorschulalter kümmern musste. Die Schlafstörungen und der daraus resultierende Schlafmangel verschlimmerten die Symptome noch weiter.

Melinda ist ein Beispiel für das Leiden, das David Sheehan in seinem Buch *The Anxiety Disorder* (1986; dt.: *Angst, die heimliche Krankheit*, 1989) beschreibt. Anders als Melindas Hausarzt, der ihr Problem auf rein psychische Ursachen zurückführte, vertritt Sheehan die Auffassung, dass die Symptomkonstellation bei Patienten wie Melinda zum Teil physiologisch begründet ist. Sheehan gehört zu den vielen psychosozialen Gesundheitsexperten, die erkannt haben, dass Angststörungen aus einem komplexen Wechselspiel zwischen genetischen, biologischen, verhaltensbezogenen und situativen Risikofaktoren erwachsen. Sheehan und andere Autoren wie zum Beispiel Barabasz und Watkins (2005) empfehlen generell eine Behandlungsstrategie, die sich aus Medikamenten und Verhaltenstherapie zusammensetzt.

Beim Verständnis von Angststörungen hat man in den letzten Jahrzehnten große Fortschritte gemacht. So wissen wir heute zum Beispiel, dass Angststörungen die häufigste Form von psychischen Erkrankungen sind, die sowohl Kinder als auch Erwachsene betreffen. Laut dem National Institute of Mental Health (2004) leiden schätzungsweise 19 Millionen US-amerikanische Erwachsene unter Angststörungen. Obwohl Angststörungen durch psychosoziale Therapien, Medikamente oder eine Kombination aus beidem gut behandelbar sind, erhalten nur etwa ein Drittel der Betroffenen eine derartige Therapie. »The Economic Burden of Anxiety Disorders«, eine von der Anxiety Disorder Association of America (ADAA) (Greenberg, Sisitzsky, Kessler, Finkelstein, Berndt a. Davidson, 1999) in Auftrag gegebene Studie, kommt zu dem Ergebnis, dass Angststörungen Kosten von mehr als 42 Milliarden Dollar pro Jahr verursachen, was zu einem großen Teil auf Fehldiagnosen zurückzuführen ist. Tatsächlich haben US-Amerikaner angeblich mehr als 22,84 Milliarden Dollar für wiederholte Besuche in Gesundheitseinrichtungen aufgewandt, weil sie über körperliche Symptome klagen, hinter denen sich in Wahrheit die Symptome von Angststörungen verbergen. Bei den Betroffenen besteht eine drei bis fünf Mal höhere Wahrscheinlichkeit, dass sie einen Arzt aufsuchen, und eine sechs Mal höhere Wahrscheinlichkeit, dass sie wegen psychischer Störungen stationär behandelt werden als bei Personen, die nicht unter diesen Störungen leiden. Allgemein zeichnen sich Angststörungen durch eine wahrgenommene zeitweilige Beeinträchtigung aus. Personen, die unter Angst leiden, sind so stark auf die Zukunft fokussiert, insbesondere auf das, *was in Zukunft schlecht ausgehen könnte*, dass sie das Hier und Jetzt nicht mehr wahrnehmen können. Auch sind sie nicht in der Lage, die offensichtliche Wahrheit zu akzeptieren, dass sie im Grunde angemessen oder sogar erfolgreich alle Anforderungen meistern, die das Leben gerade an sie stellt. Das beraubt sie jeder Erfahrung von Freude, Befriedigung oder Vertrauen in ihre natürlichen Bewältigungsmechanismen. Ein Ziel der Tools aus der Toolbox ist, diese Personen zurück in die Gegenwart zu bringen. Tatsächlich ist einer der Sätze, die ich in der Hypnose von Klienten mit Angststörungen am häufigsten verwende: »In diesem Augenblick ist alles okay. Weil es so ist.«

Menschen mit Angststörungen neigen dazu, sich auf die Zukunft zu fixieren, weil sie unter Erwartungsangst oder *antizipatorischer* Angst leiden, die auf zweierlei Weise zum Ausdruck kommt. Die erste ist die antizipatorische Angst, die sie vor einem potenziell stressreichen Ereignis erleben; die zweite ist die antizipatorische Angst, die sich speziell auf ihre Angst vor künftigen Manifestationen ihrer Symptome bezieht. Wer zum Beispiel Panikattacken erlebt hat, verbraucht ein übertriebenes Maß an Energie, um darüber nachzugrübeln, ob und wann die nächste Episode auftreten wird.

Unterschiedliche Formen von Angststörungen

Angststörungen können sich aus einer komplexen Zusammenstellung von Risikofaktoren entwickeln, einschließlich Vererbung, Hirnchemie, Persönlichkeit und Lebensereignisse. Die folgenden Ausführungen veranschaulichen die Bandbreite, Tiefe und Komplexität dieser Störungen. Zu den Angststörungen, die in diesem Kapitel behandelt werden, gehören:

- generalisierte Angststörung (GAS)
- spezifische Phobien
- Sozialphobie/soziale Angststörung (SAS)

Im DSM-IV-TR (APA 2000) sind sie wie folgt klassifiziert:

Generalisierte Angststörung (GAS)

Die Hauptmerkmale der GAS sind ausgeprägte, über mindestens sechs Monate an der Mehrzahl der Tage auftretende Angst und Sorge (furchtsame Erwartung) in Bezug auf eine Reihe von Ereignissen oder Tätigkeiten; Erwachsene mit GAS sorgen sich häufig über alltägliche

Lebensumstände wie mögliche berufliche Verpflichtungen, Finanzen, Gesundheit von Familienmitgliedern, schlimme Ereignisse, die den Kindern passieren können, oder Kleinigkeiten. Zusätzlich zur chronischen Besorgnis gehören zu den Symptomen der GAS Zittern, Muskelschmerzen, Schlafstörungen, Verdauungsbeschwerden, Schwindel und Reizbarkeit. Die Symptome verursachen in klinisch bedeutsamer Weise Leiden oder Beeinträchtigungen in sozialen, beruflichen oder familiären Funktionsbereichen.

Spezifische Phobien

Menschen mit spezifischen Phobien leiden unter ausgeprägter oder anhaltender Angst, die durch das Vorhandensein oder die Erwartung eines spezifischen Objekts oder einer spezifischen Situation ausgelöst wird (z. B. Spinnen, Hunde oder Höhen). Die Konfrontation mit dem phobischen Reiz ruft fast immer eine unmittelbare Angstreaktion hervor. Der Grad der Angst steht meist in keinem Verhältnis zur Situation und wird vom Betroffenen selbst als übermäßig und unbegründet erkannt. Diese übertriebene Angst kann zur Vermeidung von normalen Alltagssituationen führen.

Kommentar zu spezifischen Phobien

Personen mit spezifischen Phobien sind besonders empfänglich für die Tools der Toolbox. Möglicherweise sind Personen, die Phobien entwickeln, von Natur aus besonders fantasievoll und empfänglich für Hypnose. Tatsächlich deuten drei verschiedene Untersuchungen darauf hin, dass die Hypnotisierbarkeit bei Menschen mit Phobien sehr stark ausgeprägt ist (Fromm a. Nash 1992).

Was vom Klienten als eine spezifische Phobie beschrieben wird, kann manchmal mit komorbiden Symptomen wie einer Agoraphobie oder Panikstörung einhergehen. Diese Fälle sind häufig komplexer, als sie auf den ersten Blick erscheinen. Eine besonders häufige Beratungssituation für Therapeuten ist zum Beispiel, dass Klienten Angst vor dem Autofahren, insbesondere auf Autobahnen haben. Obwohl die Klienten sich anfangs typischerweise nur auf die Angst vor dem Autobahnfahren konzentrieren sowie auf die Unannehmlichkeiten, die diese Phobie in ihrem Alltagsleben verursacht, stellt man nach einer gründlichen Untersuchung häufig fest, dass dieser Angst eine Panikstörung und/oder Agoraphobie zugrunde liegt. Die Erkenntnis, dass man die Autobahn nicht schnell und spontan verlassen kann, ist häufig der gemeinsame Nenner bei Personen, die unter dieser speziellen Phobie leiden.

Die Anwendung der Toolbox hat dazu geführt, dass eine Reihe meiner Klienten ihre Ängste vor Fahrstühlen, Spinnen, Hunden, dem Sprechen vor Publikum, dem Fliegen und Autofahren überwunden haben. Ein ungewöhnlicher Fall betraf einen Mann, der Angst vor Tauben hatte. Er plante eine Reise nach Rom und sah voraus, dass diese Phobie seine Freude an der Stadt trüben würde. Ich unterwies ihn in Tools von allen Stufen der Toolbox und legte dabei besonderes Gewicht auf kinästhetische Signale in Verbindung mit Imaginationen vom sicheren Ort sowie auf Selbstaussagen gepaart mit Entspannungsreaktionen. Nach einem wunderbaren Urlaub rief er mich an und berichtete, dass die Tauben weder Erwartungsangst noch tatsächlichen Stress bei ihm ausgelöst hatten. Er konnte die Schönheit der römischen Brunnen würdigen, weil er endlich fähig war, über die Vögel hinauszublicken.

Soziale Phobie/soziale Angststörung (SAS)

Die soziale Angststörung ist dadurch gekennzeichnet, dass die Betreffenden extreme Angst davor haben, von anderen Personen beurteilt zu werden oder ein Verhalten zu zeigen, das demütigend oder peinlich sein könnte. Diese starke Angst kann zum Vermeidungsverhalten führen. Zu den körperlichen Symptomen, die mit dieser Phobie verbunden sind, gehören Herzrasen, Schwäche, Erröten und starkes Schwitzen.

Behandlung von Angststörungen

Für die Behandlung der vielen Aspekte der Angst stehen verschiedene Ansätze zur Verfügung. Zu den Behandlungsmodalitäten gehören: Kognitive Verhaltenstherapie (CBT), Entspannungstherapie, einsichtsorientierte Psychotherapie, Hypnose ebenso wie eine medikamentöse Behandlung. Zu den bei Angststörungen verordneten Arzneimitteln zählen die selektiven Serotonin-Wiederaufnahmehemmer (SSRIs), trizyklische Antidepressiva, Benzodiazepine, Betablocker und die Monoaminooxidase-Hemmer (MAO-Hemmer).

Warum die Toolbox bei Angststörungen hilfreich ist

Hypnotische Fokussierungstechniken können sich bei einer Reihe unterschiedlicher Angststörungen als besonders nützlich erweisen. So lässt sich etwa die Entspannungsreaktion im Trancezustand wirksam mit Verhaltensinstrumenten wie der systematischen Desensibilisierung bei der Behandlung von Phobien kombinieren. Wolpe zufolge schließen sich Entspannung und Angst gegenseitig aus (1958). Hypnose erhöht auch die Wirksamkeit kognitiv-verhaltenstherapeutischer Ansätze (Lynn, Kirsch a. Rhue 1996; Schoenberger 2000) und kann zur Veränderung von Kognitionen beitragen. Es ist schwierig für den Einzelnen, seinem eigenen konstruktiven Selbstgespräch zu lauschen, wenn er von physiologischer Erregung überflutet ist. Die Hypnose kann die Person so weit beruhigen, dass sie fähig wird, die rationalen, non-reaktiven, kognitiven Selbstaussagen zu hören. Klienten mit inadäquater emotionaler Selbstregulation werden durch die Hypnose befähigt, frühe Warnsignale wahrzunehmen und ausgewachsene Panikattacken abzuwenden.

Was den Umgang mit den vielen körperlichen Symptomen angeht, die häufig mit Angststörungen verbunden sind, so wird durch Hypnose die Aufmerksamkeit nach innen fokussiert, was dem Klienten hilft, die körperlichen Symptome wahrzunehmen. Man kann Klienten darauf schulen, somatische Manifestationen, die sie zunächst negativ aufgefasst haben, mit geringerer Reaktivität zu beobachten. Wirksam ist die Hypnose auch für eine veränderte Sinneswahrnehmung von unangenehmen physischen oder psychischen Empfindungen. Ein besonderer Vorteil der Hypnose kann zum Beispiel sein, dass man Klienten die Taubheit bestimmter Körperteile suggeriert, um ihre Wahrnehmung akuten oder chronischen Schmerzes zu verändern. Sie kann bewirken, dass Klienten den Schmerz umdeuten und als seltsames Gefühl oder leichten Druck wahrnehmen. Edgette und Edgette, die Autoren von *The Handbook of Hypnotic Phenomena in Psychotherapy* (1995), haben die Hypnoanästhesie genutzt, um auch die emotionale Sensibilität zu verändern. Außerdem können Klienten durch Hypnose eine duale Perspektive entwickeln, die ihnen hilft, Zugang zu einem weisen und rationalen Selbstanteil zu erlangen, der weiß, dass sie das vorübergehende Unbehagen von Angstepisoden ertragen können (Brown a. Fromm 1986; Frederick 2005). Das kann bei ängstlichen Klienten sehr hilfreich sein, weil es realistischer ist, dass eine Person eine weitere Stimme wachruft, die gemäßigter und kontrollierter ist, als dass sie den besorgten Selbstanteil vollständig eliminiert.

Schließlich bietet die Toolbox auch Gelegenheit, Kompetenzen zu üben und zu erproben. Man hat darauf hingewiesen, dass Personen durch die Hypnosepraxis darauf konditioniert werden, in Zukunft neue erlernte Reaktionsmuster zu aktivieren (Humphries a. Eagan 1999). In mehreren der im Folgenden beschriebenen Hypnosestrategien werden Klienten in Trance instruiert, kognitive Tools oder eine ruhige, gelassene Reaktionsweise auf Zielsituationen zu proben.

Die Beurteilung der Angst

Wenn ein Klient in die Therapie kommt, weil er über Stress oder Angst klagt, bewerte ich zunächst, wie ausgeprägt die beschriebenen Symptome sind. Die aktuellen Symptome werden beobachtet und aufgezeichnet. Im Folgenden einige der wichtigsten Aktivitäten, die mit dem Assessment verbunden sind:

- Ausschluss von körperlichen Erkrankungen, Nebenwirkungen von Medikamenten und Nahrungs- oder Umweltallergien (siehe unten).
- Ermittlung dysfunktionaler Verhaltensweisen, die das Funktionieren im Alltag und/oder in Beziehungen behindern.
- Ermittlung problematischer Gefühle.
- Ermittlung negativer Denkmuster.
- Ermittlung wiederkehrender oder überwältigender körperlicher Empfindungen.
- Ermittlung von Problemen bei täglichen Gewohnheiten, wie Schlafen, Essen etc.

Zusätzlich zu diesen Maßnahmen kann ein formales Assessment-Instrument wie das Beck Anxiety Inventory (Beck-Angst-Inventar, BAI) nützlich sein. Dieser von Aaron Beck (1988) entwickelte und bei Harcourt Assessments veröffentlichte Fragebogen ist ein kurzes, preisgünstiges und gründlich validiertes Instrument zur Erfassung von Angststörungen.

Häufig übersehene, aber wichtige Aspekte der Beurteilung

Während der Beurteilung ist es besonders wichtig, dass man körperliche Erkrankungen, die der Angst zugrunde liegen könnten, wie zum Beispiel eine Schilddrüsenüberfunktion oder Herzrhythmusstörungen, ausschließt. Leichtere Formen von Nahrungsmittelallergien, die bislang unbemerkt geblieben sind, können die bestehende Angst ebenfalls beeinflussen.

Ich habe festgestellt, dass Therapeuten es sehr häufig versäumen, die Einnahme von ärztlich verordneten Medikamenten, rezeptfreien

Mitteln, psychotropen Substanzen oder den täglichen Konsum von weiteren Stimulanzien wie Koffein oder Nikotin beim Klienten zu berücksichtigen. Solche Substanzen können die Symptome einer Angststörung verschlimmern oder sogar verursachen. So kommt es zum Beispiel häufig zum Missbrauch von Kopfschmerztabletten, die Paracetamol und Koffein enthalten.

Eine Klientin von mir bietet ein eindrucksvolles Beispiel dafür, wie wichtig es ist, auf die Auswirkungen von Medikamenten zu achten. Claire, eine neunundzwanzigjährige alleinlebende Frau, wurde mit Herzrasen, Verdauungsbeschwerden und generalisierter Angst bei mir vorstellig. Als ich sie nach ihren Medikamenten fragte, erklärte sie, dass sie vier Arzneimittel einnehme: eines, um den Herzschlag zu verlangsamen, eines, um ihre Magen-Darm-Beschwerden zu lindern, einen selektiven Serotonin-Wiederaufnahmehemmer gegen ihre Angst und ein Schilddrüsenmedikament. Am Ende der ersten Hypnosesitzung erklärte sie, dass sie die Erfahrung zwar genossen habe, aber trotzdem während der Sitzung heftiges Herzrasen und Herzklopfen gehabt habe und sich immer noch »aufgedreht« fühle. Neugierig darauf, was es mit dieser anhaltenden agitierten Reaktion auf sich hatte, bat ich sie, ihre Schilddrüse untersuchen zu lassen. Sie meinte, sie sei deswegen gerade kürzlich beim Internisten gewesen und die Schilddrüsenwerte seien normal. Ich bat sie trotzdem nachdrücklich, die Untersuchung wiederholen zu lassen.

In der nächsten Sitzung teilte sie mir mit, dass ihre Schilddrüsenwerte im toxischen Bereich lägen und ihr Arzt die Dosierung des Medikaments drastisch gesenkt hätte. Vier Wochen später konnte sie ihr Herz- und ihr Magen-Darm-Medikament absetzen. Da sie sich viel besser fühlte, schlich sie bald darauf den SSRI aus und berichtete, dass sich keine beunruhigenden Angstsymptome eingestellt hätten. Tatsächlich gab es keinen Grund mehr, die Therapie fortzusetzen. Ich ermutigte sie, mich anzurufen, falls die problematischen Symptome wieder auftreten sollten, aber erklärte, dass sie im Moment keine Therapie benötigte.

Ich habe außerdem festgestellt, dass viele meiner Klienten, bei denen ich eine Angststörung diagnostiziert habe, überempfindlich auf Koffein reagieren. Der Durchschnittserwachsene findet es völlig normal, täglich ein paar Tassen Kaffee zu trinken. Für manche Personen, die unter Angststörungen leiden, kann das jedoch zu viel sein. Ich habe bei vielen Klienten erlebt, dass ihre Symptome sich signifikant verbessern, wenn sie ihren Koffeinkonsum einschränken.

Therapeuten sollten sich auch darüber im Klaren sein, dass Klienten die Wirkung von Medikamenten oder anderen Substanzen auf ihr mentales und physisches Wohlbefinden häufig verleugnen. Ist sich ein Klient bewusst, dass sein Konsum einer bestimmten Substanz problematisch ist, hält er diese wichtige Information möglicherweise zurück, bis sich das Vertrauensverhältnis zwischen Klient und Therapeut vertieft hat.

Einschätzen, ob es sich um Zustandsangst und Eigenschaftsangst handelt

Die Begriffe »Zustand« (state) und »Eigenschaft« (trait) im Zusammenhang mit der Angst beziehen sich darauf, ob die Quelle der Angst innerlich oder äußerlich ist. Die meisten Menschen reagieren mit Angst, wenn die Stressbelastungen im Leben ein bestimmtes Niveau überschreiten. Spielberger (1969), anerkannt für die Entwicklung des Spielberger Trait Anxiety Inventory, definierte *Zustands*angst als Angst, die in Reaktion auf bedrohliche und klar erkennbare Trigger ausgelöst wird. Laut Sheehan treten Anspannung und Symptome der (Zustands-) Angst nur in Reaktion auf klar abgegrenzte, erkennbare Stimuli auf. Die einzelne Attacke setzt nicht urplötzlich oder unerwartet ein, sondern hängt mit der Unmittelbarkeit des auslösenden Reizes zusammen (1986, S. 110–111). So würde etwa die Erwartung einer Operation bei den meisten Menschen Angst auslösen.

Eigenschaftsangst hingegen bezieht sich auf ein ängstliches Temperament. Sie ist ein Persönlichkeitsmerkmal, das zeitlich stabil bleibt, was darauf schließen lässt, dass kein leicht erkennbarer Auslöser besteht, der die Symptome hervorgerufen hat (Spielberger 1972). In diesen Fällen hat die anhaltende Empfindlichkeit und Reaktivität des Individuums möglicherweise eher biologische Ursachen. Melinda zum Beispiel sagte von sich selbst, dass sie schon immer sehr nervös gewesen sei. Tatsächlich können Menschen mit Angststörungen in der Regel einen Auslöser erkennen, auch wenn dieser Trigger bei Menschen, die nicht zur Angst neigen, keine derartige Reaktion auslösen würde. Ich kenne zum Beispiel einen Collegestudenten, der anfing, sich ständig Sorgen darüber zu machen, dass die Pflanzen in seinem Zimmer nicht genug Licht bekamen. Mit anderen Worten, die

Angst wird ein Ziel finden, auch wenn es auf den ersten Blick keines zu geben scheint.

Behandlungsziele

Für jeden Angstklienten gibt es eine Reihe von festgelegten Behandlungszielen, die ich zu erreichen versuche, auch wenn ich die Behandlung gleichzeitig ganz speziell auf die individuellen Bedürfnisse des einzelnen Klienten zuschneide. Im Folgenden findet sich eine Zusammenstellung allgemeiner Behandlungsziele für Personen mit Angststörungen. Am Ende der Behandlung hat der Klient:

- die Kompetenzen, um negative, irrationale oder zwanghafte Gedanken zu unterbrechen;
- Selbstbeherrschung mit der Fähigkeit, beruhigende Reaktionen hervorzubringen;
- weniger Sorgen;
- keine Angst mehr vor künftigen Angstreaktionen;
- eine höhere Resilienz angesichts von kurz- oder langfristigem Stress;
- Unruhe, Reizbarkeit und Schlaflosigkeit erfolgreich abgebaut;
- somatische Symptome der Angst wie Herzrasen, Schwitzen oder Magenbeschwerden erfolgreich reduziert;
- Hoffnung auf Besserung.

Psychoedukation als wichtiger Aspekt der Behandlung

Zu einer gut durchgeführten ersten Sitzung gehört, dass man den Klienten über das Wesen der Angst und seinen eigenen Subtypus informiert und ihn über die genetischen und biochemischen Komponenten der Störung aufklärt. Psychoedukation vermittelt dem Klienten die drei Hauptelemente der Angststörung: Vererbung, Temperament und Umweltstressoren. Ich beginne die Behandlung bei allen Klienten mit Psychoedukation, aber bei Personen mit Angststörungen ist sie besonders wichtig. Tatsächlich habe ich die Erfahrung gemacht, dass schon direkt nach der Psychoedukation die Angstsymptome um bis zu 20 Prozent zurückgehen, weil die Klienten anfangen, sich zu entspannen, wenn sie hören, dass sie nicht »verrückt werden« und dass ihre Symptome relativ häufig und gut behandelbar sind.

Sehr oft gehen Therapeuten, die Personen mit Angststörungen behandeln, einfach über den bedeutsamen Aspekt der Psychoedukation hinweg und versäumen es, ihren Klienten umfassende und gezielte Informationen zu bieten. Ich habe festgestellt, dass diese Form der Psychoedukation den Klienten hilft, ihre Erfahrungen als etwas Normales zu betrachten und sich in ihren Wahrnehmungen bestätigt zu fühlen, was die Scham lindert, die so häufig mit ihren Symptomen verbunden ist.

Genetik

Es kommt selten vor, dass Klienten mit Angststörungen keinen Verwandten ersten Grades haben, der nicht ebenfalls unter einer Angstproblematik leidet oder gelitten hat. Nach dem derzeitigen Forschungsstand haben vererbte genetische Tendenzen Einfluss darauf, welches normative Anspannungs- oder Angstniveau der Einzelne herausbildet (Eysenck 1967; Gray a. McNaughton 1996; Leonardo a. Hen 2006; Middeldorp, Cath, Van Dyck a. Bloomsa 2005). Einige Personen sind genetisch dazu veranlagt, ängstlicher zu sein als andere. Man muss den Klienten vermitteln, dass überängstlich zu sein genauso wenig ihre »Schuld« ist, wie es ihre »Schuld« ist, dass sie klein, groß, blond oder brünett sind. Das scheint die Angst zu normalisieren und gibt Klienten das beruhigende Gefühl, dass ihre Störung kein Zeichen von Charakterschwäche ist.

Temperament

Die zweite Komponente der Angststörung, die in der Phase der Psychoedukation aufgegriffen werden sollte, ist die Rolle des Temperaments und die Vielfalt der individuellen Reaktionen auf Stress. Manche Menschen scheinen von Natur aus resilienter und willensstärker zu sein als andere, obwohl sie mit einer angeborenen Angstneigung belastet sind. Aaron Beck, bekannt für seine kognitiven Behandlungsansätze bei Angst und Depressionen, hat darauf hingewiesen, dass sich die vielfältigen Reaktionen auf Stress durch Unterschiede im Persönlichkeitsstil erklären. Claudia zum Beispiel, die unter einer Panikstörung und damit einhergehenden spezifischen Phobien litt, hatte Angst vor Fahrstühlen. Auf die Frage, wie oft sie einen Fahrstuhl benutze, antwortete sie: »Jeden Tag. Ich arbeite im sechsten Stock, aber ich werde doch wegen meiner Angst nicht meinen Job aufgeben.« Claudia wuchs in einer stabilen, unterstützenden Familie auf und hatte trotz ihrer

Angststörung eine gut entwickelte Ich-Stärke. Ihre recht ausgeprägte psychische Stabilität und Ich-Stärke halfen ihr, effektiver mit ihren Phobien umzugehen, als es einem eher fragilen Klienten vielleicht möglich gewesen wäre.

Stress

Das dritte Element der Psychoedukation betrifft die Notwendigkeit, das allgegenwärtige Wesen der Stressbelastung in unserer Kultur und seinen Einfluss auf die Angststörung anzusprechen. Schon allein der wachsende Zeitdruck erzeugt Belastungen für unsere emotionalen und körperlichen Systeme. Die Erwartung, dass wir rund um die Uhr über Handy, Email oder Fax erreichbar sind, lässt uns keine Zeit zum Regenerieren. Wenn unerwarteter Stress auftritt, etwa ein Computer-Absturz, eine schwere Krankheit in der Familie oder der Verlust des Arbeitsplatzes, sind wir alle diesem Stress unterworfen, der jede Menge gleichermaßen unerwartete Reaktionen in uns auslösen kann. Es ist etwas Wahres an der Vorstellung, dass wir herausfinden, aus welchem Holz wir geschnitzt sind, wenn wir unter Druck geraten – sehr häufig treten unsere tiefsten Ängste in eher unschöner Form zutage – und mitunter entwickeln diese Ängste ein Eigenleben. Das Individuum mit ängstlichem Temperament und genetischer Vulnerabilität ist weniger resilient gegenüber den unausweichlichen Stressbelastungen, auf die wir stoßen. Von daher sollte man dem ängstlichen Klienten empfehlen, besonders darauf zu achten, dass er sich nicht zu viele Verpflichtungen auflädt, die in Anbetracht seiner Konstitution unrealistisch sein könnten.

Fallstudie 1: Anwendung der Toolbox bei generalisierter Angststörung

Hintergrund

Die neunundvierzigjährige Donna wurde von einem anderen Therapeuten, bei dem sie achtzehn Monate in Behandlung gewesen war, an mich überwiesen. Der überweisende Kollege hatte hauptsächlich ein unterstützendes Psychotherapieverfahren angewendet. Donna und ihr Therapeut hatten beide den Eindruck, dass sie keine nennenswerten Fortschritte gemacht hatte.

Donnas natürliche, genetisch bedingte Neigung zur Ängstlichkeit war durch ein unsicheres, chaotisches familiäres Umfeld und schlechte Vorbilder verschlimmert worden. Sie beschrieb sich selbst als verängstigtes, einsames Kind, das sich in seiner Ursprungsfamilie ungeliebt und nicht geborgen fühlte. Donna glaubte, dass ihre Mutter sie nicht gewollt hatte; vom Vater wurde sie körperlich und verbal misshandelt, und so wuchs sie in der ständigen Erwartung auf, dass ihr etwas Schlimmes widerfahren würde. Ihr Nervensystem war in dauernder Alarmbereitschaft, immer auf der Hut vor drohender Gefahr. Ohne den Rückhalt tröstender, fördernder Elternfiguren gelang es ihr nicht, selbstberuhigende Mechanismen zu verinnerlichen. Außerdem hatte sie sich vor kurzem nach neunundzwanzig Jahren Ehe scheiden lassen, ihre berufliche Situation war unsicher und ihr fünfundzwanzigjähriger Sohn war zu Hause ausgezogen, um nach Oregon zu gehen. Ihre finanzielle Situation war angespannt, sie fühlte sich isoliert und dem ganzen Druck nicht mehr gewachsen.

Dargelegte Probleme

Der überweisende Therapeut berichtete, dass Donna unter einer generalisierten Angststörung (GAS) litt; sie fühlte sich häufig überwältigt von antizipatorischer Angst und grübelte über mögliche persönliche Katastrophen nach. Donna neigte zu chronischer Angst, aber ihre Anspannung erreichte unerträgliche Ausmaße, wenn sie eine konkrete äußere Bedrohung ihrer Sicherheit wahrnahm. So hatte der Gouverneur unseres Bundesstaates kürzlich verkündet, dass es aufgrund des wirtschaftlichen Abschwungs einige Kürzungen bei den staatlichen Stellen geben werde. Donna, die als staatliche Rechnungsprüferin arbeitete, litt unter heftiger antizipatorischer Angst und fürchtete, entlassen zu werden. Sie klagte über Schlafstörungen, chronische Erschöpfung und schlechte Konzentrationsfähigkeit. Auch körperlich forderte die Angst ihren Tribut. Donna berichtete von mehreren körperlichen Beschwerden wie Kopfschmerzen, Reizdarm und wiederkehrenden Hautausschlägen unklarer Ursache. Die ständige Ausschüttung von Stresshormonen, chronische Muskelverspannung und eine wiederholt ansteigende Atem- und Herzfrequenz sind allesamt somatische Reaktionen auf Stress. Diese Überreaktivität stellt physiologische Herausforderungen für den Körper dar, was wiederum das Immunsystem schwächt und die Anfälligkeit für einen körperlichen Zusammenbruch erhöht (Kiecolt-Glaser a. Glaser 1992; Rossi 2002).

Behandlungsplan und klinische Überlegungen

Eingangsbeurteilung

Bei der ersten Einschätzung von Donna hatte auch ich den Eindruck, dass sie unter den klassischen Symptomen einer generalisierten Angststörung litt. Sie machte sich immerzu Sorgen, wobei abwechselnd Arbeit, Gesundheit, Geld und Kinder im Mittelpunkt standen. Sie war generell pessimistisch und erwartete, dass die Dinge, um die sie sich Sorgen machte, schlecht ausgehen würden. Zu beobachten war eine gewisse zeitliche Verzerrung, weil viele ihrer Gedanken auf die Zukunft ausgerichtet waren, was sie unfähig machte, die positiven Aspekte der Gegenwart zu genießen. Außerdem litt sie unter zahlreichen körperlichen Beschwerden, einschließlich Magen- und Kopfschmerzen. Sie berichtete, dass sie Schwierigkeiten mit dem Einschlafen hätte und ständig erschöpft sei.

Donna litt sowohl unter Eigenschaftsangst als auch unter situativer oder Zustandsangst. Wie die meisten Personen mit Angststörungen hatte Donna ein angeborenes sensibles Temperament, eine genetische Veranlagung, die sie anfällig für Angst und Depressionen machte. Sie berichtete, dass ihre Mutter zahlreiche Phobien hatte, leicht wütend wurde und unter zahlreichen psychosomatischen Beschwerden litt. Außerdem erklärte sie, dass ihre Großmutter kaum aus dem Haus ging und möglicherweise agoraphobisch gewesen war.

Wie bei anderen Angstproblemen könnte man auch argumentieren, dass es sich bei Donnas ängstlichem Stil um ein erlerntes Verhalten handelt. Kinder sind von Geburt an auf Engste mit allen Gefühlsregungen der Mutter verbunden. Wenn ein sensibles Kind den ängstlichen Gefühlszustand der Mutter spürt, lernt es unter Umständen, diese Gefühle genauso nachzuahmen, wie es lernt, Wutanfälle zu bekommen oder Geduld zu zeigen.

Behandlungsziele

- Angemessene emotionale Reaktionen auf Trigger-Ereignisse entwickeln.
- Fokussierung auf Zukunft verringern.
- Fähigkeiten zur Selbstberuhigung entwickeln.
- Ablenkung von Besorgnis durch Konzentration auf Imagination.

- Somatische Ausdrücke der Angst durch veränderte Sinneswahrnehmungen vermindern.
- Positives Denken fördern und Dankbarkeit entwickeln.
- Konzentration auf das Hier und Jetzt der Alltagssituation.

In der ersten Sitzung bestanden die Ziele darin, die Angstreaktion zu normalisieren, die Stressbelastung, der Donna gegenwärtig ausgesetzt war, zu validieren und Empathie damit zu zeigen sowie positive Erwartungen zu schaffen. Da diese spezielle Klientin sehr fragil wirkte, war es sehr wichtig, eine sichere, haltende Umgebung zu schaffen. Ein weiteres Thema dieser Sitzung war der Abbau aller Schamgefühle, unter denen Donna möglicherweise wegen ihrer Symptome litt. Außerdem widmete ich mich der Einstufung von Donnas Angst und unterwies sie in den grundlegenden hypnotherapeutischen Techniken der Stufen 1 und 2 der Toolbox. Zu Anleitungszwecken und zur Veranschaulichung gebe ich im Folgenden einen Überblick über die Ziele bei diesen einleitenden Tools, werde diese Zusammenfassung jedoch nicht bei jedem Fallbeispiel wiederholen, um Redundanzen zu vermeiden.

Eingesetzte Tools bei Donna:

Tool 1: Somatische, kognitive und emotionale Signale erkennen

Ziele

- Schnelles Erkennen und Unterbrechen der somatischen, kognitiven und emotionalen Anzeichen einer unangemessenen Reaktion, zum Beispiel Besorgnis.
- Umdeutung dieser Hinweise zu Chancen, um Selbstregulation zu üben und kontrollierte Gewohnheit der Spannungsauflösung einzubauen.
- Entwicklung einer neugierigen, nicht reaktiven Haltung, wenn die Signale auftauchen.
- Täglich verhindern, dass sich Angst und Anspannung aufbauen.

Tool 2: Time-out

Ziele

- Innehalten, bevor Reaktivität eskaliert.
- Muskelverspannung erkennen und auflösen.

- Die Gewohnheit entwickeln, bei Bedarf ein Time-out zu nehmen.

Skript

Donna, Sie und ich haben oft besprochen, dass Sie leicht aus der Fassung geraten, insbesondere wenn Sie sich Sorgen über etwas machen, auf das Sie keinen Einfluss haben … Bei unserer gemeinsamen Arbeit haben Sie gelernt, dass Sie oft unnötig leiden, weil sie emotional sehr heftig reagieren … zum Beispiel denken, dass künftige Situationen nicht zu bewältigen sind oder dass Sie nicht fähig sein werden, mit dem, was geschehen oder nicht geschehen wird, fertig zu werden. Sie haben gelernt, dass Sie jemand sind, der sich im Voraus Sorgen macht … und die Wahrscheinlichkeit, dass etwas Negatives geschehen wird, überschätzt. Wir alle sprechen mit uns selbst, wenn wir aufgeregt sind … und dann fangen wir an zu reagieren … oder überzureagieren … und Sie und ich wissen, dass Sie oft die Worte »was ist, wenn« zu sich selbst sagen, wenn Sie sich Sorgen machen … insbesondere über Ihren Job oder Ihre Gesundheit. Mitunter bemerken Sie Muskelverspannungen oder Magenschmerzen oder Sie fühlen sich traurig oder ängstlich.

Diese Worte und Empfindungen in Ihrem Körper zusammen mit den auftauchenden Gefühlen lassen sich als Warnzeichen nutzen, sie können Sie warnen … und Ihnen raten … dass ein Time-out angezeigt ist. Und Sie können diese Warnsignale zur Kenntnis nehmen und sie freundlich und gelassen willkommen heißen … als ob Sie sagen wollten: »Aha, da seid ihr also wieder. Kommt herein … wir setzen uns hin und ruhen uns zusammen aus. Wir nehmen ein Time-out, um uns zu beruhigen.«

Kommentar

Da Donna chronisch besorgt war und unter exzessiver Angst litt, wurde betont, wie wichtig es für sie war, regelmäßige Pausen einzulegen, um ihr System wieder ins Gleichgewicht zu bringen. Sie erhielt die Anweisung, sich jeden Morgen ein Tonband anzuhören und alle 90 Minuten eine feste Pause einzulegen, um eines der Tools zu üben. Das obige Skript umfasste mehrere Themen der kognitiven Therapie, zum Beispiel die Überschätzung des Risikos, dass ein negatives Ereignis eintritt, bei gleichzeitiger Unterschätzung der eigenen Bewältigungsfähigkeiten (Beck, Emery a. Greenberg, 1985; Bourne, 1995; Burns, 1981; Yapko, 2003). Das Skript enthielt die Suggestion, dass Donna ein Time-out nehmen sollte, wenn sie kognitive, somatische oder emotionale Vorboten übertriebener Reaktionen wahrnahm.

Tool 3: Atmung – Beobachtung und Vertiefung des Atems

Ziele

- Aufmerksamkeitsfokussierung auf die Atmung als Mittel der Selbstberuhigung.
- Entspannung durch tiefe, beruhigende Atemzüge auslösen.

Kommentar

Nachdem ich Donna beigebracht hatte, Tools 1 und 2 der Stufe 1 zu benutzen, führte ich sie durch das erste der Fokussierungs- und Beruhigungs-Tools von Stufe 2, um sie auf die spezifischeren Tools von Stufe 3 vorzubereiten. Ich unterwies Donna in einer Standardübung zur tiefen Zwerchfellatmung, um ihr eine schnelle Technik zur Stressauflösung an die Hand zu geben. Sie wurde ermutigt, sich ihre Atmung bewusst zu machen und darauf zu achten, ob sie sich an die Zwerchfellatmung hielt – eine effektivere Atemtechnik, die mit der Entspannungsreaktion verbunden ist (Benson, 1983; Woolfolk, 1984). Die Entspannung wurde durch Tool 9, die Treppe, weiter vertieft.

Tool 8: Selbstberuhigende Imagination, Sicherer Ort – sicherer Raum

Ziele

- Beherrschung der Angst oder kontraproduktiver Impulse durch Selbstberuhigung.
- Ablenkung von Besorgnis durch Fokussierung auf visuelle Imagination.
- Schaffung eines leicht wieder aufzusuchenden Kontextes, der ein Gefühl von Sicherheit erzeugt.
- Einen Ort für das Herunterfahren des Reaktivitätsniveaus (Tool 21) schaffen.

Skript

Und so können Sie sich vielleicht vorstellen, dass Sie, während Sie den Flur entlanggehen, eine Tür mit einem Türknauf sehen ... Und vielleicht können Sie mental spüren, wie sie den Türknauf berühren und daran drehen, um die Tür zu öffnen ... Und ich frage mich, ob Sie die Tür wohl öffnen und herausfinden möchten, dass Sie einen besonderen Raum betreten ... einen sicheren Raum ... einen Rückzugsraum. Und Sie können sich in diesem Raum umsehen und ihn dabei nach Herzenslust gestalten, sodass er besonders schön und angenehm für sie wird. Lassen Sie sich Zeit, um ihn so zu gestalten, wie es Ihnen gefällt. (Pause.) Sie sind die Schöpferin, die Gestalterin dieses Vorstellungsbildes, vielleicht macht es Ihnen besonderes Vergnügen, das Dekor auszuwählen, den Raum ganz nach Ihren Wünschen einzurichten … genau die richtigen Farben, genau die richtigen Materialien … genau die richtigen Möbel, die Ihnen gefallen. Und können Sie die Farben sehen, die Geräusche hören, die Gefühle fühlen, die Sie in diesem Raum empfinden möchten?… Schauen Sie sich in Ihrem Raum um. Und vielleicht möchten Sie sich jetzt in einen bequemen Sessel setzen … oder auf die Couch … oder aufs Bett. Genießen Sie es, in Ruhe zu entdecken, wie schön es ist, sich hinzusetzen oder hinzulegen und auszuruhen. Und während Sie mental spüren, wie Sie sich ausruhen … in diesem schönen Raum, können Sie ein Gefühl tröstlichen Wohlbefindens erleben … Und ist es nicht schön, einen Raum zu haben … einen sicheren und einladenden Raum für sich allein? Und während Sie in diesem Raum ausruhen, können Sie weiter nach innen gehen … zu diesem Ort der Ruhe, der sicheren Abgeschiedenheit … wohlbehalten allein mit einer Stimme, die Sie begleitet, während Sie noch sanfter gleiten … tiefer, immer tiefer … und Sie können ausruhen … Ja, ausruhen. Ihren Geist ausruhen, ihren Geist ausruhen … und den Rest Ihres Körpers … tief unten in der Stille … So ist es gut. Und jetzt sogar noch tiefer, wenn Sie wollen … können Sie die Stille spüren, die absolute Stille, die Ihnen erlaubt, sich vor der Welt in Ihren Raum zurückzuziehen … für ein paar Minuten, die wie ein paar Stunden scheinen können …? Diese Erfahrung ist so erholsam für Sie wie mehrere Stunden der Ruhe. So ist es gut … Donna … sicher und ruhig in Ihrem Raum.

Kommentar

Zwei Aspekte dieses Skripts sind bemerkenswert. Zum einen habe ich mich dafür entschieden, Donna einen imaginierten sicheren Raum erschaffen zu lassen, anstatt zu versuchen, auf eine tatsächliche Erinnerung an einen sicheren Ort zurückzugreifen, weil in ihrer »Gedächtnisbank« nur so wenige positive Erfahrungen gespeichert waren. Da Negativität und Selbstmitleid bezüglich der Entbehrungen in ihrem Leben in ihrem Persönlichkeitsstil so dominant waren, hätte der Versuch, Zugang zu positiven Erinnerungen zu erlangen, vielleicht eine Widerstandsreaktion ausgelöst und die Tendenz verstärkt, sich auf die Entbehrungen im Leben zu konzentrieren. Deshalb wurde ein sicherer Raum geschaffen, der in Verbindung mit späteren Tools genutzt werden sollte. Bemerkenswert ist zum anderen, dass die kinästhetische Wahrnehmung in das Skript mit aufgenommen wurde. Da Donna besonders sensibel für körperliche Empfindungen war, schien eine positive Nutzung der kinästhetischen Wahrnehmung ein geeignetes Mittel. Aus der suggerierten Bequemlichkeit des Bettes, Stuhls oder Sofas ergibt sich die Möglichkeit, detaillierte visuelle Bilder zu kreieren. Das Thema des Ausruhens war besonders wichtig für diese Klientin, weil sie, wie viele Angstklienten, unter wiederkehrender Schlaflosigkeit litt und häufig müde war.

Tool 21: Das Reaktivitätsniveau senken

Ziele

- Angemessenes Reaktionsniveau auf ein Lebensereignis einstellen.
- Ein Bild visualisieren, das zum »Herunterdrehen« der Reaktion geeignet ist.
- Die Fähigkeit verstärken, Angst durch Selbstaussagen zu verringern.

Skript

Das folgende Skript ist besonders lang. Obwohl es der Klientin als Ganzes präsentiert wurde, habe ich es für den Leser in drei Teile untergliedert.

1. Erkennen und Abschwächen der Reaktivität

Jetzt möchte ich, dass Sie an ein Ereignis oder eine Situation denken, Donna, die Ihnen Sorge bereitet ... ein künftiges Geschehen, das Sie beunruhigt. Nicken Sie, wenn Sie daran denken. (Donna nickt.) Gut. Und jetzt lassen Sie die ganzen sorgenvollen, angespannten Gefühle hochkommen. Und kehren Sie wieder in Ihren sicheren Raum zurück ... Heben Sie einen Finger, wenn Sie das Bild Ihres sicheren Raumes wieder wachrufen können. Und in diesem Raum steht ein Schreibtisch mit einer großen Skala darauf ... eine Skala mit einer Nadel, die auf einer Maßeinteilung von 0 bis 11 Ihren aktuellen Anspannungs- (oder Reaktivitäts-) Level anzeigt ... Und wenn Sie die Nadel auf der Skala vor sich sehen, nicken Sie bitte ... (Donna nickt.) Okay ... Gut ... Und wenn Sie jetzt ... an dieses Ereignis denken, achten Sie darauf, welche Zahl auf der Skala die Nadel anzeigt. Und wenn Sie sich mit einem sehr logischen Teil von sich verbinden, fragen Sie sich vielleicht, ob die Zahl höher ist, als sie eigentlich sein sollte? Wenn ja, können Sie Ihre Vorstellungskraft nutzen, um die Zahl »herunterzudrehen«, um den Zeiger bis genau dorthin nach unten zu schieben, wo er ... wenn Sie wirklich innehalten und richtig darüber nachdenken ... sein sollte ... wo Sie ihn haben möchten ... damit er mit genau dem richtigen Grad an Anspannung übereinstimmt, der diesem Problem angemessen ist. Ein Teil von Ihnen, der weniger heftig reagiert, vielleicht der tiefere Teil von Ihnen wird Ihnen sagen, welches Reaktionsniveau genau richtig und angemessen für diese Sorge ist, damit Sie effektiv und fokussiert und doch entspannt sein können ... Vielleicht liegt es sogar in Ihrem Interesse, überhaupt nicht zu reagieren, oder vielleicht brauchen Sie nur ein kleines bisschen Anspannung, um die Situation zu bewältigen ... Und machen Sie jetzt drei tiefe, langsame Atemzüge. Ein und aus ... Langsam ein und langsam aus. Ein und aus ... entspannen Sie wieder und noch ein bisschen mehr. 5, 4, 3, 2, 1... tiefer, tiefer und immer tiefer entspannt und denken Sie an die Situation, die Sie aufgeregt oder besorgt hat und sehen Sie, wie die Nadel sich jetzt nach unten bewegt, wie Sie sie genau dorthin bewegen, wo sie sein sollte, vielleicht spüren Sie sogar, wie Ihre Finger einen Knopf drehen, der die Nadel jetzt herunterbewegt. Okay ... und wenn die Nadel nicht im optimalen Bereich ist ... wenn sie auf eine Zahl im mittleren Bereich zeigt ... oder wenn sie in der oberen Zone ist ... nutzen Sie Ihre Vorstellungskraft, um die Zahl herunterzudrehen ... um die Nadel in diesen optimalen Bereich zu bewegen ... Nicken Sie wieder, wenn es Ihnen gelungen ist, die Nadel in diesen Bereich zu schieben ... konzentrieren Sie sich auf Ihre Atmung ... tiefe, entspannte Atemzüge ... Wellen der Entspannung ... die Ihren Puls verlangsamen ... Ihren Blutdruck senken ... die Nadel in diesen optimalen Bereich herunterschieben ... nicken Sie, wenn Sie dort sind ... (nickt) Sehr gut ... Herunterdrehen. So ist es gut. Und nicken Sie jetzt, wenn sie unten ist. (Warten Sie das Nicken ab.)

Kommentar

Dieses Tool setzt auf die Fähigkeit der Klientin, ihre Reaktion flexibel auf genau das richtige Maß an Emotionalität einzustellen, das der Situation angemessen ist. Es wird anerkannt, dass die Person Verbindung zu einem logisch denkenden, weniger reaktiven Selbstanteil aufnehmen kann: »Und wenn Sie sich mit einem sehr logischen Teil von sich verbinden, fragen Sie sich vielleicht, ob die Zahl höher ist, als sie eigentlich sein sollte.« Beachten Sie, dass kinästhetische Suggestionen (»Vielleicht spüren Sie sogar, wie Ihre Finger einen Knopf drehen, der die Nadel jetzt herunterbewegt ...«) zusammen mit visuellen Bildern eingesetzt werden, um die Erfahrung lebendiger zu machen.

2. Selbstwirksamkeit und Selbstaussagen

Und ist es nicht schön zu wissen, zu entdecken, dass Sie die Kontrolle haben, dass Sie Ihre Ängste durch die Kraft Ihrer Gedanken, durch Ihre Vorstellungskraft herunterdrehen können? Manchmal bemerken Sie vielleicht, dass der Stress eines Ereignisses oder einer Beziehung oder eine unvermeidliche Herausforderung in Ihrem Leben auftaucht, und Sie können sich mit dem Wissen trösten, dass Sie selbst entscheiden können, wie viel Sorgen Sie sich machen ... oder ob Sie sich überhaupt Sorgen machen. Und jedes Mal, wenn Sie Ihre Besorgnis herunterdrehen, herunterdrehen, wird es leichter und immer leichter werden, ein Gefühl von Kontrolle zu haben, die Kontrolle tatsächlich auszuüben. Sie können sich sagen: »Ich habe die Kontrolle über meine Reaktion.« Sagen Sie diesen Satz jetzt drei Mal zu sich selbst und prägen Sie sich dabei die Worte ein ... oder vielleicht wählen Sie auch einen anderen Satz, der genau dem entspricht, was Sie von sich selbst hören müssen ... Nur zu, es spielt wirklich überhaupt keine Rolle, ob es mein Satz oder Ihr Satz ist, sagen Sie ihn jetzt einfach, drei Mal. Die Wiederholung der Beteuerung: »Ich habe die Kontrolle über meine Reaktion« trägt dazu bei, die Suggestion zu verankern und zu verstärken ... Und jedes stressige oder schwierige Ereignis ist eine Chance, eine Chance für Sie, Ihre Fähigkeit zu üben ... Ihre Fähigkeit, die Kontrolle über Ihre Reaktionen zu behalten, Ihre Reaktionen auf ein angemessenes Maß herunterzudrehen.

Kommentar

Der vorangehende Abschnitt des Skripts zielt darauf, die Selbstwirksamkeit zu erhöhen (»Sie haben die Kontrolle«). Dann säe ich die Möglichkeit der Veränderung mit Formulierungen wie »Ich bin nicht sicher, wann genau ... werden Sie das Gefühl entwickeln, widerstandsfähiger zu sein, widerstandsfähiger gegenüber den unausweichlichen Herausforderungen des Lebens«. Als Teil dieses Verfahrens führe ich Donna in dieser Sitzung darin ein, unterstützende Selbstaussagen wie »Ich habe die Kontrolle über meine Reaktionen« zusammen mit den visuellen Imaginationen zu nutzen.

3. Posthypnotische Suggestionen zur Integration des Tools

Und jetzt können Sie sich einen Augenblick Zeit nehmen, um zu antizipieren, wie Sie mehrmals täglich die Selbsthypnose üben. Vor allem bei jenen Gelegenheiten, bei denen Sie fühlen können, dass Ihr Anspannungsgrad höher ist, als Sie wollen ... Ich werde jetzt einen Moment schweigen, damit Sie vor sich sehen, wie Sie üben ... das beruhigende Atmen üben ... Ihren ruhigen Raum mit dem

Schreibtisch und der Skala visualisieren ... und sich selbst sehen, wie Sie gezielt die Nadel nach unten bringen und noch weiter nach unten bringen, während Sie weiter entspannen, tiefer und tiefer in die Stille hinein ... und immer besser lernen, wie Sie Ihren Geist zur Ruhe bringen, ausruhen lassen ... und vielleicht sogar in dieser Ruhe schwelgen. Gönnen Sie sich jetzt einen stillen Moment, um es einfach zu genießen, sich mit dem weisen, empfänglichen Teil von sich zu verbinden. (Lange Pause.) So ist es gut. So ist es gut ... und es ist so tröstlich, zu wissen, dass Sie ein Tool haben, das Sie nach Belieben benutzen können ... weil Sie lernen, Ihre geistige Kraft zu nutzen, um zu ändern, wie Sie denken ... wie Sie fühlen, wie Sie agieren und reagieren ... Sie impfen sich darauf, mit allem fertig zu werden, was Ihnen in Ihrem Leben geschieht ... Und früher oder später, ich bin nicht sicher, wann genau ... werden Sie das Gefühl entwickeln, widerstandsfähiger zu sein, widerstandsfähiger gegenüber den unausweichlichen Herausforderungen des Lebens. Doch was ich mit Sicherheit weiß, ist, dass Sie sich jedes Mal, wenn Sie Ihre Angst herunterdrehen, mit Ihrer angeborenen geistigen Fähigkeit zur Kontrolle Ihrer Reaktionen verbinden ... und dass Sie zunehmend die Kraft finden werden, erfolgreich mit Ihren Gefühlen umzugehen. (Pause.) Jetzt können Sie allmählich zum normalen Bewusstsein zurückzukehren. Vielleicht können Sie die Finger bewegen und sie ein bisschen aufwecken, dann bewegen Sie die Arme und stellen fest, dass auch Ihre Arme aufwachen können. Und wenn Sie bereit sind, können Sie die Augen öffnen den ganzen Weg zurückkommen ... wach und erfrischt und entspannt.

Kommentar

Diese Intervention umfasst eine Verhaltens-Erprobung der praktischen Übungen. Ich habe mit der Anwendung dieses Tools bei Donna gewartet, bis sie sehr entspannt war. Bei Klienten, die sehr leicht hypnotisierbar sind, kann man das Tool ohne dieses Maß an Vertiefung anwenden. Beachten Sie, dass diese Technik der Klientin erlaubt, jedes Mal, wenn sie die Angstskala visualisiert, selbst zu bestimmen, wie viel Reaktivität der Trigger verdient. Bemerkenswert an diesem Tool ist zudem, dass Donna angeleitet wurde, ihre häuslichen Übungen, ein Element von Stufe 4, zu proben.

Tool 19: Selbstaussagen

Ziele

- Unterstützende und positive Selbstaussagen entwickeln, um Katastrophendenken entgegenzuwirken.

- Verbesserung der Selbstregulation.
- Atmung nutzen, um Anspannung zu verringern.

Skript

Bei jedem Einatmen sagen Sie sich innerlich den Satz: »Ich atme Sicherheit ein.« Bei jedem Ausatmen sagen Sie sich: »Ich atme die Angst aus.«

Kommentar

Die Vorstellung, dass man unterstützende und positive Selbstaussagen formuliert, wurde zunächst im vorigen Protokoll eingeführt. In dieser Sitzung stellte ich Donna eine abgekürzte Version des Selbstaussage-Tools vor, während sie langsame, tiefe Atemzüge machte. Die Kombination neuer Kognitionen mit der Atmung schuf einen Kontext, der die Integration eines heilenden Sicherheitsthemas erleichterte. Für Donna, die sich seit ihrer Kindheit chronisch unsicher fühlte, hatten die Worte *Angst* und *Sicherheit* eine besondere Bedeutung. Da sie als Kind in einer hochexplosiven häuslichen Umgebung gelebt hatte, lernte Donnas Körper, in einem Zustand der Hypererregung zu bleiben, was dazu führte, dass sie als Erwachsene in Reaktion auf Aktivitäten und Ereignisse, die in den Augen vieler Menschen völlig belanglos waren, eine Vielzahl von Bedrohungen wahrnahm. So reagierte sie beispielsweise angespannt, wenn ihr Gehaltsscheck sich verspätete, wenn ihr Sohn nicht anrief, wenn sie ein unerklärliches körperliches Symptom wahrnahm oder wenn ihr Vorgesetzter einen missbilligenden Eindruck machte. Ich wählte die Selbstaussagen: »Ich atme Sicherheit ein« und »Ich atme Angst aus« in Verbindung mit dem Atmen, um Donna ein konkretes Tool an die Hand zu geben, das sie sogar bei der Arbeit problemlos anwenden konnte.

Tool 32: Dankbarkeit

Ziele

- Fokusverlagerung von negativen Ereignisse, Gedanken oder Ängsten auf die Vielzahl positiver Elemente im Leben der Klientin.
- Fokussierung auf Zukunft verringern.
- Verringerung der Reizbarkeit.
- Auslösung positiver Affekte.

Skript

Wenn man es recht bedenkt ... passen Dankbarkeit und Angst eigentlich nicht zusammen ... denn Ihre Sorgen scheinen auf die Zukunft gerichtet zu sein, und Dankbarkeit bringt Sie in die Gegenwart zurück, nicht wahr? Vor einiger Zeit, Donna, habe ich ein Buch mit dem Titel *Pessimisten küsst man nicht [Learned Optimism]* gelesen. Es ist von Martin Seligman, dem weltweit führenden Experten für den »Erklärungsstil«. Der Begriff »Erklärungsstil« bezieht sich darauf, wie Sie die Ereignisse in Ihrem Leben deuten, Donna. Dr. Seligman hat in den letzten Jahren die Unterschiede zwischen Pessimisten und Optimisten erforscht. Seine Arbeit hat deutlich gezeigt ... was Sie und ich intuitiv wissen ... dass Optimisten zufriedener mit ihrem Leben sind als ihre pessimistischen Gegenstücke. Optimisten sind nicht nur glücklicher, sondern auch gesünder ... Und wäre das nicht schön für Sie, Donna ... wenn Sie anfangen würden, glücklicher zu sein ... gesünder? Zufriedener mit Ihrem Leben? Und wussten Sie, dass Studien gezeigt haben, dass glückliche Menschen etwa elf Jahre länger leben als unglückliche Menschen? Und Sie brauchen keinen weltberühmten Psychologen, um zu wissen, dass Optimisten das Leben aus einer positiven Perspektive sehen ... Sie sind klug genug, um zu erkennen, dass es logischerweise Vorteile hat, die Dinge positiv zu sehen ... Und Sie kennen sich selbst jetzt gut genug, um zu wissen, dass Sie immer anfangen, sich besser zu fühlen ... wenn Sie die Ressourcen, über die Sie verfügen, mit Dankbarkeit betrachten ... Ihre Freunde, Ihre Kinder, Ihr Zuhause oder Ihre Intelligenz. Und gleich können Sie sich selbst die Gelegenheit geben, sich besser zu fühlen ... jetzt gleich und auch später ... Und wäre das nicht schön?

Mit Ihrer Erlaubnis möchte ich jetzt gern, dass Sie Ihre Vorstellungskraft nutzen, um die Gelegenheit zu erhalten, Ihr Denken so zu verändern, dass es mit Sicherheit ... unweigerlich Ihre Ängste beschwichtigt ... und Ihre Zufriedenheit mit dem Leben erhöht. Und ich möchte Sie anregen, sich ein Glas vorzustellen. Seien Sie gespannt darauf, was für ein Glas Sie intuitiv auswählen. Und nicken Sie, wenn Sie sehen, wie das Glas vor Ihrem geistigen Auge auftaucht. (Donna nickt.) Und wie sieht dieses Glas aus?

D: Ein großer Cognacschwenker.

C: Gut. Ein großer Cognacschwenker, was für eine gute Wahl ... ein Glas, das groß genug ist, um die vielen Dinge aufzunehmen, für die Sie dankbar sein können. Und ich frage mich, was Ihnen wohl von all den Dingen, mit denen Sie im Leben gesegnet sind, als Erstes in den Sinn kommt. Und wenn Sie es sehen, nicken Sie einfach wieder mit dem Kopf. (Pause.) (Donna nickt.) Und nutzen Sie jetzt Ihre Kreativität und verwandeln Sie diesen Segen in eine konkrete Repräsentation, die Sie in das Glas legen könnten. Vielleicht schreiben Sie den Begriff auf ein Blatt Papier oder wählen ein Symbol aus, das für dieses Positive steht … für das Gute, das Stückchen Glück, die Ressource oder den geliebten Menschen. Und jetzt werde ich still sein, während Sie die Fähigkeit genießen, aus diesem tieferen Teil von sich zu schöpfen, um dieses Glas zu füllen …

Kommentar

Nach Induktion und Vertiefung sagte ich der Klientin, dass Angst und Dankbarkeit nicht zusammenpassen. Dann führte ich die Metapher von dem halb vollen Glas ein, nachdem ich vorher den Begriff Optimismus eingeführt hatte. Beachten Sie bitte, dass ich Martin Seligman als einen »Experten« für Optimismus bezeichne. Dadurch habe ich an Donnas Leben angeknüpft, weil sie eine begeisterte Leserin mit besonderem Interesse an Psychologie ist. Das ist ein Beispiel für eine praktische Umsetzung von Ericksons Individualisierungsprinzip. Ich habe Donna ermutigt, sich ihr eigenes Glas vorzustellen, und habe ihre getroffene Wahl verstärkt. Beachten Sie außerdem die permissive Sprache: »Ich frage mich, was (Dankbarkeitsgedanke) Ihnen in den Sinn kommt.«

Tool 14: Veränderte Sinneswahrnehmung – Einatmen des Lichts

Ziele

- Bessere Wahrnehmung der körperlichen Anspannungen bei Stress, insbesondere der Muskelverspannung, die mit hohen Angstleveln einhergeht.
- Die Muskeln ebenso wie das Nervensystem durch Visualisierung beruhigen.
- Vertiefung des Entspannungszustandes durch Zugriff auf positive Erinnerung.

Skript

Donna, Sie haben gerade davon gesprochen, wie besorgt Sie darüber sind, dass mögliche Kürzungen im staatlichen Budget Ihren Arbeitsplatz betreffen könnten. Ich möchte, dass Sie sich eine Minute Zeit nehmen und sich auf diese Sorge konzentrieren. Lassen Sie diese Besorgtheitsgefühle hochkommen … ganz nach oben … und nicken Sie, wenn Sie die Sorge spüren ebenso wie die körperliche Anspannung, die damit einhergeht. Und jetzt ... untersuchen Sie Ihren Körper, um genau zu ermitteln, wo genau Sie Ihren Stress erleben, diese Anspannung ... und legen Sie Ihre Hand auf die Stelle, an der Sie die Anspannung spüren ... Gut ... und jetzt stellen Sie sich vor, dass ein Licht in einer beruhigenden Farbe vor Ihnen auftaucht. Die Farbe ist egal; lassen Sie einfach den intuitiven Teil von sich die richtige Farbe für Sie auswählen ... Jetzt möchte ich, dass Sie dieses farbige Licht einatmen ... und lassen Sie es sich um diesen Bereich verteilen, auf den Sie Ihre Hand gelegt haben. (Halten Sie 60 Sekunden inne.) Sie können Ihren Körper und Geist jederzeit mit dem farbigen Licht beruhigen ... immer, wenn Sie die Spannung oder den Stress in irgendeinem Teil Ihres Körpers bemerken ... immer, wenn Sie sich besorgt oder beunruhigt fühlen. Dieses einfache Tool wird Ihnen helfen ... Ihre Muskelverspannung abzumildern ... und Ihre Reaktion abzumildern ... Sie dazu befähigen, die Kontrolle ganz schnell zurückzugewinnen und wieder ins Gleichgewicht zu kommen.

Kommentar

Wie an früherer Stelle erwähnt, äußerte sich Donnas Angst körperlich. Deshalb war es sehr wichtig, dass sie lernte, psychosomatische Spannungen schnell zu erkennen und abzubauen. Ich bat sie, Ihre Hand auf diejenige Körperstelle zu legen, an der sie die Anspannung spürte. Dadurch wollte ich sie darauf trainieren, sich bewusst zu werden, wie groß ihre körperliche Anspannung war. Die Suggestion, dass sie sich selbst vertrauen kann, was die Auswahl der richtigen Farbe in der Visualisierung angeht, implizierte, dass sie sich auf ihre Intuition verlassen kann.

Ergebnis

Donna brauchte einen Monat, um feste Übungszeiten festzulegen und einzuhalten. Nachdem Sie das getan hatte, machte sie signifikante Fortschritte. Sie lernte schnell und hatte bald heraus, wie sie ihre sorgenvollen Gedanken erkennen und unterbrechen konnte. Später in der Behandlung unterwies ich sie in Tool 11, Achtsamkeit mit distanzierter Beobachtung, was ihr die Erfahrung vermitteln sollte, dass die Heftigkeit der Symptome unweigerlich abnimmt, wenn man auf sie achtet. Außerdem brachte ich ihr Tool 13, veränderte Sinneswahrnehmung-Anästhesie, bei, um die somatischen Symptome weiter zu verringern. Auf meinen Vorschlag hin schloss sie sich einer Achtsamkeits-Meditations-Gruppe an, die nicht nur das in der Therapie Gelernte verstärkte, sondern sich auch als guter sozialer Kontakt für Donna erwies. Sie arbeitete begeistert daran, sich stärker auf die bewusste Wahrnehmung des Augenblicks in ihrem Alltagsleben zu konzentrieren. Donna hat die regelmäßige Therapie bei mir beendet, aber macht gelegentlich einen Termin ab, wenn sie einen Rückschlag erleidet.

Fallstudie 2: Anwendung der Toolbox bei spezifischen Phobien

Hintergrund

Sally, eine vierunddreißigjährige, perfekt gekleidete Frau, sagte: »Sie müssen mir helfen, meine Angst vor Nadeln zu überwinden.« Sie berichtete mir, dass sie schon seit ihrer Kindheit Angst vor Spritzen hätte. Da sie glücklicherweise selten krank war, hatte sie Arztbesuche nach Möglichkeit vermieden. Sie beschrieb sich selbst als resolute, ehrgeizige Frau, die alle Ziele, die ihr wichtig waren, erreicht hatte. Sie hatte an einer prestigereichen Uni an der Ostküste Jura studiert, arbeitete in einer großen erfolgreichen Anwaltskanzlei und war seit fünf Jahren glücklich verheiratet. »Es passt überhaupt nicht zu mir, irgendwelche Ängste zu haben. Schon gar nicht so eine kindische Angst. Ich nehme sonst alles in Angriff und bewältige es. Am College war ich sehr sportlich und eine gute Studentin. Ich bin dazu erzogen worden, alle Hindernisse aus dem Weg zu räumen, die meinen Zielen in die Quere kommen. Diese Angst ist mir so peinlich, dass ich praktisch niemandem davon erzählt habe, außer meinem Mann, meiner besten Freundin und jetzt Ihnen.«

Es ist immer wichtig, dass man ermittelt, ob die Phobien mit irgendwelchen Traumata zusammenhängen. Sally war ein frühes Ereignis in Erinnerung geblieben. Mit etwa zwölf Jahren musste sie zu einer körperlichen Untersuchung, bevor sie ins Ferienlager durfte, und dabei wurde ihr Blut abgenommen. Sie fing an zu weinen, als sie sich daran erinnerte, wie traumatisch das Erlebnis für sie gewesen war. Sie wusste noch, dass ihr schwindlig wurde, dass ihr Herz raste und sie das Gefühl hatte, gleich in Ohnmacht zu fallen. Seit diesem Ereignis hatte sie sich nie wieder irgendwelchen Spritzen ausgesetzt. Bemerkenswerterweise erweiterte sich Sallys Angst vor Nadeln, anders als bei dem in Kapitel 2 beschriebenen Beispiel, von der ursprünglichen Blutabnahme auf alle Formen von Injektionen oder andere Blutuntersuchungen.

Dargelegte Probleme

Ich fragte sie, warum sie gerade jetzt Hilfe für ihr Problem suchte. Sie sagte, dass sie und ihr Mann sich ein Kind wünschten; seit zehn Monaten hatte sie versucht, schwanger zu werden, und ihr Arzt hatte einige Blutuntersuchungen empfohlen, um feststellen zu lassen, ob ihre Fruchtbarkeit durch ein hormonelles Ungleichgewicht beeinträchtigt war.

In Sallys Enttäuschung über die ausbleibende Schwangerschaft mischte sich sehr schnell die antizipatorische Angst vor drohenden medizinischen Untersuchungen. Schlimmer noch war der Gedanke an eine tatsächliche Fruchtbarkeitsbehandlung, die wiederholte Injektionen umfassen würde, weil die Behandlung der Unfruchtbarkeit Hormoninjektionen erfordert, die einen mehrfachen Eisprung anregen.

Behandlungsplan und klinische Überlegungen

Eingangsbeurteilung

Bei der einführenden Sitzung mit Sally war es wichtig, alle körperlichen Erkrankungen auszuschließen, die vielleicht mit der Nadel-Phobie zusammenwirkten. Die Angst vor Spritzen ist nichts Ungewöhnliches, wird allerdings nur selten klinisch behandelt. Die *vasovagale Reflex-Reaktion* zum Beispiel, ein Reflex des vegetativen Nervensystems, der den Herzschlag senkt und Ohnmachtsanfälle auslöst, tritt gelegentlich auf, wenn jemand Spritzen ausgesetzt ist. Anders als bei den meisten anderen Phobien kann in diesem Fall die Expositionstherapie zu einem tatsächlichen medizinischen Problem wie einer Ohnmacht führen. Obwohl eine vasovagale Ohnmacht in der Regel nicht schwerwiegend ist, ist es wichtig, dass Klienten den Ärzten und anderen medizinischen Fachkräften von ihren Phobien berichten. Der Klient weiß nicht, ob diese Reaktion tatsächlich bei ihm auftreten würde, aber das medizinische Personal sollte auf das Risiko vorbereitet sein. Wie Sally berichtete, hatten ihre letzten Besuche beim Frauenarzt ergeben, dass es keine gesundheitlichen Probleme außer der noch zu klärenden Ursache für ihre Unfruchtbarkeit gab. Sie meinte, sie habe noch nie unter Ohnmachtsanfällen gelitten und habe ihres Wissens keinerlei Herzprobleme.

Ich ermutigte Sally, ihrem Team medizinischer Fachkräfte von ihrer Nadelphobie zu erzählen. Die Mitteilung würde zwei Zwecke erfüllen. Erstens wäre das Personal auf mögliche negative Reaktionen vorbereitet, wenn Sally sich in medizinische Behandlung begab. Zweitens schwächt sich die antizipatorische Angst einfach schon dadurch ab, dass man in der gefürchteten Situation mit einer anderen Person über das Problem spricht.

Psychoedukation

Nach Abschluss der Eingangsuntersuchung erhielt Sally die entsprechende Psychoedukation über ihr Problem. Wie bei allen Klienten legte ich wieder die Grundlage für positive Erwartungen bezüglich eines guten Ergebnisses. Ich erzählte Sally von meinen Erfahrungen mit der Behandlung von Spritzenphobien und dass jeder Klient, den ich behandelt hatte, diese Phobie überwunden habe. Außerdem berichtete ich ihr von Studienergebnissen, die einen positiven Zusammenhang von Hypnotisierbarkeit und Klienten mit Phobien belegen (Crawford a. Barabasz 1993). Sally war überrascht von diesen Forschungsergebnissen und fürchtete, vielleicht eine Ausnahme von der Regel zu sein. Sie bezweifelte, dass sie leicht zu hypnotisieren sein würde, weil sie ein »Kontrollfreak« sei. Ich versicherte ihr, dass Hypnotherapeuten den Klienten nicht kontrollierten, dass jede Hypnose im Grunde eine Selbsthypnose sei und dass Hypnotherapeuten niemanden dazu bringen könnten, irgendetwas gegen seinen Willen zu tun. Wie an früherer Stelle erwähnt, habe ich festgestellt, dass eine Besprechung der von Yapko (2003) beschriebenen Mythen und Missverständnisse, die in Bezug auf die Hypnose herrschen, ein guter Ausgangspunkt bei allen Klienten ist. Ich gab die verbreitete Auffassung wider, dass der Therapeut einfach eine Art Moderator ist, der einen Kontext für die Trance schafft.

Dann schlug ich einen Behandlungsplan für Sally vor und erklärte ihr, dass ihre Therapie zwei Phasen umfassen würde. Zunächst würde sie lernen, in unseren Sitzungen eine Entspannungsreaktion auszulösen, die sie zwischen unseren Terminen täglich üben würde. Wenn sie die Entspannungsreaktion besser beherrschte, würden wir diese Fähigkeit nutzen, um ihr durch Visualisierung und Expositionstherapie dabei zu helfen, ihre Nadelphobie schrittweise zu überwinden. Sie schien begierig darauf, mit der Behandlung anzufangen und erklärte, dass sie die erforderlichen Übungen engagiert betreiben würde.

Behandlungsziele

- Die Überreaktivität des sympathischen Nervensystems verringern.
- Erfolgreiches Erwerben der Fähigkeit, eine Entspannungsreaktion innerhalb und außerhalb der Therapiesitzungen auszulösen.
- Die Kontrolle über die Nadelphobie gewinnen.
- Das Vermeidungsverhalten in Bezug auf notwendige medizinische Behandlungen verringern.
- Ich führte Sally in die Anfangstools der Toolbox ein und wies sie an, zwei Mal täglich ein Time-out zu üben. Die folgenden Tools wurden eingesetzt, um die Aufmerksamkeit zu fokussieren und die psychophysiologische Erregung zu verringern.

Bei Sally eingesetzte Tools:

Tool 3: Atmung – Beobachtung und Vertiefung des Atems (mit Augenfixierung)

Ziele

- Aufmerksamkeitsfokussierung auf die Atmung als Mittel der Selbstberuhigung.
- Entspannung durch tiefe, beruhigende Atemzüge auslösen.
- Abschwächung der Angst vor Kontrollverlust durch Einbeziehung der Augenfixierung.

Skript

Ich möchte gern, dass Sie die Augen geöffnet lassen. Nehmen Sie sich einen Augenblick Zeit, um sich auf Ihre Atmung zu konzentrieren ... Sie müssen Ihre Atmung nicht verändern, nehmen Sie sie einfach wahr und vielleicht können Sie sich dabei einiger Empfindungen gewahr werden, die mit Ihrer Atmung einhergehen ... mit leichter Neugier können Sie die Beschaffenheit, den Rhythmus und sogar die Temperatur Ihres Atems beobachten. Und wenn Sie jetzt tiefer einatmen und die Luft einen Moment lang anhalten – können Sie beim Ausatmen vielleicht ein erstes Loslassen der Spannung spüren.

Und ich werde jetzt still sein, während Sie sich erlauben, sich intensiv auf Ihren Atem zu konzentrieren. Ganz konzentriert zu werden ...

und sehr neugierig darauf, was Sie alles sehen, wenn Sie auf das Bild schauen, das vor Ihnen an der Wand hängt ... Und Sie können entdecken, wie schön es ist, so zu sitzen und zu schauen und zu genießen ... die Farben und Formen in dem Bild wahrzunehmen. Und während Sie die Szene vor sich betrachten, können Sie in Ruhe genießen, sich in das Bild zu vertiefen ... neugierig auf das, was Sie sehen ... genießen es, sich zu vertiefen ... (Sally blinzelt mit den Augen) und ja, Ihre Augen fangen ganz automatisch an zu blinzeln ... Ganz recht ... blinzeln. Ganz recht, Ihre Augen beginnen zu blinzeln ... Blinzeln ist eine ganz natürliche Reaktion, wenn wir etwas anschauen. Und das Blinzeln ist eine Reaktion, über die Sie nicht nachdenken müssen ... es geschieht ganz von allein ... so wie Atmen oder Verdauen. Natürlich kann man auch willentlich blinzeln, aber es ist so viel leichter, auf die Klugheit des Körpers zu vertrauen ... der Ihnen diese automatische Reaktion abnimmt, während Sie sich einfach immer wohler fühlen, auf dem Stuhl sitzen, auf meine Stimme lauschen und nichts anderes tun müssen, als auf ein Bild an einer Wand in einem Raum zu blicken. Und Sie können die Augen offen oder halb offen halten oder sie auch ... ganz schließen, wenn Sie wollen ... ganz schließen. (Sally schließt die Augen.) So ist es gut.

Kommentar

Auf manche Menschen wirkt es extrem angstauslösend, die Augen zu schließen, weil es ihnen das Gefühl gibt, verwundbar zu sein und die Kontrolle abzugeben. Bei Klienten mit Angststörungen empfiehlt es sich häufig, ihnen die Wahl zu lassen, ob sie die Augen schließen wollen oder nicht, vor allem bei Klienten wie Sally, für die das Bedürfnis nach Kontrolle ein vorherrschendes Thema ist. Deshalb habe ich eine Variante dieser Technik genutzt, die eine Augenfixierung umfasst. Sally wurde instruiert, auf ein Bild in meiner Praxis zu sehen, während sie auf ihren Atem achtete.

Dass ich Sally anwies, die Augen offen zu halten, bis sie von allein zufielen, half ihr, ein Gefühl von Kontrolle zu bewahren. Die Utilisation der Blinzelreaktion trug dazu bei, ihr das Gefühl zu geben, dass ich sie aufmerksam beobachtete, was ein Gefühl der Sicherheit vermittelt und den Rapport mit dem Therapeuten weiter verstärkt. Die Suggestion, dass sie der Klugheit ihres Körpers vertrauen könne, ebnete den Weg für die Vorstellung, dass sie ihrem Körper vertrauen kann, ohne ihn zu überwachen.

Tool 8: Selbstberuhigende Imagination, Sicherer Ort – Naturszenerie

Ziele

- Affekte regulieren.
- Beherrschung der Angst oder kontraproduktive Impulse durch Selbstberuhigung.
- Abkoppeln von Besorgnis durch Fokussierung auf visuelle Imagination.

Skript

Und Sie können vor Ihrem geistigen Auge zu der schönen Erinnerung zurückkehren, wie Sie in der Hängematte liegen ... die leichte Bewegung der Hängematte spüren ... vor und zurück schwingen ... die Hängematte ... hält sie umfangen ... Können Sie spüren, wie Sie in der Hängematte mit der langsamen, rhythmischen Bewegung sanft gehalten werden? Vielleicht genießen Sie die Empfindung einer leichten Meeresbrise, die über Ihr Gesicht, Ihre Arme und Schultern streicht ... Und vor sich sehen Sie das Meer und seine Farben und das Bild des Wassers wird immer deutlicher ... das Meer ist blau oder türkisfarben ... oder schimmert in genau den Farben, die Ihnen gefallen ... Sie schauen auf das Wasser ... nehmen es auf ... riechen es ... hören vielleicht den feinen Klang der Wellen, die den Strand berühren ... Und vielleicht fühlen Sie sich eingetaucht in ein Meer der Ruhe ... ein Meer des Trostes ... im Licht der karibischen Sonne ... Ja, Sie nehmen die Wärme der Sonne in sich auf ... und das Licht.

Kommentar

Beim Einführungsgespräch hatte Sally mir von schönen Urlaubserinnerungen berichtet, die sich leicht wachrufen ließen, um ihr System zu beruhigen und ihr zu helfen, sich wohlzufühlen. Haben Klienten Zugang zu tatsächlichen Erinnerungen an Situationen, in denen sie sich wohl und entspannt fühlten, ist es oft leicht, die Entspannungsreaktion durch Visualisierungen wiederzubeleben.

Sally wählte die Vorstellung, in einer Hängematte auf einer Karibikinsel zu liegen. Das Szenario war eine tatsächliche Erinnerung an ihre Flitterwochen, eine Zeit in ihrem Leben, in der sie sich besonders zufrieden und sicher gefühlt hatte. Sie wurde dazu angeleitet, all ihre Sinne zu nutzen, um die Erfahrung wiederzubeleben

In Folgesitzungen machte es ihr nichts mehr aus, die Augen zu schließen, von daher war die Technik der Augenfixierung nicht mehr nötig.

Nachdem sie fähig war, tiefe Entspannung in der Praxis zu erleben und die Erfahrung zwischen den Sitzungen bei sich zu Hause zu wiederholen, war es an der Zeit, die Spritzenphobie in Angriff zu nehmen und mit der Desensibilisierung zu beginnen.

Desensibilisierungshierarchie in Verbindung mit der Sandwich-Technik

Das nächste Segment der Therapie kombinierte Hypnose mit systematischer Desensibilisierung, die sich stark auf das vierstufige Verfahren von Joseph Wolpe (1958) stützt. Wolpe, der bei vielen als Begründer der Verhaltenstherapie gilt, entwickelte für die Behandlung von Phobien den Ansatz der systematischen Desensibilisierung, der noch heute breite Anwendung findet und wiederholt empirisch validiert wurde (Rimm a. Masters 1974). Wolpes Ansatz verbindet eine Entspannungsreaktion damit, dass der Betroffene allmählich den gefürchteten Objekten oder Situationen ausgesetzt wird. Zunächst wird gemeinsam mit dem Klienten eine Reizhierarchie erstellt, die mit den Reizen beginnt, die die geringste Angst auslösen, und zu den Reizen führt, die die größte Angst auslösen. Dann wird der Klient in Teilschritten sukzessive desensibilisiert. Der systematische Desensibilisierungsansatz setzt sich aus vier Schritten zusammen.

1. Entspannung
2. Konfrontation mit leicht provozierenden Elementen des gefürchteten Ereignisses, angefangen bei den am wenigsten angstauslösenden bis hin zu den am stärksten angstauslösenden Reizen.
3. Detaillierte Darstellung des angsterzeugenden Szenarios.
4. Proben der Verhaltensexposition in der Praxis und dann schließlich praktische Konfrontation im realen Leben.

Bei Sallys Spritzenphobie wurde Wolpes standardmäßige systematische Desensibilisierung mit dem Tool der Sandwich-Technik verbunden. Vor dem Hintergrund dieses modifizierten Sensibilisierungsansatzes erarbeiteten Sally und ich folgende individualisierte Reizhierarchie:

1. Ein Bild von einer Spritze mit Nadel ansehen.
2. Ein Bild von einer Krankenschwester, die eine Spritze verabreicht, ansehen.

3. Eine echte Spritze ansehen.
4. Gemeinsam mit der Therapeutin einen Akupunkteur besuchen, um sich eine Akupunkturbehandlung anzusehen.
5. Mit Ehemann zum Roten Kreuz gehen und zusehen, wie er Blut spendet.
6. Zusehen, wie eine zuckerkranke Freundin sich selbst eine Spritze gibt.
7. Mit der Freundin eine Arztpraxis aufsuchen und so tun, als wollte sie sich eine Spritze geben lassen.
8. Mit dem Ehemann in die Arztpraxis gehen und sich Blut für die Blutuntersuchung abnehmen lassen.
9. Mit dem Ehemann zum Roten Kreuz gehen und selbst Blut spenden.
10. Dem Ehemann erlauben, ihr die verordneten Fertilitätsspritzen in meiner Praxis zu geben.
11. Dem Ehemann erlauben, ihr die Spritzen zu Hause zu geben.

Tool 24: Sandwich-Technik

Ziele

- Ein imaginäres »Sandwich« zusammenstellen, das zwischen der Konfrontation mit beruhigenden Bildern und phobiebezogenen Bildern wechselt.
- Die Fähigkeit erwerben, einen sicheren Ort für die Affektregulation zu nutzen.
- Toleranz von unangenehmen Affektzuständen erhöhen.
- Stärke der Angst- oder Vermeidungsreaktion auf Spritzen oder auf Bilder von Spritzen verringern.

Kommentar

Diese Sitzung begann mit einer Erklärung der Sandwich-Technik. Dann bat ich Sally, die Augen zu schließen, und führte sie in einen tiefen hypnotischen Zustand. In der Hypnose wies ich sie an, die Augen zu öffnen und auf ein Blatt Fotopapier im Format Legal zu schauen, das eine lebensgroße Spritze zeigte. Das Betrachten der Spritze war der erste Schritt in der Desensiblisierungshierarchie. Ich forderte Sally auf, sich das Bild 30 Sekunden lang einzuprägen, und dann die Augen zu schließen, und das visuelle Bild der Nadel vor ihrem geistigen Auge zu sehen. Ich klärte ab, wie es ihr damit erging, und bat sie, ihren Angstlevel auf einer Skala von 1 bis 10 zu bewerten (wobei 0 »keine Angst« und 10 »Panik« bedeutet). Beim ersten Schritt der Reizhierarchie antwortete sie, dass sie ihre subjektive Stresseinheit zwischen 6 und 7 einordnen würde. Ich wies sie dann an, zu ihrem sicheren Ort zurückzukehren, in die Hängematte auf ihrer Karibikinsel, und leitete sie dazu an, wieder die Entspannungsreaktion auszulösen. Ich ermutigte sie, die Entspannungsreaktion mit vielen sensorischen Details etwa eine Minute lang aufrechtzuerhalten. Dann zeigte ich ihr wieder das Foto von der Nadel und bat sie erneut, ihren Angstlevel einzuschätzen. Er war jetzt auf 3 heruntergegangen. Wieder kam das Sandwich-Tool zum Einsatz und beim dritten Versuch lag ihre subjektive Stresseinheit bei 0. In den Folgesitzungen nutzten wir dasselbe Verfahren, um alle Schritte der Hierarchie nach und nach abzuarbeiten.

Ergebnis

In den zehn folgenden Wochen traf ich mich weiterhin einmal wöchentlich mit Sally und in dieser Zeit absolvierte sie erfolgreich alle Schritte der Desensibilisierungshierarchie. In einer Sitzung nutzte ich den Umstand, dass gleich neben meiner Praxis die Behandlungsräume eines Akupunkteurs liegen. Der Kollege war zur Zusammenarbeit bereit und Sally und ich besuchten ihn in seiner Praxis, um bei einer Akupunkturbehandlung zuzuschauen. Beim selben Termin konnte sie im Hypnosezustand visualisieren, wie sie zusammen mit ihrem Mann zum Roten Kreuz ging. Die Konfrontation mit den nächsten Stufen der Desensibilisierungshierarchie erfolgte in Hypnose in meiner Praxis und dann tatsächlich, in vivo, außerhalb des Behandlungsraums. Ich konnte die Unterstützung von Sallys Arzt gewinnen, der es gestattete, den Desensibilisierungsschritt des Rollenspiels in seiner Praxis durchzuführen. Die Schritte 8 und 9 waren die größten Herausforderungen für Sally und beide erforderten eine Extra-Sitzung, in der Sally die Tools probte und die Vorgehensweise visualisierte. Ich versicherte ihr, dass dieser Prozess zwar sehr schwierig sei, ich jedoch keinen Zweifel hätte, dass sie ihre Ängste durch wiederholte und ausdauernde Übung überwinden würde. An diesem Punkt fühlte sie sich bereit, mit der Infertilitätsbehandlung, den Schritten 10 und 11 der Desensibilisierungshierarchie, weiterzumachen. Einen Monat später hatten wir unseren letzten Termin. Sie berichtete, dass sie die Behandlung gegen die Unfruchtbarkeit begonnen hätte, die sowohl Blutuntersuchungen als auch wiederholte Injektionen durch ihren Ehemann umfasste. Sally erklärte, dass sie nur noch minimale Angst verspürte, wenn sie sich diesen Prozeduren unterzog, und die Selbstberuhigungs-Imaginationen nutzte, um noch bestehende Stressbelastungen zu verringern. Zehn Monate später rief sie mich an, um mir mitzuteilen, dass sie Zwillinge erwartete.

Fallstudie 3: Anwendung der Toolbox bei sozialen Phobien/sozialen Angststörungen (SAS)

Hintergrund

Brian war ein einundzwanzigjähriger Collegestudent, der unter einer sozialen Phobie litt. Brian funktionierte angemessen in den meisten Lebensbereichen: Er war ein guter Student, hatte einige enge Freunde und berichtete von einem zufriedenstellenden Verhältnis zu seiner Familie. Dennoch gab es Bereiche in seinem Leben, die unerträglich für ihn waren. Er war zum Beispiel unfähig, mit seinen Freunden auszugehen oder Kontakte zu anderen Studenten in seinen Kursen oder seinem Wohnheim zu knüpfen. Freunde luden ihn häufig zu Partys ein, aber der Gedanke, von anderen bei einem gesellschaftlichen Beisammensein beobachtet zu werden, war zu beängstigend, um ihn auszuhalten. Er fürchtete, dass er nicht wissen würde, was er sagen sollte, wenn er auf einer Party angesprochen wurde, oder dass die anderen ihn wegen seiner Schweigsamkeit, Unbeholfenheit oder mangelnden Smalltalk-Fähigkeiten abfällig beurteilen würden.

Brian sorgte dafür, dass er bei all seinen Kursen in der letzten Reihe saß, sodass er so schnell wie möglich verschwinden und Gespräche mit Kommilitonen vermeiden konnte, wenn der Unterricht zu Ende war. Auf die Frage, ob er eine Freundin hätte, schüttelte Brian den Kopf und gestand, dass er sich zu einer Kommilitonin in seinem Geschichtskurs hingezogen fühle, aber Angst hätte, sie anzusprechen. Wie andere Menschen mit Angststörungen konzentrierte er sich auf die Zukunft, vor allem auf Dinge, die schief laufen könnten. In diesem Fall machte er sich Sorgen, dass er die junge Frau letztendlich in ein Restaurant ausführen müsste, wenn er sich mit ihr verabredete. In der Öffentlichkeit zu essen machte Brian besonders viel Angst. Schon bei dem bloßen Gedanken, bei einem Date in einem Restaurant essen zu müssen, verkrampfte er sich. Deshalb entschied er, die Situation lieber gänzlich zu vermeiden, indem er sich gar nicht erst verabredete.

Dargelegte Probleme

Brian beschloss, eine Therapie zu machen, als seine Angst zu einem Problem für seine Studienleistungen zu werden begann. Im letzten Semester hatte er zwei Kurse abgebrochen, nachdem er herausgefunden hatte, dass er in dem einen ein Referat vor seinen Kommilitonen halten musste, und in dem anderen häufig an kleineren Arbeitsgruppen teilnehmen musste, weil der Kurs kleine Gruppenprojekte umfasste. Schließlich gestand er seinen Eltern, warum er diese beiden Kurse, über die er sich anfangs sehr begeistert geäußert hatte, abgebrochen hatte. Sie boten ihm an, ihm bei der Suche nach einem Therapeuten zu helfen. Brian stimmte bereitwillig zu, mich zu treffen.

Behandlungsplan und klinische Überlegungen

Eingangsbeurteilung

Beim ersten Assessment äußerte Brian sich sehr selbstkritisch. Die soziale Phobie nagte offensichtlich schon eine ganze Weile an seinem Selbstwertgefühl. Von daher war es wichtig, auch schon in der ersten Sitzung auf eine Ich-Stärkung hinzuwirken. Ich hob Brians im Allgemeinen sehr guten Studienleistungen hervor und bemühte mich, seine vielfältigen Kompetenzen und seine gut entwickelten inneren Ressourcen, die er häufig übersah, anzusprechen.

Behandlungsziele

Selbstwertgefühl fördern und selbstkritische Kognitionen verringern.
Vermeidungsverhalten verringern.
Sorge über das Urteil anderer vermindern.

Bei Brian eingesetzte Tools

Die Tools der Stufen 1 und 2 wurden in der ersten Sitzung eingeführt, zusammen mit Tool 5, dem Armsenken, und Tool 10, dem Fahrstuhl.

Tool 10: Fahrstuhl

Ziele

- Die Reaktion des sympathischen Nervensystems entspannen und die Entspannungsreaktion durch die Assoziation mit einer Abwärtsbewegung vertiefen.
- Leichte Abrufbarkeit einer Vertiefungstechnik, die auf Situationen außerhalb der Übungssitzungen übertragbar ist.

Skript

Jetzt möchte ich, dass Sie sich vorstellen, wie Sie in einen Fahrstuhl steigen ... das kann ein supermoderner Fahrstuhl sein ... oder auch ein ganz altmodischer Aufzug ... das ist völlig egal ... Sie können gespannt darauf sein, wie viel Kreativität Sie entwickeln, wenn Sie sich Ihren Fahrstuhl ausmalen. Die einzige Anforderung ist, dass die Stockwerkszahlen über der Fahrstuhltür aufleuchten ... und gleich werde ich von 20 bis 1 herunterzählen und Sie stellen sich dabei vor, wie die verschiedenen Zahlen aufleuchten ... von 20 bis 1... jede Zahl ein Signal, das Sie spüren lässt, wie Sie sich nach unten bewegen. Okay, die Türen schließen sich, und sehen Sie die 20? (Zählen Sie weiter nach unten und verbinden Sie jede Zahl mit Suggestionen für Wohlgefühl und Muskelentspannung.)

Kommentar

Mein Ziel bei Brian war es, die Reaktion seines sympathischen Nervensystems zu beruhigen und sein Hypnoselevel zu vertiefen, um ihn offener für Suggestionen zu machen, auf die er im Wachzustand vielleicht mit Widerstand reagiert hätte. Das schuf die Möglichkeit, dass die Suggestionen auf einer unbewussten Ebene aufgenommen wurden. Da Fahrstuhlphobien bei Menschen mit Angststörungen relativ verbreitet sind, ist es wichtig, die Klienten zu fragen, ob sie unter dieser speziellen Angst leiden, bevor man diese einfache Vertiefungsmethode anwendet. Der Vorteil der Fahrstuhl-Methode ist, dass sie visuelle Signale umfasst, die die herunterführenden Stockwerke bezeichnen, sodass der Klient die Abwärtsbewegung kinästhetisch erleben kann. In der dritten Sitzung machte ich mit den folgenden, speziell auf soziale Phobien ausgerichteten Tools weiter:

Tool 26: Computerbildschirm

Ziele

- Ich-Stärkung.
- Negative Kognitionen durch positive Selbstaussagen ersetzen.
- Entspannungsreaktion fördern.
- Schnelles Wiederherstellen eines ruhigen Zustands.

Skript

CD: Sie können Ihre Vorstellungskraft nutzen, um sich vorzustellen, vor einem Computer zu sitzen. Und wenn Sie den Computer vor sich sehen, Brian, zeigen Sie es mir, indem Sie einen Finger hochkommen lassen ... (Halten Sie inne und warten Sie die Reaktion ab.) Und stellen Sie sich vor, Sie sehen ein getipptes Statement auf dem Computerbildschirm, das Ihre Befangenheit zum Ausdruck bringt ... Ich bin nicht sicher, welche Aussage Ihnen einfällt ... Vielleicht eine der Aussagen, von denen Sie mir erzählt haben wie: »Alle können sehen, dass ich nervös bin« oder »Alle schauen mich an«. Ihr Bewusstsein kann neugierig darauf sein, welche dieser Statements, die Sie quälen, auf dem Bildschirm erscheinen wird, während Ihr Unbewusstes wissen wird, welche Aussage die richtige ist ... Und heben Sie den Finger hoch, wenn Sie das Statement auf dem Computerbildschirm vor sich sehen. (Warten Sie, bis der Finger hochkommt.) Und was sehen Sie?

B: Alle sehen mich an und ich komme mir wie ein Idiot vor.

CD: Jetzt möchte ich, dass Sie Ihre rechte Hand heben und so tun, als würden Sie die Delete-Taste auf dem Computer drücken ... Heben Sie den Finger, wenn der Schriftzug gelöscht ist ... (Finger kommt hoch.) Und an seiner Stelle taucht ein wunderschönes Bild auf dem Bildschirm auf ... Ein wunderschönes Motiv, das Ihnen als Bildschirmschoner dient ... Was ist das für ein Bild?

B: Ein Wald ... mit schönen alten Bäumen und von Licht durchflutet. (Brian lächelt.)

CD: Und während Sie lächeln, können Sie den Wald mit diesen großen ... alten Bäumen ... diesen von Licht durchfluteten Wald ... richtig genießen ... Ihr perfektes Szenario ... Ihr perfekter Bildschirmschoner ... Und jetzt ist der Schirm wieder leer, und Sie können die rechte Hand heben und ein anderes Statement eintippen. Ich möchte, dass Sie einen anderen Satz eintippen ... »Ich bin gut so, wie ich bin ... Ich bin vollkommen akzeptabel ... Meine engen Freunde mögen mich und diese Leute werden mich auch mögen.« (Pause.) Jetzt atmen Sie tief ein ... und gehen Sie wieder zu dem Bildschirmschoner zurück ... zurück in den Wald ... und Sie können entspannen ... tief entspannen ... Und immer wenn Sie merken, dass selbstkritische Gedanken kommen ... müssen Sie nur zu dem Bildschirmschoner zurückkehren ... Ihren Wald anschauen ... und heben Sie die rechte Hand und löschen Sie die falsche, antiquierte Botschaft. Automatisch taucht Ihr Wald wieder auf und Sie können die korrekten Botschaften eingeben.

Kommentar

Da Brian ein besonderes Interesse an Computern hatte, schienen Computer-Bilder mit Botschaften, die das Selbstwertgefühl stärkten, geeignet. Dies ist ein weiteres Beispiel für die Individualisierung, also dafür, dass man die Stärken und Interessen des Klienten nutzt, um den Rapport zu fördern und die Trance zu erleichtern. Die Dissoziation von Bewusstem und Unbewusstem wurde bei diesem Verfahren ebenfalls eingesetzt, um zu kommunizieren, dass es einen Teil von Brian gibt, der rationaler und weniger selbstkritisch sein kann, auch wenn Brian normalerweise keine Verbindung dazu hat; damit wird suggeriert, dass er bereits über positive Bewältigungsmechanismen verfügt. Beachten Sie auch, dass mehrere Sinnesmodalitäten genutzt wurden wie kinästhetische, visuelle und sub-auditive Empfindungen (Selbstgespräch). Da ich nicht wusste, auf welche Modalität er am empfänglichsten reagieren würde, probierte ich mehrere aus.

Tool 23: Zappen

Ziele

- Die Fähigkeit entwickeln, zwei gleichzeitig bestehende, unterschiedliche Affektzustände wahrzunehmen.
- Zugang zu alternativen Reaktionen auf Trigger erlangen.
- Imagination nutzen, um positive Selbstwahrnehmung zu fördern und eine ideale Reaktion zu visualisieren.
- Imagination nutzen, um negative Selbstwahrnehmung abzuschwächen und zu verringern.
- Die Fähigkeit zur Affektkontrolle verbessern.
- Geistige Flexibilität erhöhen.
- Die Fähigkeit entwickeln, die Wirkung einer gefürchteten emotionalen Reaktion zu verringern.

Skript

Ich frage mich, ob Sie bereit wären ... zu lernen, wie Sie Ihre Fähigkeit zur Überwindung Ihrer Hemmungen im Studium erweitern können. Um die Kontrolle über Ihr Unbehagen zu gewinnen, können Sie lernen, zwei gegensätzliche Gefühle oder Gedanken gleichzeitig wahrzunehmen ... Ich werde Ihnen zeigen, wie es geht ... Stellen Sie sich vor, Sie sitzen vor einem großen Fernsehbildschirm ... Stellen Sie sich außerdem vor, Sie halten eine Fernbedienung in der Hand ... die Sie benutzen können, um zwischen den Programmen hin- und herzuschalten. Mit Ihrer Fernbedienung können Sie die Bilder heranzoomen, um Details zu erkennen ... oder das Bild heller machen ... es unscharf stellen ... oder auch ausschalten. Drücken Sie jetzt die »An«-Taste auf Ihrer Fernbedienung. Spüren Sie, wie die

Spitze Ihres Zeigefingers den »An«-Knopf herunterdrückt ... hören Sie das Klicken ... und sehen Sie, wie der Fernseher angeht und der Bildschirm hell wird ... Drücken Sie jetzt auf die 1... und lassen Sie vor Ihrem geistigen Auge ein Bild auftauchen ... oder auch nur die teilweisen Umrisse eines Bildes ... einer Situation, vor der Sie Angst haben ... vielleicht die Teilnahme an einem Gruppenmeeting mit Ihren Kommilitonen, um sich auf ein Kursprojekt vorzubereiten. Sie sehen sich selbst, gehemmt und ängstlich, weil Sie fürchten, auf dem Prüfstand zu stehen, was gleichbedeutend damit ist, dass Sie das Gefühl haben, keine Kontrolle zu besitzen ... Jetzt drücken Sie die 2... wechseln das Programm ... und es taucht ein Bild von Ihrem idealen Selbst auf ... das vollständig die Kontrolle behält ... die Kontrolle über Ihre Reaktionen und deren Wirkung ... und sehen Sie sich selbst vor sich, wie Sie sich im Idealfall verhalten würden, wie Sie frei und ungezwungen mit Ihren Kommilitonen reden, sich wohlfühlen ... sogar mit den anderen lachen. Halten Sie dieses Bild fest (Machen Sie eine Pause von 20 Sekunden.)... Ja, und halten Sie an dem Bild fest. Geben Sie sich der Erfahrung hin, wie positiv es ist ... sich selbst dabei zu sehen, wie Sie sich auf diese perfekte Weise verhalten. (Machen Sie eine Pause von etwa 30 Sekunden.)

Drücken Sie jetzt wieder auf die 1 und schalten das Programm um ... zu dem Bild von ihrem gehemmten Selbst ... Dieses Mal ist das Bild verschwommener ... (keine lange Pause.) Drücken Sie jetzt sofort auf die 2 und wechseln zu der Szene, in der Sie sich in Ihrem Kurs wohlfühlen und selbstsicher sind ... Genießen Sie es, dieses Bild von sich heranzuzoomen ... und es schärfer ... klarer ... heller zu stellen (halten Sie eine Minute lang inne).

Drücken Sie jetzt wieder die 1 und sehen Sie, wie das Bild der Szene, in der Sie gehemmt sind ... immer kleiner und undeutlicher wird ... die Farbe ist verblasst ... vielleicht sehen Sie es jetzt in schwarz-weiß ... Drücken Sie schnell wieder die 2... und betrachten Sie abermals ... Ihr ideales Selbst ... wie Sie sich unterhalten oder so reagieren, wie Sie es am liebsten möchten ... Halten Sie dieses Bild fest ... Nehmen Sie es ganz in sich auf ...

Und jetzt werde ich eine Weile still sein ... während Sie sich fest mit diesem Bild von sich selbst verbinden ... wie Sie mit Beherrschung reagieren ... mit Reife ... Gelassenheit ... (lange Pause) und ich ermutige Sie, dieses Hin- und Herschalten täglich zu üben ... sodass Sie sich darauf freuen können, diese Technik des Zappens automatisch ... reflexartig ... zu nutzen ... wann immer Sie Angst vor dem Unterricht haben.

Kommentar

Nach meiner Erfahrung ist es anfangs häufig leichter, die gefürchtete und die optimale Reaktion nebeneinanderzustellen, als die negative Reaktion gänzlich beseitigen zu wollen. In Brians Fall erwies es sich als effektiv, ein Idealbild Seite an Seite mit der gehemmten Reaktion auftauchen zu lassen. Da das anfängliche Ziel darin bestand, Studienprobleme abzuwenden, konzentrierte sich das Thema dieses Tools auf die Teilnahme an Gruppentreffen mit den Kommilitonen. Da Brian so gut auf die Methode des Zappens ansprach, nutzte ich sie wiederholt für weitere Themen wie das zum Beispiel das Essen in Restaurants, die Bitte um ein Date und die Kontaktaufnahme mit anderen Studenten im Wohnheim.

Ich wies Brian an, hin und her zu wechseln und dabei das positive Bild jeweils länger festzuhalten. Bei jedem Umschalten trat das Idealbild deutlicher, in kräftigeren Farben und detaillierter hervor, während das Bild des gehemmten Brian immer kleiner und verschwommener wurde.

Ergebnis

Brian berichtete, dass sein nächstes Semester am College problemloser verlief. Er schrieb sich für einen Kurs ein, der Gruppenprojekte umfasste. Außerdem trat er einer Studentenverbindung bei und fing an, sich mit einer jungen Frau zu treffen. Wie er mir mitteilte, hatte seine Gehemmtheit erheblich abgenommen.

Schlussfolgerung

Abschließend lässt sich sagen, dass die Toolbox zahlreiche Tools enthält, die bei den häufigsten Angststörungen besonders wirksam sind, wie bei der generalisierten Angststörung (GAS), spezifischen Phobien und sozialen Phobien. Da diese zu den häufigsten Störungen gehören, mit denen Klienten vorstellig werden, ist es besonders wichtig für psychosoziale Fachkräfte, dass sie für diese Klienten so viele Instrumente wie möglich zur Hand zu haben, um ihnen Hoffnung und Erleichterung zu bieten. Ein Vorteil dieser Tools ist, dass sie eine Alternative oder eine Ergänzung zu psychopharmakologischen Interventionen bieten. Außerdem befähigen sie den Klienten, seine Reaktivität selbst in die Hand zu nehmen, was das vorrangige Ziel jedes soliden, ausgewogenen psychotherapeutischen Behandlungsplans sein sollte. In Kapitel 9 wird dargelegt, wie man die Tools der Toolbox auf komplexere, handlungsunfähig machende Angststörungen wie Panikstörungen, posttraumatische Belastungsstörungen und Zwangsstörungen anwenden kann.

9 Anwendung der Tools bei schweren Angststörungen

Im Spektrum der Angststörungen gibt es einige, die typischerweise dazu führen, dass die Betroffenen in ihrer Funktionsfähigkeit erheblich eingeschränkt sind. Diese Störungen umfassen eine Konstellation von intrusiven Symptomen und sind in der Regel die am schwersten zu behandelnden Angststörungen. Die Anwendung der Tools in Verbindung mit kognitiver Verhaltenstherapie und gegebenenfalls psychotropen Medikamenten hat sich in vielen Fällen als erfolgreich erwiesen.

Zu den Angststörungen, die in diesem Kapitel erörtert werden, gehören die folgenden:

- Panikstörung mit Agoraphobie
- Posttraumatische Belastungsstörung (PTBS)
- Zwangsstörung (OCD, engl. obsessive compulsive disorder)

Im Diagnostischen und Statistischen Manual psychischer Störungen (DSM-IV-TR, APA, 2000) sind sie wie folgt klassifiziert:

Panikstörung

Personen mit Panikstörung leiden ohne erkennbaren Grund unter schweren Panikattacken (die das Gefühl auslösen können, einen Herzinfarkt zu erleiden oder verrückt zu werden). Zu den Symptomen gehören Palpitationen (Herzklopfen oder beschleunigter Herzschlag), Schmerzen oder Beklemmungsgefühle in der Brust, Schwitzen, Zittern, Kribbeln, Erstickungsgefühle, Angst zu sterben (Todesangst), Angst, die Kontrolle zu verlieren, und ein Gefühl der Unwirklichkeit. Panikstörungen treten häufig zusammen mit Merkmalen der Agoraphobie auf. Die Betroffenen haben so große Angst, im Falle einer Panikattacke an einem Ort zu sein, von dem eine Flucht schwierig sein könnte, dass sie diese Orte vermeiden.

Posttraumatische Belastungsstörung (PTBS)

Eine posttraumatische Belastungsstörung kann auftreten, nachdem eine Person mit einem traumatischen Ereignis konfrontiert wurde, zum Beispiel wenn sie einem sexuellen oder körperlichen Angriff ausgesetzt war, Zeuge eines Todesfalls wurde oder den Tod eines geliebten Menschen oder eine Naturkatastrophe erlebt hat. Es gibt vier Hauptsymptome, die mit der PTBS verbunden sind: »Wiedererleben« des traumatischen Ereignisses (z. B. Flashbacks und Albträume), Vermeidungsverhalten (z. B. das Meiden von Orten, die mit dem Trauma assoziiert werden), emotionale Taubheit (Losgelöstheit oder Entfremdung von anderen) und psychophysiologische Übererregung, z. B. Probleme beim Ein- oder Durchschlafen, Reizbarkeit oder übermäßige Wachsamkeit.

Ein Kennzeichen der PTBS sind die als »Flashback«-Episoden bekannten akuten Panikanfälle. In diesen heftigen emotionalen Episoden tauchen die Betroffenen häufig vollständig in den körperlichen ebenso wie dem emotionalen Zustand ein, in dem ihr Trauma aufgetreten ist, und stimmen sich sogar auf die während des Traumas erlebten körperlichen Empfindungen ein. Das regelmäßige Wiedererleben des Traumas in Form von Flashbacks ebenso wie in Albträumen kann das Funktionieren im Alltag und den normalen Schlafrhythmus erheblich stören. Es ist wichtig, dass Trauma-Überlebende lernen, sich vollständig in der Gegenwart zu erden, wenn Flashbacks auftreten, und außerdem an der Abschwächung der Übererregung und Hypervigilanz arbeiten, die ihren Schlafrhythmus und das tägliche Funktionieren beeinträchtigen.

Menschen mit PTBS berichten häufig von Gefühlen der Loslösung oder Entfremdung von sich selbst und anderen; deshalb ist es nicht ungewöhnlich, dass Personen mit diagnostizierter PTBS gleichzeitig unter Depressionen leiden. Es kommt auch häufig vor, dass sich bei Menschen mit PTBS eine Reihe weiterer Probleme zeigen, wie zum Beispiel Drogenmissbrauch, Gedächtnis- und Kognitionsprobleme und/oder verschiedene körperlichen und mentale Leiden.

Zwangsstörung (OCD)

Bei der Zwangsstörung werden die Betroffenen von wiederkehrenden und anhaltenden Gedanken, Impulsen oder Vorstellungen (Obsessionen) geplagt, die übertriebene Ängste oder Befürchtungen widerspiegeln; zu typischen Obsessionen gehören die Angst vor Schmutz oder Verseuchung und die Befürchtung, sich peinlich oder gewalttätig zu verhalten. Die Obsessionen können das Individuum dazu veranlassen, bestimmte Rituale oder Stereotypien (Zwangshandlungen) einzuhalten, zum Beispiel sich immer wieder die Hände zu waschen, Sätze zu wiederholen oder bestimmte Dinge zu horten, um die durch die Obsession ausgelöste Angst zu lindern.

Die Zwangsstörung ist besonders schwer zu behandeln. Es gibt keine schnellen Lösungen. Anders als bei Personen mit anderen Angststörungen, die tendenziell sehr leicht hypnotisierbar sind, sind Menschen, die unter einer Zwangsstörung leiden, häufig schwer zu hypnotisieren, was noch zur Schwierigkeit der Behandlung beiträgt. Einige Klienten mit OCD sprechen allerdings recht gut auf die Tools an. Ein außergewöhnlich schwieriger Fall, der empfänglich für die Toolbox war, wird in diesem Kapitel beschrieben.

Ich ermutige Therapeuten, viele unterschiedliche Tools aus der Toolbox zu nutzen, um OCD-Klienten zu helfen, weil es die Erfolgswahrscheinlichkeit enorm erhöht. Die Behandlung von Zwangsstörungen erfordert häufig eine Therapie von längerer Dauer als andere Angststörungen. Wenn sich einige Tools als unwirksam erweisen, sollte man weitere ausprobieren, weil fast alle für diese Klienten geeignet sind. Es hat mich große Geduld und Ausdauer gekostet, aber bei einigen meiner schwierigsten OCD-Klienten habe ich erlebt, dass es zu signifikanten Veränderungen ihrer Muster gekommen ist.

Fallstudie 1: Anwendung der Toolbox bei Panikstörung

Hintergrund

Diana, eine dreiundvierzigjährige Mutter von zwei kleinen Kindern, war kurz vor unserem ersten Treffen mit ihrem Mann und ihren Kindern aus Washington State nach Michigan umgezogen. In Washington hatte sie als Krankenschwester in einem Krankenhaus gearbeitet. Jetzt war sie arbeitslos, nachdem sie eine Teilzeitstellung als Pflegekraft in Detroit aufgrund ihrer Angstprobleme aufgeben musste. Als Diane mich aufsuchte, berichtete sie zunächst, was sie als auslösendes Ereignis für die Angst ausgemacht hatte, mit der sie inzwischen täglich zu kämpfen hatte: Diane hatte offenbar eine akute Panikattacke erlebt, als sie einige Einkäufe in einem Warenhaus erledigen wollte.

Dargelegte Probleme

Diane beschrieb ihre erste Panikattacke folgendermaßen: Als sie ihren Einkaufswagen durch die Gänge des Warenhauses schob, fing ihr Herz plötzlich an zu rasen. Ihre Atmung wurde kurz und flach. Obwohl sie die Griffe des Einkaufswagens fester umklammerte, rutschten ihre Hände ab, weil sie schweißnass waren. Diane merkte, dass sie verzweifelt nach einem Ausgang suchte. Sie wollte unbedingt raus aus dem Kaufhaus und wurde von Sekunde zu Sekunde verwirrter, desorientierter und ängstlicher.

Sie ließ alle Artikel im Einkaufswagen zurück und raste durch die Gänge, bis sie schließlich einen Ausgang fand. Diese einzige Begegnung mit einer ausgewachsenen Panikattacke führte zu einer generalisierten Vermeidungsreaktion, die Diane dazu veranlasste, ihr Leben tief greifend zu verändern. Sie fing an, ein erhebliches Maß an psychischer Energie darauf zu verwenden, Panikattacken zu antizipieren und sich Strategien zur Verhinderung solcher Ereignisse auszudenken. Sie mied nicht nur Sears, sondern alle stark besuchten öffentlichen Orte, von denen sich eine schnelle Flucht als schwierig erweisen könnte. Sie mied Einkaufspassagen, Restaurants, Kinos und sogar Elternversammlungen. Auch beim Autofahren fühlte sie sich unwohl.

Im Laufe der nächsten vier Monate verschlimmerten sich ihre Symptome und ihre täglichen Aktivitäten wurden durch die starke Angst immer mehr eingeschränkt. Als Diane schließlich zu mir kam, war sie sehr deprimiert und hatte angefangen, die Hoffnung zu verlieren, dass sie ihr »altes Selbst« je zurückgewinnen würde. Sie fürchtete und antizipierte ständig das plötzliche Auftreten einer Panikattacke. Die akute Angst, unter der sie litt, wenn sie mit dem Auto zur Arbeit oder nach Hause fuhr, erwies sich als so destruktiv, dass sie keine andere Möglichkeit sah, als ihre Arbeit zu kündigen. An diesem Punkt entschied Diane, dass es an der Zeit war, Hilfe zu suchen, und so kam sie zu mir.

Behandlungsplan und klinische Überlegungen

Eingangsbeurteilung

Ich diagnostizierte eine Panikstörung in Verbindung mit einer Agoraphobie bei Diane. Da die erste Panikepisode im Kaufhaus so heftig gewesen war, litt sie unter erheblicher antizipatorischer Angst und fürchtete, dass sie jeden Moment von einer neuen Panikattacke überfallen werden könnte. Obwohl die erste Attacke die stärkste gewesen war, erlebte sie weitere Attacken, häufig ohne erkennbaren Auslöser. Ihre antizipatorische Angst hatte tief greifende Auswirkungen auf ihr psychisches Wohlergehen und ihr allgemeines Funktionsniveau. Außerdem zeigte Diane auch Symptome von Agoraphobie, und es widerstrebte ihr mehr und mehr, das Haus ohne ihren Mann oder ihre Nachbarin, die sie als weitere Unterstützungsfigur identifizierte, zu verlassen. Zusätzlich zu ihrer Agoraphobie zeigte Diane eine Reihe typischer Symptome für eine Panikstörung.

Michael Otto und Thilo Deckersbach (1998) beschreiben mehrere typische Merkmale einer Panikstörung, die bei Diane zu beobachten waren, wie zum Beispiel: Angst, die Kontrolle zu verlieren; die Suche nach Fluchtwegen; die Interpretation von mehrdeutigen körperlichen Reaktionen als gefährlich; die Überschätzung der Wahrscheinlichkeit von künftigen Panikattacken. Diane litt unter der generellen Angst, dass etwas Schlimmes passieren würde, aber konnte das gefürchtete Szenario oder den Auslöser nicht konkret benennen. Während der Episoden, in denen Diane unter starker Panik litt, wurde sie sich ihrer körperlichen Empfindungen extrem bewusst und deutete sie als Alarmsignale. Auf einer kognitiven Ebene war Diane klar, dass ihre Angst irrational war ebenso wie die Heftigkeit ihrer Reaktion. Trotz dieser Einsicht war es ihr unmöglich, ihre Besorgnis zu unterdrücken. Da sie das Gefühl hatte, keine andere Wahl zu haben, als ihr Leben einzuschränken, um es der Angst anzupassen, litt sie unter Selbstzweifeln und Depressionen. Ihre überwältigende Angst stellte ihr Selbstverständnis als reife, kompetente Frau infrage.

Behandlungsziele

- Aufbau von Mechanismen, die die Angst schnell auflösen.
- Aufbau der Fähigkeit, ein Gefühl von Sicherheit wachzurufen.
- Entwicklung der Fähigkeit, körperliche, emotionale und kognitive Überreaktionen distanziert zu beobachten.
- Hoffnung auf Besserung wecken.

Die erste Sitzung war der Psychoedukation gewidmet. Ich klärte Diane über das allgemeine Wesen von Angststörungen und insbesondere von Panikstörungen auf und versicherte ihr, dass Menschen eine Panikstörung tatsächlich erfolgreich überwinden können. Aufgrund der Schwere ihres Leidens empfahl ich außerdem den Besuch bei einem

Psychiater, um die Möglichkeit einer medikamentösen Behandlung abzuklären. Wie vielen Klienten mit Angststörungen widerstrebte es ihr, Medikamente zu nehmen, weil sie fürchtete, dass die Arzneimittel ihr das Gefühl geben würden, noch weniger Kontrolle zu haben. »Ich nehme nicht mal ein Aspirin. Ich möchte mein Gehirn nicht unter Drogen setzen«, erklärte sie. Ich sagte, wir würden dieses spezielle Thema erst mal auf Eis legen und später noch einmal darauf zurückkommen.

Ich rate Klienten mit Panikstörungen häufig, ihren Arzt nach psychotropen Medikamenten als Ergänzung zur Psychotherapie zu fragen. Das Wissen, dass sich eine Panikattacke schon im Anfangsstadium beenden lässt, kann die antizipatorische Angst, unter der diese Klienten leiden, erheblich verringern. Es hat etwas Beruhigendes, wenn man schnell wirkende Benzodiazepine wie Xanax, Ativan oder Klonipan zur Hand hat, die man in einer Krise als Sicherheitsventil nutzen kann. Die meisten Klienten mit Angststörungen neigen meiner Erfahrung nach nicht dazu, diese Medikamente zu missbrauchen. Diane ist typisch für jenen Personenkreis, der Angst vor Substanzen hat, die Körper oder Geist beeinflussen, und bei dem die Wahrscheinlichkeit eines Missbrauchs gering ist. Ich habe festgestellt, dass Klienten mit PTBS häufig die Ausnahme von der Regel sind und eher gefährdet sind, was einen Medikamentenmissbrauch betrifft. Auf alle Fälle ist es sehr wichtig, dass man Klienten, die die oben erwähnten Arzneimittel nehmen, engmaschig überwacht und sorgfältig auf Zeichen der Abhängigkeit oder des Missbrauchs achtet, vor allem wenn der Klient früher schon einmal Probleme mit Substanzmissbrauch hatte. Psychiater verschreiben unter anderem auch Antidepressiva wie Paroxetine (Paxil), Sertraline (Zoloft), Cipralex (Lexapro) und Citalopram (Celexa) als psychopharmakologische Interventionen zur Behandlung von Panikstörungen. Es ist ratsam für Psychotherapeuten, eine gute Beziehung zu einem Psychiater aufzubauen, die durch gegenseitigen Respekt und häufige Gespräche über den Zustand des Klienten geprägt sein sollte.

Ich unterwies Diane in den Tools der Stufen 1 und 2, bevor ich die Tools von Stufe 3 einsetzte, um bei ihrer Panikstörung anzusetzen. Außerdem vermittelte ich ihr Strategien von Stufe 4, um sie darauf vorzubereiten, die Tools im Alltag anzuwenden.

Bei Diane eingesetzte Tools:

Tool 18: Geballte Faust

Ziele

- Aufbau eines Mechanismus, der schnell von Angst befreit.
- Aufbau eines Gefühls von Selbstsicherheit und Selbstwirksamkeit bei einsetzender Panik.

Skript

CD: Ich möchte, dass Sie sich vorstellen, in einer Situation zu sein, in der es wahrscheinlich wäre, dass Sie eine Panikattacke bekommen … Nicken Sie, wenn Sie einen solchen Ort und solche Umstände vor sich sehen … eine Situation, in der Sie Angst haben, in Panik zu geraten.

D: (Diane nickt)

CD: Wo sind Sie?

D: Im Supermarkt.

CD: Gehen Sie jetzt zu dem Teil der Szenerie, im Supermarkt, wo Sie den größten Stress empfinden würden, und lassen Sie mich wissen, wenn Sie da sind.

D: Ich stehe an der Kasse … mit einem Einkaufswagen voller Lebensmittel.

CD: Ganz recht … Sie stehen an der Kasse mit einem Korb voller Lebensmittel … Lassen Sie sich einen Moment Zeit, um den Stress wirklich zu erleben … die Panik … das Herzrasen … das Schwindelgefühl in Ihrem Kopf … den Drang davonzulaufen … erlauben Sie sich selbst, Diane … diese unangenehmen Angstgefühle wachzurufen … Im Moment sind Sie sicher … hier bei mir … Deshalb können Sie die Gefühle ganz lebendig machen … die Qual, die Unruhe … (Diane rutschte auf ihrem Stuhl hin und her, Tränen in den Augen, das Gesicht gerötet.) Okay, ich kann die Panik sehen … sagen Sie mir … was bemerken Sie in diesem Moment in Ihrem Körper?… (lange Pause)… Was denken Sie?… Ich bin hier bei Ihnen … es geht Ihnen gut … lassen Sie die Gefühle weiter hochkommen …

D: Ich spüre eine Beklemmung in der Brust … Mein Herz rast, und mir ist schwindlig, und ich möchte aus dem Geschäft flüchten.

CD: So, Diane, Sie können jetzt eine Intervention lernen, die Ihren Körper … schnell, ganz schnell beruhigen wird, sodass Sie in ein oder zwei Augenblicken die Kontrolle über Ihre Reaktion übernehmen und sich selbst beruhigen können ... Stellen Sie sich jetzt vor, dass die gesamte Anspannung in Ihrer Brust in Ihre Hand geht ... und machen Sie eine Faust ... drücken Sie die Hand fest zusammen ... spüren Sie die Anspannung ... so ist es gut. Und stellen Sie sich vor, dass die Anspannung in eine Flüssigkeit verwandelt wird ... in einer bestimmten Farbe ... einer Farbe, die Sie selbst auswählen können und die den Schrecken symbolisiert ... den Stress ... die Panik ... und das unangenehme Gefühl in Ihrer Brust oder an einer anderen Stelle Ihres Körpers ... und stellen Sie sich vor, dass diese ganze farbige Flüssigkeit in Ihrer Faust ist ... in diesem Moment in Ihrer Faust ist ... die Faust nimmt die ganze Farbe auf ... die ganze Angst ... Drücken Sie die Hand fest zusammen ... (Machen Sie eine Pause von 10 Sekunden) ... und jetzt entspannen Sie langsam die Faust ... und die ganze Angst rinnt durch Ihre Finger auf den Boden, wo sie sofort verdampft ... Genau ... sie ist weg ... und Sie können tief durchatmen ... und Sie sagen sich selbst: »Es ist nur Panik ... ich kann damit umgehen ... ich bin sicher ...« Und ist es nicht schön zu wissen, dass Sie dieses Tool zur Verfügung haben ... und dass Sie es durch Übung immer weiter vervollkommnen können? Und für den Fall, dass Sie dieses Werkzeug brauchen, haben Sie es immer in der Tasche.

Kommentar

Ich kann gar nicht genug betonen, wie wichtig es ist, einem Klienten beizubringen, eine zu heftige Reaktion mit einem Tool zu unterbrechen, während er *gerade tatsächlich* Manifestationen der Panik oder antizipatorischen Angst erlebt. Zu Beginn dieses Verfahrens habe ich absichtlich keine beruhigende Reaktion initiiert, weil ich wollte, dass Diane die Angstgefühle in der Sitzung erlebt und dass *das Affekterleben so lebendig wie möglich* ist. Unterweist man den Klienten nur theoretisch in den Tools, ohne die Stressreaktion auszulösen, erweist sich das normalerweise als unzureichend. In der traditionellen Gesprächstherapie ist der Klient nicht aktiv mit dem äußeren Trigger beschäftigt. Ich erklärte Diane, wie wichtig es ist, die Gefühle wachzurufen, die sie bei ihren Panikattacken erlebt. Dadurch erhielt sie die Möglichkeit zur Intervention und Selbstregulation, indem sie das Tool der geballten Faust nutzte. Meine Absicht war es, ihr beizubringen, dass die Panik zwar unangenehm ist, sie aber trotzdem damit umgehen kann, zunächst in der sicheren Umgebung meiner Praxis und dann auch außerhalb davon.

Die Intervention begann mit einer Suggestion, die Diane versicherte, dass sie lernen würde, schnell einzugreifen, wenn die Panik auftauchte. Die Formulierung der Suggestion setzte bei dem Drang nach schneller

Erleichterung an, den Panikpatienten erleben. Das Anspannen und Entspannen, das mit dem Tool der geballten Faust verbunden ist, löst Muskelverspannungen auf. Die Umwandlung der Spannung in das Bild der farbigen Flüssigkeit nutzte eine weitere Sinnesmodalität, um die Intervention zu verstärken.

Diane freute sich über ihre Reaktion in meiner Praxis, aber brachte die Sorge zum Ausdruck, dass die Techniken bei einer »echten« Panikattacke nicht funktionieren würden. Ich versicherte ihr erneut, dass wir mit verschiedenen Interventionen weitermachen würden, bis sie das Gefühl hatte, die Techniken sicher zu beherrschen. An diesem Punkt hielt ich es für opportun, noch einmal zum Thema der psychiatrischen Konsultation zurückzukehren. Obwohl Diane immer noch gewisse Bedenken hatte, sagte ich ihr, dass ich eine sehr konservative und vertrauenswürdige Kollegin hätte, die ihr nichts verschreiben würde, wenn sie es nicht für erforderlich hielt. Medikamente können am Anfang die Behandlung von Symptomen, die so belastend sind wie die von Diane, beschleunigen.

Als Nächstes leitete ich Diane dazu an, durch zwei Tools der Stufe 2, das Handwärmen und die selbstberuhigende Imagination, erneut eine Entspannungsreaktion auszulösen. Dann wurde Diane in Stufe 4 eingeführt und probte die Ausführung ihrer täglichen Übungen zur Affektregulation, während sie in Trance war. Sie erhielt schriftliche Anweisungen, die die Aufmerksamkeitsfokussierung, Beruhigung und Vertiefungsphasen der Stufen 1 und 2 der Toolbox erläuterten. Außerdem wurde das gesamte Verfahren auf Tonband aufgezeichnet und diese Aufnahme wurde ihr ebenfalls zur Verfügung gestellt. Wir stellten einen strukturierten Plan für die häuslichen Übungssitzungen auf und Diana verpflichtete sich zu einem engagierten Training. In der Folgesitzung berichtete sie, dass sie ihr Versprechen gehalten und die häuslichen Übungen gewissenhaft ausgeführt hatte. Sie erklärte, besonders gut gefalle ihr das Tool der geballten Faust. Wie sie weiter berichtete, hatte sie auch die von mir empfohlene Psychiaterin aufgesucht, die ihr Paxil in geringer Dosierung zur täglichen Einnahme verschrieben hatte ebenso wie Ativan, das sie bei Bedarf nehmen sollte, bis das Paxil wirkte.

Als Nächstes instruierte ich Diane in zwei weiteren Tools, ebenfalls von Stufe 3, aber anderer Art als die geballte Faust: Achtsamkeit mit distanzierter Beobachtung und Achtsamkeit und Loslassen. Diese Tools wählte ich aus, damit Diane anfangen konnte, eine Einstellung zu entwickeln, durch die sie weniger heftig auf die kognitiven Muster ihrer Erwartungsangst und ihres Katastrophendenkens reagieren würde.

Tool 11: Achtsamkeit mit distanzierter Beobachtung

Ziele

- Zur distanzierten Beobachterin somatischer Reaktionen werden.
- Zur gelassenen (nicht heftig reagierenden) Beobachterin sorgenvoller Gedanken werden.
- Selbstkritik ausschalten, wenn negative Gefühle oder Gedanken auftauchen.

Skript

CD: Machen Sie einige tiefe Atemzüge ... spüren Sie einfach, wie die Luft an Ihren Nasenlöchern vorbeiströmt ... und während Sie das tun, können Sie eine Weile nach innen gehen ... Ihre Aufmerksamkeit nach innen richten ... sich tiefer nach innen treiben lassen ... damit Sie Gelegenheit haben, etwas Neues zu lernen ... ein Verfahren, das sich Achtsamkeit nennt ... zu dem gehört, dass Sie Ihre Gefühle mit einem gewissen Abstand beobachten ... Jetzt möchte ich, dass Sie sich selbst fragen, welches Gefühl genau in diesem Augenblick in Ihnen auftaucht. Und während Sie dieses Gefühl identifizieren ... beobachten Sie es einfach ... ohne es zu werten ... ohne Selbstvorwürfe ... wie ein unbeteiligter Beobachter ... wie ein Wissenschaftler, der ein interessantes Phänomen begutachtet. Und was bemerken Sie jetzt?

D: Ich bemerke eine Verspannung in meinen Schultern.

CD: Verspannung in den Schultern. Lassen Sie die Verspannung einfach, wie sie ist ... nehmen Sie sie einfach mit Neugier zur Kenntnis. (Pause) Und was bemerken Sie jetzt?

D: Die Anspannung ist fast weg.

CD: Das ist großartig.

Kommentar

Zur Achtsamkeit gehört, dass man einen inneren, stummen Zeugen findet, der Emotionen von einer distanzierten Warte aus beobachtet. Das macht es wahrscheinlicher, dass der Klient sich nicht mehr von einer Emotion oder Sinnesempfindung überwältigt oder verschlungen fühlt. Achtsamkeit zu üben ist besonders hilfreich, wenn Menschen heftige emotionale Reaktionen wie Panik oder starken Schmerz erleben. Als Diane in einem agitierten Zustand zu sein schien, wies ich sie an, innezuhalten, ihre Aufmerksamkeit nach innen zu richten und die auftauchenden Gefühle einfach zu registrieren. Ich ermutigte sie, sich von der Emotion oder somatischen Reaktion zu lösen, sie zu beobachten und bat sie, dies ohne Wertungen oder Selbstvorwürfe zu tun. Beachten Sie, dass ich ihr bei dieser Intervention sage, dass sie die Gelegenheit erhält, etwas Neues zu lernen. (Siehe Kapitel 3 für eine Erörterung des Lernens als Thema in den Verfahren.)

Tool 12: Achtsamkeit und Loslassen

Tool 15: Sensorischer Hinweis/Anker

Ziele

- Gefühle erkennen.
- Intensität der Gefühle durch Atmung verringern.
- Unangenehme Gefühle loslassen.

Skript

Ich möchte Ihnen Gelegenheit geben, eine einfache, aber wirkungsvolle Methode zur Wahrnehmung Ihrer Gefühle kennenzulernen ... einfach mit den Gefühlen zusammen sein ... auch wenn die Gefühle unangenehm sind. Sobald Sie also anfangen, diese Angst vor einem Kontrollverlust zu spüren oder dieses Unbehagen in Ihrer Brust oder Ihrem Magen ... oder vielleicht denken, dass etwas Schlimmes geschehen wird, so kann das ein Hinweis für Sie sein, sich einen Moment für sich selbst zu nehmen ... der Sie unterstützen wird ... und achtsam ... ohne zu werten ... akzeptieren Sie einfach, was ist ... in diesem Augenblick ... Und ich schlage vor, dass Sie anfangen, sich innerlich diese tröstenden Sätze zu sagen: »Ich bin mir der Panik bewusst. Ich atme durch die Panik hindurch. Ich fließe durch die Panik hindurch. Ich lasse die Panik los.« Und auf diese Weise erlauben Sie Ihrem Geist und Ihrem Körper, sich selbst zu äußern und das zu tun, was getan werden muss ... Und Sie können beruhigt und getröstet bleiben ... in dem Wissen, dass alle Gefühle kommen und gehen, sie sind zeitlich begrenzt ... flüchtig ... und gehen vorüber ... bald. Sie gehen vorüber ... Und während Sie warten, dass die Angstgefühle vorübergehen ... können Sie sich dafür entscheiden, diese Sätze zu wiederholen ... immer wieder ... sich einfach sagen: »Ich bin mir der Panik bewusst. Ich atme durch die Panik hindurch. Ich fließe durch die Panik hindurch. Ich lasse die Panik los.« Legen Sie jetzt Daumen und Zeigefinger einer Hand aneinander und machen Sie das Okay-Zeichen. Dieses Okay-Symbol kann Sie daran erinnern, dass Sie tatsächlich in Ordnung sind, dass Sie sicher und geschützt und stark sind ... Und Sie können das Okay-Symbol künftig immer anwenden, wenn Sie es brauchen ... um sich erneut mit Ihrer Fähigkeit zu verbinden ... Ihrer Fähigkeit, alles zu bewältigen, was in Ihrem Leben auftaucht.

Kommentar

Tool 15, der sensorische Hinweis/Anker, wurde als Ergänzung zum Achtsamkeits-Tool miteinbezogen, damit Diane sich selbst schnell daran erinnern konnte, dass sie tatsächlich fähig war, erfolgreich mit ihren Gefühlen umzugehen. Sobald Diane einmal in Achtsamkeit geübt war, konnte ich mühelos eine Form des Selbstgesprächs einführen, die durch einen distanzierten Stil gekennzeichnet ist und deeskalierend auf die Katastrophenreaktion wirkt. Das Ziel war, ihr System durch den Achtsamkeitsansatz so weit zu beruhigen, dass sie den Stress ertragen konnte und daran erinnert wurde, dass jede Panikepisode zeitlich begrenzt ist. Für den Fall, dass Diane eine Panikattacke nicht erfolgreich verhindern konnte, wurde sie mit den folgenden Sätzen ausgestattet, die ihr helfen konnten, den Gefühlsansturm zu überstehen: »Ich atme durch die Panik hindurch. Ich fließe durch die Panik hindurch. Ich lasse die Panik los.«

Diane war in vielerlei Hinsicht eine Traum-Klientin, und es war leicht, ein gutes Verhältnis zu ihr aufzubauen. Sie war offen und kommunikativ und übte täglich die Tools. Nach zwei Monaten Therapie berichtete sie, dass sie seit dem Beginn der Behandlung keine Panikattacken mehr gehabt hätte. Sie berichtete allerdings auch, dass ihre Aktivitäten immer noch eingeschränkt waren und sie immer noch zu abhängig davon war, dass ihr Mann sie chauffierte und zu Aktivitäten begleitete.

Tool 31: Altersprogression (Kurzzeit)

Ziele

- Die befriedigende Erfahrung positiver Gefühle, ausgelöst durch imaginierte Symptomfreiheit.
- Vertrauen in die eigene Fähigkeit, die Tools anzuwenden, um sich von Paniksymptomen zu befreien.
- Integration der positiven Gefühle in den aktuellen Affektzustand.
- Betonung der begrenzten Dauer einer Panikattacke.

Skript

CD: Wissen Sie, Diane, wie lang eine durchschnittliche Panikattacke tatsächlich dauert?

C: Ich weiß nicht, aber es fühlt sich wie eine Ewigkeit an.

CD: Genau genommen dauern die Panikattacken bei der Mehrzahl meiner Klienten etwa zwanzig Minuten.

D: Länger nicht?

CD: Das ist der Durchschnitt, auch wenn einige Episoden ein kleines bisschen längern dauern, aber in Echtzeit auch nicht sehr lang sind. Und zwanzig Minuten Stress können Sie ertragen ... wenn Sie wissen, dass der Stress, auch wenn er sehr stark ist, zeitlich begrenzt ist und relativ schnell vorübergeht. Also, Diane, ich möchte, dass Sie sich die bevorstehende Elternversammlung vorstellen, über die Sie sich Sorgen gemacht haben. Ich möchte, dass Sie sich vorstellen, in der Schule ihres Sohnes zu sein, bei der Elternversammlung in der Cafeteria, wo Sie sich möglicherweise aufhalten, wenn die Panikattacke auftritt ... Stellen Sie sich vor, die Symptome zu spüren, die Sie mit dem Beginn einer Panikattacke verbinden ... Ihr Körper fängt an, sich zu verkrampfen ... Stellen Sie sich vor, Sie spüren die Beklemmung und die Kurzatmigkeit, das Herzrasen, das bekannte Unbehagen ... und erinnern Sie sich, dass es in Ordnung ist, sich genau in diesem Moment so zu fühlen, weil ich hier bei Ihnen bin. Und nicken Sie bitte, Diane, wenn Sie dort sind ... (Diane nickt.) Und wo sind Sie jetzt?

D: Ich bin mit meinem Mann in der Cafeteria und sie ist voll mit Eltern.

CD: Gut, Diane, das ist sehr gut. Und wie fühlen Sie sich in Ihrem Körper?

D: Meine Hände fangen an zu schwitzen und meine Stirn fühlt sich heiß an, und mir wird schwindlig. Ich bin froh, dass ich sitze.

CD: Okay ... und jetzt, Diane, möchte ich, dass Sie sich vorstellen, dass Sie bei der Elternversammlung sind ... Ihre Hände schwitzen ... Ihnen wird von Sekunde zu Sekunde schwindliger ... und jetzt schalten Sie in Ihrer Vorstellung auf »Schnellvorlauf« zu dem Moment, in dem die imaginierte Panikattacke abklingt. Sehen Sie sich selbst, wie Sie Ihre Technik der geballten Faust einsetzen, und lassen Sie die ganze Angst und Anspannung los. Und üben Sie es im Hier und Jetzt, genauso wie Sie es dort tun würden. (Diane fängt an, das Tool anzuwenden, und ballt die Hand zur Faust) (Pause.) Und jetzt üben Sie auch Ihre Technik der Achtsamkeit und des Loslassens. Wiederholen Sie die Sätze: »Ich bin mir der Panik bewusst. Ich fließe durch die Panik hindurch und ich lasse die Panik los.« Wiederholen Sie die Sätze drei Mal still für sich selbst. (Pause.) Und jetzt gehen Sie in der Zeit voraus zu dem Zeitpunkt, wenn die 10 oder 20 Minuten verstrichen sind und die Panikattacke vorüber ist. Lassen Sie einen Finger hochkommen, wenn es vorbei ist. (Diane hebt den Finger.) Ist es nicht schön zu wissen, dass Sie auf Ihre Fähigkeit zur Intervention und Selbstunterstützung vertrauen können, weil Sie wissen, dass Sie hilfreiche Tools zur Hand haben ... dass Sie Zugang zu vielfältigen Strategien haben, um erfolgreich einzugreifen? Um zu erkennen, dass die Episode wirklich gar nicht so lange dauert ... Und wann immer Sie wollen, können Sie im Schnellvorlauf zu dem Zeitpunkt springen, an dem die Panikepisode abgeklungen ist ... vorbei ist ... keine Kraft mehr hat. Diane, lassen Sie sich selbst diese Sicherheit und Zufriedenheit spüren, weil Sie darauf vertrauen können, dass Sie sich daran erinnern werden, Ihre Tools, Ihre Interventionen anzuwenden, wann immer oder wo immer Sie sie brauchen ... Und wenn Sie die Anwendung der Tools üben, das Tool der Altersregression und die anderen Techniken, die Sie gelernt haben, können Sie sich selbst erlauben, sehr zuversichtlich zu sein und sich von den sehr positiven Gefühlen überfluten lassen. Sie beherrschen Ihre Ängste, entwickeln Mut und Widerstandskraft, haben die Kontrolle zurückgewonnen.

Kommentar

Wie an früherer Stelle erwähnt, leiden Klienten mit Panikstörungen unter antizipatorischer Angst ebenso wie unter den tatsächlichen Panikepisoden. Da Diane wie die meisten Klienten mit Panikstörungen ein tiefes Gefühl der Hoffnungslosigkeit in Bezug auf ihr Problem entwickelt hatte, war es besonders wichtig, dieses Tool einzusetzen, um sie dazu zu befähigen, sich vorzustellen, wie sie künftig in der Lage sein würde, erfolgreich mit wirksamer Selbstregulation zu intervenieren. Bei dieser Variante der Altersprogression erhielt Diane Gelegenheit, eine antizipierte Panikattacke zu durchlaufen und sich selbst dabei zu sehen, wie sie mit einer Kombination aus drei Tools intervenierte. Ich suggerierte die Überzeugung, dass sie eine Panikattacke überstehen konnte, in der Hoffnung, dass das Vertrauen in die Affektregulation die antizipatorische Angst verringern würde.

Tool 31: Altersprogression (Langzeit)

Ziele

- Aufbau positiver Erwartung hinsichtlich der aus der Therapie resultierenden Veränderungen.
- Verringerung der Hoffnungslosigkeit und Depression.
- Die befriedigende Erfahrung positiver Gefühle, ausgelöst durch imaginierte Symptomfreiheit.
- Integration der positiven Gefühle in den aktuellen Affektzustand.

Skript

Und während Sie jetzt wieder diese angenehme Entspannung spüren, können Sie empfänglich dafür werden, Strategien in Ihrer Vorstellung zu erschaffen, die Sie dann wiederum ... im Lauf der Zeit ... in die Tat umsetzen werden ... die Sie bequem nutzen können, wenn es nötig sein sollte ... Und vielleicht können Sie sich vorstellen, zu einem Zeitpunkt in der Zukunft zu gehen, an dem alles besser für Sie ist. Besser wegen der fleißigen Arbeit, die Sie in diesem Moment hier in meiner Praxis leisten ... und später ... während Ihrer Übungssitzungen zu Hause. Und ich frage mich, ob Sie sich selbst in der Zukunft sehen können ... in einigen Monaten und aus diesem Blickwinkel ... aus dem Sie die ganzen positiven Veränderungen in Ihrem Leben wahrnehmen, die sich aus Ihrer Arbeit in der Therapie ergeben haben. Vielleicht können Sie einen tiefen Atemzug machen und dann wieder langsam ausatmen ... und dabei ein tiefes Gefühl der Erleichterung spüren, weil Sie die dauerhaften Veränderungen in Ihrem Reaktionsstil erkennen ... die dauerhaften Veränderungen in Ihrem Nervensystem, die wirklich zu Ihnen gehören, als Ergebnis der Heilung, die Sie erreicht haben.

Kommentar

An diesem Punkt bestanden meine unmittelbaren Ziele darin, Dianes positive Erwartung, dass ihr Zustand sich tatsächlich bessern würde, zu erhöhen. Mit diesem Ziel im Sinn brachte ich ihr bei, das Tool der Altersprogression zu nutzen, um ihren Optimismus bezüglich einer Genesung zu verstärken. Diese Intervention konzentrierte sich darauf, zu einem Zeitpunkt in der Zukunft zu gehen, zu dem sie nicht mehr unter der Erwartung einer künftigen Panik leiden würde.

Ergebnis

Die Behandlung von Diane war nicht auf die oben beschriebenen Tools beschränkt. Im weiteren Verlauf der Therapie unterwies ich sie in fast allen Tools von allen vier Stufen der Toolbox. Bei schwierigen Fällen wie diesem ist es ratsam, den Klienten so viele Interventionen wie möglich anzubieten. Diane fand Tool 6, Arm- und Beinschwere, und Tool 7, Handwärmen, leicht zu erlernen und sehr wirksam für die schnelle Auslösung einer Entspannungsreaktion. Diane sprach wunderbar auf die Therapie an. Sie konnte all ihre normalen Aktivitäten wieder aufnehmen und war nicht mehr darauf angewiesen, dass ihr Ehemann sie bei ihren Unternehmungen begleitete. Die Kombination aus psychotropen Medikamenten und der Anwendung der Tools führte dazu, dass sich das autonome Nervensystem und die psychophysiologisch-bedingte Reaktivität, die bei Beginn der Behandlung außer Kontrolle war, beruhigten. Diane konnte die Medikamente unter Aufsicht der Psychiaterin nach vierzehn Monaten absetzen. Sie war insgesamt zwei Jahre in regelmäßiger Behandlung bei mir und berät sich immer noch mit mir, wenn sie Unterstützung braucht.

Fallstudie 2: Anwendung der Toolbox bei posttraumatischer Belastungsstörung (PTBS)

Hintergrund

Als Suzanne neun Jahre alt war, starb ihre Mutter. Sie und ihre drei Schwestern wurden von einem alkoholkranken Vater großgezogen, der die Familie finanziell über die Runden brachte, aber sie emotional im Stich ließ. In ihrem ersten Jahr an der Highschool war die vierzehnjährige Suzanne an einem verregneten Nachmittag für eine Chorprobe länger in der Schule geblieben. Ihr Vater sollte sie um 16:00 Uhr abholen. Nachdem sie zwei Stunden auf ihn gewartet hatte, musste der Hausmeister die Schultüren zuschließen. Suzanne durfte ins Gebäude, um noch ein letztes Mal zu Hause anzurufen, aber dort ging noch immer niemand ans Telefon. Weil Suzanne nicht draußen im Regen stehen wollte, rief sie ein Taxi, das sie nach Hause bringen sollte. Etwa auf halber Strecke zwischen der Schule und ihrem Zuhause bog der Taxifahrer in eine Straße ab, die Suzanne nie zuvor gesehen hatte. Er parkte das Auto, schob sich zu ihr auf den Rücksitz und vergewaltigte sie. Als sie schließlich verletzt und weinend zu Hause ankam, fand sie ihren betrunkenen Vater schlafend auf dem Sofa vor. Er war zu betrunken gewesen, um sich daran zu erinnern, dass er sie von der Schule abholen sollte, und jetzt war er zu betrunken, um überhaupt zu bemerken, dass sie da war. Suzanne hatte nicht nur ein schweres Trauma erlebt, es war auch niemand da, der sie tröstete oder ihr half, das Ereignis zu verarbeiten. Leider erlitt Suzanne zwei Jahre später ein weiteres Trauma und wurde erneut Opfer einer brutalen Vergewaltigung durch mehrere Jungen aus der Nachbarschaft. Auch dieses Trauma wurde weder angesprochen noch behandelt.

Dreiundzwanzig Jahre später fuhr Suzanne auf dem Heimweg von der Arbeit über die Woodward Avenue in Detroit. Sie sah ein Taxi auf der Nebenspur und geriet in Panik. Rein verstandesmäßig war ihr klar, dass sie nicht in Gefahr war. Das Taxi befand sich auf einer anderen Fahrspur und die Türen ihres eigenen Autos waren verriegelt. Trotzdem war das Gefühl seelischer Not überwältigend. Das Adrenalin überschwemmte ihren Körper und die Panik schlug zu. Sie konnte sich nur an einen einzigen Gedanken klammern, der ihre Angst so weit in Schach hielt, dass sie weiterfahren konnte: Sobald sie die Haustür hinter sich geschlossen hätte, würde sie sich einen Drink mixen.

Dargelegte Probleme

Suzanne litt unter schwerer Angst, Panikattacken und Alkoholismus. Es war auch keine Überraschung, dass sie ihre Ehe als explosiv und unstabil beschrieb. Das schlimmste ihrer Symptome war allerdings der Nebennierenkrebs, den sie im Alter von 24 Jahren entwickelt hatte. Nebennierenkrebs ist in der Regel ein aggressiver Krebs, der durch eine übermäßige Hormonproduktion gekennzeichnet ist. Es ist durchaus möglich, dass die Stressreaktion, die aus Suzannes wiederholten Traumata resultierte, die Entwicklung dieser lebensbedrohlichen Krankheit beeinflusst hatte.

Behandlungsplan und klinische Überlegungen

Eingangsbeurteilung

Die Diagnose bei Suzanne lautete PTBS. Es ist typisch für Klienten mit PTBS, dass sie durch einen relativ harmlosen Auslöser retraumatisiert werden, wie Suzanne, als sie auf dem Heimweg von der Arbeit das Taxi auf der Straße sah. Früh in der Behandlung sprach ich Suzanne darauf an, dass ihre zunehmende Alkoholabhängigkeit eine Form der Selbstberuhigung darstellte. Sie schloss sich bereitwillig den Anonymen Alkoholikern an und blieb während der gesamten Therapiedauer trocken. Es wäre schwierig gewesen, sie erfolgreich zu behandeln, wenn sie weiter getrunken hätte.

Wie die meisten Opfer eines Traumas war Suzanne sehr leicht hypnotisierbar. Klienten mit PTBS verstehen sich meisterhaft darauf, in dissoziative Zustände zu gleiten, und sind daher hochtalentierte Hypnotisanden. Bei diesen Klienten stellt sich häufig rasch ein ausreichend tiefer Trancezustand ein, sodass die üblichen Vertiefungsschritte abgekürzt werden können. Obwohl die dissoziativen Tendenzen dieser Klienten einer Behandlung entgegenkommen, ist diese Hypnose-Begabung ein zweischneidiges Schwert: Bei spezifischen Symptomen lässt sich schnell Abhilfe schaffen (z. B. Schlaflosigkeit oder somatische Beschwerden), dennoch sollte man besondere Sorgfalt walten lassen, wenn man Personen, die ein Kindheitstrauma erlebt haben, in Hypnose versetzt, damit es nicht zu negativen Reaktionen wie maladaptiver Dissoziation oder Abreaktion kommt. Es war wichtig, dass Suzanne zunächst selbstberuhigende Rituale beherrschte, die schnell anwendbar und auf die Affektregulation ausgerichtet sind, um exzessive und unkontrollierte Formen der Dissoziation während der Hypnosebehandlung zu verhindern. Zu diesem Zweck machte ich Suzanne mit vielen der Beruhigungstechniken von Stufe 2 der Toolbox vertraut.

Für die frühen Phasen der Behandlung von PTBS-Klienten finde ich Yvonne Dolans (1985) Interventionen zur Schaffung von Ressourcen besonders hilfreich. Wie Dolan ausführt, erweist es sich als äußerst wirkungsvoll, ein Symbol für die Gegenwart einzuführen und ein Signal für Trost und Sicherheit zu entwickeln. Bei Dolans »Symbol für die aktuelle Intervention« wird die Klientin angeleitet, ein Symbol auszuwählen, das für ihr funktionierendes Leben als Erwachsene steht (z. B. einen Autoschlüssel). Die Technik des »Signals für Trost und Sicherheit« bietet der Klientin den Zugriff auf eine positive Erfahrung (z. B. einen sicheren Ort) und leitet sie dazu an, ein Signal zu kreieren, das ihr hilft, den sicheren Zustand schnell wieder wachzurufen (Dolan 1991).

Da es bei Trauma-Geschädigten häufig in Reaktion auf Angst oder ein Gefühl der Verletzlichkeit zur exzessiven Dissoziation kommt, ist es besonders wichtig, dass ein Vertrauensverhältnis zwischen Therapeut und Klient besteht, bevor die Hypnose überhaupt anfängt. Bestehendes Vertrauen fördert das Sicherheitsgefühl des Klienten und verleiht ihm einen besseren Schutz gegen die Tendenz, während der Trance in maladaptive Bewältigungsmechanismen zu verfallen.

Außerdem instruierte ich Suzanne während der ersten und in allen folgenden Sitzungen darin, wie sie die Vorboten einer Überreaktion erkennt und ein Time-out nimmt (siehe die Beschreibung der beiden Anfangstools in Kapitel 4). Darüber hinaus führte ich sie immer durch die übliche Trance-Induktion, einschließlich Aufmerksamkeitsfokussierung, Beruhigung und Vertiefung, bevor ich die Tools von Stufe 3 der Toolbox einsetzte. Wir beendeten jede Sitzung mit Tools von Stufe 4, die auf Proben, Transfer und Praxis ausgerichtet sind.

Behandlungsziele

- Verlassenheitsgefühl verringern.
- Hypervigilanz verringern.
- Gesündere Selbstanteile zugänglich machen und stärken.
- Hilflosigkeitsgefühle verringern.
- Selbstberuhigung durch Alkoholabhängigkeit beenden.

Bei Suzanne eingesetzte Tools:

Tool 27: Imaginärer Unterstützungskreis

Ziele

- Ein Gefühl von Schutz und Sicherheit auslösen.
- Das Gefühl, nicht allein zu sein, fördern.
- Ein Netzwerk von realen oder imaginierten Personen erkennen, denen ihre Sicherheit am Herzen liegen.

Skript

Und wir haben darüber geredet, wie allein und schutzlos Sie sich als Kind gefühlt haben ... dass sehr oft ... niemand da war ... der sie beschützte und Ihnen Zuwendung gab ... sie anleitete ... allen Kummer fortspülte ... und wir wissen auch, dass Sie zwar ... als Erwachsene ... Ihren Ehemann ... Ihre Kollegen ... und Ihre Freunde haben ... aber dieser jüngere Teil von Ihnen fühlt sich manchmal klein und allein ... Also ... mit Ihrer Erlaubnis ... werden wir jetzt einen Unterstützerkreis für Sie aufbauen ... sodass Sie sich nie wieder allein fühlen müssen ... (lange Pause) Deshalb möchte ich ... dass Sie jetzt zu Ihrem sicheren Ort zurückkehren ... und Sie wissen, wie Sie dorthin zurückkehren können ... und Sie können sich darüber freuen, wie leicht und automatisch Sie Ihren sicheren Ort wieder erschaffen können ... achten Sie darauf, wie schön es ist, wieder in der Sicherheit und Geborgenheit der vertrauten Umgebung zu sein ... und wenn Sie wollen, können Sie ein paar Veränderungen oder Ergänzungen an Ihrem sicheren Ort vornehmen ... und wenn Sie sich eingewöhnt haben und bereit sind ... nutzen Sie all Ihre Sinne, um sich selbst an diesem Ort zu erleben ... die Bilder und die Farben ... weicher Teppich ... beruhigende Wandfarben oder Tapeten ... besondere Dekorationen [Einfügung von Informationen aus früheren Beschreibungen des sicheren Ortes]... alle Geräusche oder körperlichen Empfindungen .... sogar angenehme Düfte ... erlauben Sie sich selbst, die Rückkehr an Ihren sicheren Ort zu genießen ... eingehüllt in die warme, kuschelige Geborgenheit dieser schönen, schützenden Umgebung ... ein Ort, an dem Sie sich absolut sicher fühlen ... Sehr gut ... Und ich frage mich, ob Sie einen Sitzbereich mit Sofas oder Kissen arrangieren können ... einen Kreis, der vielleicht für fünf bis zehn Leute Platz bietet ...

Und ... während Sie dort sitzen ... möchte ich, dass Sie sich einen sehr klugen und freundlichen Menschen vorstellen, der auf Sie zukommt ... und diese Person kann jemand sein, den Sie in Ihrem Leben getroffen haben ... jemand, der großen Einfluss auf Ihr Leben hatte ... eine lebende oder tote Person ... die Sie mit Liebe und Bewunderung betrachten ... vielleicht jemand, von dem Sie mir erzählt haben ... heben Sie einfach einen Finger, wenn diese erste Person dort ist ... (Suzanne hebt einen Finger.)... Gut, und jetzt kommt eine weitere Person hinzu, um sich zu der ersten zu gesellen ... vielleicht eine weitere Person, die Ihnen spontan einfällt ... jemand Wichtiges in Ihrem Leben ... oder auch eine berühmte Person aus der Geschichte ... oder aus einem Roman ... die einzige Anforderung ist, dass diese Person klug und freundlich ist ... und heben Sie wieder einen Finger, wenn die Person da ist. (Suzanne hebt einen Finger.) Jetzt denken Sie an einige weitere Menschen, die in Ihren Kreis kommen könnten ... Ich weiß nicht, ob sie eine oder alle Personen auswählen werden, bevor Ihre persönliche Unterstützungsgruppe vollzählig versammelt ist ... und jetzt ist es vielleicht an der Zeit, jemanden in den Kreis zu holen, den Sie mit Mut und Stärke verbinden ... und ich bin nicht sicher, wer das sein könnte ... aber Sie können darauf vertrauen, dass Ihr Unbewusstes genau die richtige Person hervorbringt, die stark ist und Sie beschützen wird ... Okay, so ist es gut ... Nun ... Sie können gespannt darauf sein, wer sonst noch in den Kreis kommt ... Manche Leute wählen ihre Lieblingslehrer oder Trainer aus ... Onkel und Tanten ... Großeltern ... Mentoren ... Freunde aus der Kindheit ... Andere schließen Engel oder andere religiöse Figuren ein ... Oder vielleicht bitten

Sie Ihre Mutter, sich dem Kreis anzuschließen. (Suzanne nickte und fing an, leise zu weinen.) Ja, Ihre Mutter, bei der Sie sich so sehr geliebt und beschützt gefühlt haben ... würden Sie sie gern dabei haben? (Suzanne nickt.) Sie sind diejenige, die die Personen auswählt, die wichtig für Sie sind ... Menschen, die Ihre Unterstützergruppe ausgewogen machen ... und ich werde schweigen, während Sie die Gruppe vervollständigen ... Sie können Freunde oder Verwandte ... Kollegen und Vertrauenspersonen ... und gern mich ... wenn Sie wollen ... in den Kreis holen ... und jetzt werde ich eine Weile still sein, während Sie weitere Leute in den Kreis holen ... und ... wenn Sie fertig sind ... heben Sie einen Finger ... (lange Pause). Gut ... und jetzt ... möchte ich, dass Sie sich in Ihrem Kreis umschauen ... die Unterstützung spüren ... die Klugheit in sich aufnehmen ... die Stärke ... das echte Interesse ... und ... Sie erkennen mit Staunen ... die ruhige Kraft, die jeder spezielle Mensch in Ihren Kreis einbringt.

Und wie schön zu wissen ... dass Sie zu Ihrem sicheren Ort zurückkehren ... und sich Ihren Unterstützerkreis vorstellen können ... und was für eine Erleichterung ... nicht wahr ... diese Unterstützung einfach zu spüren ... loslassen und darauf vertrauen zu können ... dass diese Unterstützungsgruppe hinter Ihnen steht ... als Sicherheitsnetz dient ... und Ihnen neue Kraft gibt ... Sie auftanken lässt ... und Sie können es genießen, in dieser warmen Fürsorge ... und Liebe ... zu baden ... und jeder fühlt sich wahrscheinlich ... von Zeit zu Zeit ... ängstlich ... und allein ... und ist es nicht schön zu wissen ... dass Sie ein Mittel haben, wenn Sie Angst bekommen oder sich einsam fühlen ... Ihren inneren Unterstützungskreis ... den Sie zusammenrufen können ... wann immer Sie ihn brauchen ... und jedes Mal, wenn Sie sich vorstellen, Ihren imaginären Unterstützerkreis zu erschaffen ... werden Sie besser darin ... diese heilende Imagination zu erschaffen ... wann immer Sie sie brauchen.

Kommentar

Der tragische und vorzeitige Tod von Suzannes Mutter und das zweite Verlassenwerden durch den Vater, der sie vernachlässigte, führten dazu, dass es Suzanne nicht gelang, ein Gefühl der Sicherheit zu verinnerlichen. Deshalb bildete das Verlassenwerden den Kern von Suzannes Verwundung. Ich brachte Suzanne die Technik des imaginären Unterstützungskreises bei, damit sie ein Vorstellungsbild wachrufen konnte, das ihr das Gefühl gab, sicher, beschützt und nicht allein zu sein. In Anbetracht ihrer hoch entwickelten Hypnotisierbarkeit waren die Bilder der Beschützer leicht wachzurufen. Suzanne konnte mühelos einen sicheren Ort entwickeln, obwohl einige Patienten mit PTBS Schwierigkeiten haben, die Erinnerung an einen Ort abzurufen, an dem sie sich sicher fühlten. Für einige ist meine Praxis der beste sichere Ort.

Tool 28: Selbstanteile

Ziele

- Erkennen der natürlichen Fähigkeit, verletzlichere Selbstanteile zu trösten.
- Ermitteln eines reiferen Entwicklungsstandes mit erwachsenen Fürsorgefähigkeiten.
- Förderung der Ich-Stärke des erwachsenen Selbstanteils.

Skript

Und wenn Sie es recht bedenken ... bestehen wir alle aus verschiedenen Teilen, einschließlich sehr junger, jugendlicher und erwachsener Teile oder aus Teilen, die reifer sind ... ängstlich ... verletzlich, selbstbewusst und stark ... so viele verschiedene Teile ... die die Veränderungen in unserer Entwicklung widerspiegeln ebenso wie unsere Erfahrungen ... Und es ist sicherlich sinnvoll, dass Sie, wenn Sie sich ängstlich fühlen, auf einen reifen Teil, einen starken Teil von sich selbst zugreifen, der die Selbstanteile, die sich allein gelassen oder bedroht fühlen, in seine Obhut nimmt ... Ein starker, reifer Teil, der das jüngere Selbst nicht nur trösten kann, sondern Situationen auf vernünftige und selbstbeherrschte Weise in die Hand nehmen kann ... auf mutige Weise ... Denn Sie wissen, Suzanne, es gibt einen Teil von Ihnen, der immer bei Ihnen ist, der stark, ausgeglichen, reif und ganz erwachsen ist ... Er ist immer da ... auch wenn Sie ihn vorübergehend übersehen ... Er ist immer da. Und dies ist der perfekte Zeitpunkt, um Zugang zu diesem reifen und hoch entwickelten Teil Ihrer Selbst zu erlangen ... Also nehmen Sie sich ein bisschen Zeit, um Kontakt zu ihm aufzunehmen ... zu diesem Teil von sich, der Ihr erwachsener Selbstanteil ist, ein Teil, der stark und ausgeglichen und mutig ist. Und heben Sie einen Finger, wenn Sie fühlen, dass er auftaucht. (Pause.)... (Suzannes Zeigefinger hebt sich langsam.) Gut.

Jetzt warten Sie auf die Worte, die von diesem weisesten Teil Ihres Wesens kommen ... von diesem Teil, der am höchsten entwickelt ist ... besonders stark und stabil ... oder sogar besonders spirituell ... vielleicht kommen Ihnen auch eher Bilder als Worte in den Sinn ... Erlauben Sie Ihrem Unbewussten, sich mit jenem Selbstanteil zu verbinden, der weise und stark und ganz erwachsen ist. Und fühlen Sie diesen Teil von sich ganz intensiv ... Ihre Stärke, Ihre Reife ... Ihr

Mitgefühl ... Und mit all diesen Stärken ... können Sie einem jüngeren, hilfloseren Teil von sich in die Augen sehen, seine Hand berühren und ihm versichern, dass er in Ordnung ist ... dass Sie die Schwierigkeiten für ihn bewältigen werden. Dass er nicht allein ist ...

Kommentar

Das Tool der Selbstanteile basiert auf der Ego-State-Therapie, einem Teile-Modell, das aus dem Bereich der Hypnose hervorgegangen ist. Zur Ego-State-Therapie gehört, dass der Klient die vielen verschiedenen emotionalen Zustände und Entwicklungsstufen erkennt, die im Bewussten und Unbewussten jedes Individuums vorhanden sind. Obwohl Ich-Zustände verschiedene Seiten oder Energien des Selbst sind, sind einige reifer als andere. Bei Flashbacks kehren traumatisierte Personen häufig in den Entwicklungszustand zurück, in dem sie sich zum Zeitpunkt des Traumas befanden. Deshalb konnte Suzanne in meiner Praxis sitzen und dieselbe Angst durchleben, die sie damals im Taxi erlebt hatte, als sie vierzehn war. Sie konnte verstandesmäßig erkennen, dass die Angst aus der Vergangenheit stammte, aber emotional war sie in dem Schrecken und der Qual ihrer früheren Erlebnisse eingeschlossen ebenso wie in jüngeren Entwicklungszuständen. Durch den Einsatz einer Ego-State-Intervention leitete ich Suzanne an, einen reifen, verwirklichten Ich-Zustand der Gegenwart zu erkennen. Sobald Suzanne diesen Ego-State gefunden hatte, bat ich sie, ihr verängstigtes, jüngeres Selbst aus der Vergangenheit zu trösten und zu beruhigen. Es war wichtig für Suzanne, die Kompetenz und die Reife zu erkennen, die sie in ihrem derzeitigen Leben zum Ausdruck brachte, ebenso wie ihre Fähigkeit, sich selbst von dem Schmerz und der Angst der Vergangenheit zu befreien.

Ergebnis

Suzanne setzte die Behandlung bei mir zwei Jahre lang fort. Während dieser Zeit blieb sie nüchtern und krebsfrei. Der Verlauf ihrer Genesung umfasste einige Rückschläge in den ersten sechs Behandlungsmonaten, in denen sie sich nicht konsequent daran hielt, die Tools zwischen den Sitzungen zu üben. Ich ging davon aus, dass die Selbstberuhigung, die sie in meiner Praxis erfuhr, nicht zu dem Zustand der Verletzlichkeit und Angst passte, den sie für den Großteil ihres Lebens empfunden hatte. Der Versuch, diesen vertrauten, wenn auch schmerzlichen Teil loszulassen, löste Widerstand aus.

Als Ergebnis der starken therapeutischen Beziehung, die wir entwickelten, war Suzanne schließlich in der Lage, dem Verfahren zu vertrauen, und fühlte sich immer wohler mit der regelmäßigen Selbstberuhigung. Es dauerte fast ein Jahr, bevor Suzanne tatsächlich fähig war, konsequent auf Gefühle der Sicherheit und des Wohlbefindens zuzugreifen und sie aufrechtzuerhalten. Nachdem dieses Ziel erreicht war, konnten wir andere Ziele anvisieren, insbesondere ihre chronische Hypervigilanz und übertriebene Schreckreaktion. Eine Variante des Wächter-Tools (Tool 29) und des Selbstaussagen-Tools (Tool 19) erwies sich in dieser Hinsicht als hilfreich. Nach etwa 18 Monaten Therapie berichtete Suzanne, dass die Flashbacks aufgehört hätten und ihre Hypervigilanz erheblich abgenommen hätte. Sie wurde sehr geschickt darin, die verletzlicheren Teile ihres Selbst zu fördern. Besonders gut sprach sie auf das Tool der Selbstanteile an.

Nach zwei Jahren entschied Suzanne, eine Pause mit der Therapie zu machen. Das Funktionieren im Alltag lief gut und die Symptome waren nicht mehr so schlimm. Sie räumte ein, dass sie immer noch unerledigte Aufgaben in ihrem Genesungsprozess vor sich hatte und antizipierte unausweichliche Rückschläge, insbesondere in Stresssituationen, aber wünschte sich eine Pause von der Intensität des therapeutischen Prozesses. Ich unterstützte diese Entscheidung, versicherte ihr aber, dass ich weiterhin für sie zur Verfügung stehen würde, falls sie Rat oder Hilfe brauchte, vor allem für den Fall, dass sie Rückschläge erlitt oder auf Probleme stieß, bei denen sie Unterstützung benötigte.

Fallstudie 3: Anwendung der Toolbox bei Zwangsstörung

Hintergrund

Derek berichtete, dass er ein sehr pingeliges Kind gewesen sei. Seine Mutter, sagte er, erzähle seinen Freunden immer noch von all den putzigen kleinen Routinen, die er ihr aufgezwungen hätte: Jeden Morgen musste sie sein Erdnussbutter-Marmeladen-Sandwich auf eine ganz spezielle Art zubereiten. Andernfalls fand sie es unangerührt in seiner Brotbox vor, wenn er von der Schule nach Hause kam. Er war das einzige von ihren drei Kindern, das darauf bestand, dass sein Bett täglich gemacht wurde, und zwar ausschließlich von ihm selbst. Wenn sie diese Aufgabe übernahm, machte sie unweigerlich etwas falsch und ihr kleiner Achtjähriger zog die gesamte Bettwäsche wieder ab und machte das Bett noch einmal ganz von vorn. Mehr als einmal hatte dies dazu geführt, dass er nicht zur festgesetzten Schlafenszeit, sondern mehr als eine Stunde später ins Bett kam. Derek teilte mir mit, dass seine Mutter sich immer über seine, wie sie es nannte, »Marotten«, amüsiert habe. Aber jetzt war er 32, arbeitete nach seiner Promotion an einem Forschungsprojekt in Bautechnik und trug sich mit dem Gedanken, zu heiraten und eine Familie zu gründen. Seine »Marotten« führten allmählich zu erheblichen Beeinträchtigungen in alltäglichen Funktionsbereichen.

Dargelegte Probleme

Derek kam auf Drängen seiner Verlobten Lisa, die ihn zu unserer ersten Sitzung begleitete, in meine Praxis. Sie erklärte, dass sie die Heiratspläne nur durchziehen könne, wenn Derek seine Zwangsstörung überwand. Wie Lisa berichtete, habe sein letzter Besuch in einem Supermarkt ihr klar gemacht, wie ausgeprägt Dereks Symptome geworden seien. Sie erklärte, dass er ausschließlich solche Lebensmittel kaufe, deren Bezeichnungen eine gerade Zahl an Buchstaben hatten. Erdnusscreme mit zwölf Buchstaben oder Brot mit vier Buchstaben konnten problemlos gekauft werden, aber Mandeln nicht, weil das Wort sieben Buchstaben hatte. Außerdem trennte Derek alle Artikel danach, ob sie einen glatten oder krummen Preis hatten, und sortierte sie in entgegengesetzte Ecken des Einkaufswagens. Wegen seiner verschiedenen fixen Ideen verbrachte Derek häufig bis zu vier Stunden im Supermarkt, um zehn Artikel auszuwählen.

Außerdem hatten seine zwanghaften Denkmuster dazu geführt, dass er unter erheblichen Schlafstörungen litt und nur noch ein paar Stunden pro Nacht zur Ruhe kam. Sogar wenn sein Bett korrekt gemacht war, nagte der Gedanke an Derek, dass irgendein Teil der Bettwäsche falsch festgesteckt sein könnte, und hielt ihn wach. Mehr als einmal hatte er seine Verlobte geweckt, damit er das Bett neu machen konnte. Kein noch so intensives Ziehen, Falten oder Feststecken der Bettwäsche konnte sein Unbehagen beseitigen. Die ganze Nacht wälzte er sich unruhig im Bett. Seine Verlobte hatte schließlich gesagt, dass sie in ein anderes Zimmer umziehen würde, wenn er nicht aufhörte, an der Wäsche herumzufummeln. Mit den Supermarkteinkäufen könne sie leben, erklärte sie, aber dass Derek nicht damit umgehen könne, wie sie die Betten mache, sei nicht zu ertragen.

Behandlungsplan und klinische Überlegungen

Ich habe festgestellt, dass Zwangsstörungen von allen Angststörungen am schwersten zu behandeln sind. Von daher kann es notwendig sein, dass sich der Therapeut auf die Suche nach einer Vielzahl von Interventionen begibt. Ein möglicher Ansatz ist der gleichzeitige Einsatz von kognitiver Therapie mit den Tools für die Affektregulation und Psychopharmaka. In Kombination genutzt, funktionieren sie in diesen schwierigen Fällen gut.

Eingangsbeurteilung

Bei der Eingangsuntersuchung traf ich Derek und seine Verlobte. Derek erklärte, dass er von einem Psychiater betreut werde, der ihm in dem Versuch, seine OCD zu behandeln, eine Reihe von Antidepressiva verschrieben hatte. Obwohl Derek berichtete, dass seine Stimmung sich verbessert hätte, nachdem er die Medikamente etwa einen Monat lang genommen hatte, waren die Symptome der Zwangsstörung gleich geblieben. Nachdem ich mich eingehend nach dem aktuellen Problem und seiner Entstehung erkundigt hatte, widmete ich einen Großteil der Sitzung der Psychoedukation und klärte das unglückliche Paar über das Wesen der Zwangsstörung auf. Besonderen Wert legte ich darauf, Hoffnung auf ein positives Behandlungsergebnis zu wecken.

In der nächsten Sitzung führte ich Derek in die ersten beiden Tools ein und unterwies ihn darin, Vorboten zu erkennen und ein Time-out zu nehmen. Ich leitete ihn durch die übliche Trance-Induktion und Vertiefung, bevor ich die Tools anwandte, die speziell für Zwangsstörungen geeignet sind. Am Ende jeder Sitzung, in dem ich Derek in einem Tool unterwies, wurde er mittels der Tools von Stufe 4 instruiert, seine häuslichen Übungen zu proben.

Behandlungsziele

- Intrusive Gedanken unterbrechen.
- Zwangsgedanken auf später verschieben.
- Zwänge unterbrechen.

Bei Derek eingesetzte Tools:

Tool 29: Wächter

Ziele

- Ein Gefühl von Kontrolle über den therapeutischen Prozess.
- Erkennen, dass der beobachtende, beschützende Selbstanteil im Hypnosezustand zugänglich ist.

Skript

Und Sie und ich wissen beide, dass Sie sehr analytisch und gebildet sind und gut durchdachte Entscheidungen in Ihrem Leben treffen ... von jemandem mit Ihrer Intelligenz erwarte ich nicht, dass er sich sofort mit Feuereifer in das Verfahren stürzt, sondern erst, wenn er dazu bereit ist ... wenn er mehr darüber weiß ... und mir fällt dabei ein berühmter Forscher namens Ernest Hilgard ein ... der eine wissenschaftliche Analyse des Hypnoseprozesses verfasst hat ... und den Begriff »geheimer Beobachter« prägte ... und seine Arbeiten lassen mich daran denken, dass Menschen Informationen auf zwei Ebenen gleichzeitig verarbeiten ... bewusst und unbewusst ... Also, Ihr geheimer Beobachter, ... jener bewusste Teil von Ihnen, der abgespalten ist ... auf den Sie immer zählen können ... der in einem Winkel dieser Erfahrung anwesend bleibt ... vorsichtig beobachtet ... alles überwacht, was geschieht ... dafür sorgt, dass diese Hypnoseerfahrung im Einklang mit Ihren Bedürfnissen und Werten steht ... dieses beobachtende Selbst ... das Bewusstsein ... kann meine Worte oder Bilder problemlos umwandeln, während das Unbewusste dem Bewusstsein mitteilen kann, ob diese Umwandlung relevant ist ... und das Bewusstsein kann Ihrem Unbewussten die Erlaubnis geben, meine Worte in Ihre Worte umzuwandeln ... meine Bilder in Ihre Bilder ... Sie können also wirklich loslassen ... auf Ihre Fähigkeit vertrauen, diesen wunderbaren Entspannungszustand zu erreichen ... Ihrem Unbewussten erlauben, sich treiben zu lassen ... und doch sicher sein, dass Sie die Kontrolle behalten ... Und es kann sehr beruhigend sein, nicht wahr, dass dieser kluge und versierte Beobachter des Prozesses da ist, um Sie zu führen ... als Ressource, wenn Sie ihn brauchen ... und wenn Sie sich wohler fühlen ... kompetenter ... immer mehr Vertrauen fassen ... kann dieser Beobachter sich ausruhen ... kann aussetzen ... fast wie dieser Zustand vor dem Einschlafen, den jeder kennt ... nicht wirklich wach ... aber auch noch nicht ganz eingeschlafen ... In diesen Situationen schläft vielleicht Ihr Körper, während Ihr Geist wach ist, oder Ihr Geist schläft, während Ihr Körper wach ist ... oder vielleicht ist Ihre rechte Körperhälfte schläfriger als die linke, sodass die rechte Seite sich später ausruhen muss ... oder vielleicht ist Ihre linke Körperhälfte die richtige Seite, um zuerst einzuschlafen ... und Sie können in einen hypnotischen Schlaf fallen, anders als der nächtliche Schlaf, aber ungemein entspannend ... Und sogar dieser Beobachter wird schließlich in der Lage sein zu schlafen ... immer bereit ... auf Abruf ... bei Bedarf ... Aber darüber müssen Sie jetzt nicht nachdenken ... es ist viel besser, auf Ihrem bequemen Stuhl zu sitzen und einfach diesen Moment zu genießen ... mit einer Stimme ... meiner Stimme ... mit einem Teil von sich ... während der andere Teil sich treiben lässt ... wohin er will.

Kommentar

Dieses Tool ist hilfreich für Personen, die misstrauisch gegenüber dem Trance-Prozess sind. Besonders hilfreich war es, Dereks Bedürfnis nach Kontrolle anzusprechen, bevor er den Prozess fortsetzte. Ich wandte eine Intervention an, die ihm ermöglichte, ein Gefühl von Kontrolle zu behalten, weil er sich seines beobachtenden Selbstanteils sicher war. Ich hatte den Eindruck, dass es wichtig war, auch seine Intelligenz anzuerkennen.

Tool 16: Gedankenstopp

Ziele

- Unterbrechung intrusiver Gedanken.
- Nutzung kognitiver, visueller und kinästhetischer Tools, um Gedankenstopp zu verstärken.
- Vorher bewiesene Erfolge nutzbar machen, um neue Fertigkeiten zu lernen.

Skript

Während Sie weiter bequem auf dem Stuhl sitzen ... meiner Stimme lauschen ... die Chance nutzen, zu lernen, wie gut Sie Ihren Geist lenken können ... so wie Sie schon so viele Dinge zuvor gelernt haben ... Sie haben gelernt, Ihren Namen zu buchstabieren ... ihn zu schreiben ... Fahrrad zu fahren ... und ... vor Kurzem ... haben Sie für Ihre Dissertation gelernt, wie man statistische Analysen durchführt ... was sehr schwierig war ... aber Sie hatten bereits Erfahrung mit etwas sehr Komplexem und Schwierigem ... als Sie ernsthafte Zweifel hatten, ob Sie sich je wohlfühlen könnten oder nicht ... wohlfühlen mit der Anwendung komplexerer statistischer Verfahren ... mit Kovarianz-Analysen ... und Sie haben gelernt, dass es Strategie-Varianten gibt ... es gibt auch mögliche Varianten, wenn es darum geht, wie schnell Sie lernen können, Gedanken zu beherrschen, Gedanken zu unterbrechen, Gedanken zu stoppen, die nicht in Ihrem Interesse liegen ... und eine der Tool-Varianten, von denen ich weiß, dass sie hilfreich ist, ist eine Technik namens Gedankenstopp ... und als Sie heute hierher gefahren sind ... sind Sie bestimmt an einem Stopp-Schild vorbeigekommen ... unmittelbar bevor Sie auf den Zugang zu meiner Praxis abgebogen sind ... nehmen Sie sich einen Moment Zeit, um das Stopp-Schild zu visualisieren ... Und es ist interessant, dass Stopp-Schilder im ganzen Land gleich aussehen ... ein Symbol, das jeder leicht wiedererkennen kann ... und Sie können es vor Ihrem geistigen Auge sehen ... ein achteckiges rotes Schild mit weißen Buchstaben ... und heben Sie einen Finger, wenn Sie es vor sich sehen (Derek hebt einen Finger.)... Gut ... und jetzt möchte ich, dass Sie dieses Stopp-Schild für eine kleine Weile neben sich auf den Stuhl legen ... und sich innerlich einem sorgenvollen Gedanken zuwenden ... vielleicht dem Gedanken, dass etwas Schlimmes passiert ... in Ihrem Haus ... nachdem Sie zur Arbeit gegangen sind ... oder vielleicht möchten Sie einen anderen sorgenvollen Gedanken auswählen ... und wenn Sie diesen sorgenvollen Gedanken haben, heben Sie einen Finger Ihrer rechten Hand, damit ich es weiß ... (Derek hob einen Finger.) Okay ... sehr gut ... und lassen Sie sich einen Moment Zeit, um diese Anspannung tatsächlich zu spüren ... diese Angst ... Und Sie können mit Interesse registrieren, wie schnell Sie diese Anspannung wachrufen können ... wenn Sie sich Sorgen machen ... lassen Sie das Gefühl jetzt richtig hochkommen ... Okay ... und jetzt möchte ich Ihnen gern drei Dinge für diesen Gefühlszustand beibringen ... Ich möchte, dass Sie Ihren rechten Arm hochheben, als ob Sie den Verkehr anhalten wollten ... schauen Sie auf das Stopp-Schild ... und sagen Sie: »Stopp!«... (Derek hebt den Arm und sagt: »Stopp!«) ... Gut ... gut gemacht ... Und jetzt ... machen Sie einen tiefen Atemzug und kehren zu Ihrem sicheren Ort zurück und sagen sich selbst: »In diesem Augenblick ist alles in Ordnung«, weil es das ist ...

Kommentar

Bemerkenswert ist, dass das Tool des Gedankenstopps die visuellen Signale des Stoppschilds, die kinästhetischen Signale des Armhebens und das stimmliche Signal durch das Aussprechen des »Stopp!« umfasst. Die Einbeziehung mehrerer Sinnesmodalitäten erhöht den Reiz und die Wirksamkeit der Intervention. Außerdem gibt es eine Bezugnahme sowohl auf frühere Lernerfolge als auch auf den Umgang mit anderen schwierigen Herausforderungen, die Derek erfolgreich gemeistert hat. Beachten Sie bitte, dass das Skript individualisiert wurde, um Dereks Erfahrungen an der Universität zu nutzen. Die angesprochenen früheren Selbstzweifel, die er in Bezug auf das Erlernen statistischer Verfahren hatte, entsprechen seinen derzeitigen Zweifeln an seiner Fähigkeit, seine Zwangsgedanken und Zwangshandlungen zu überwinden. Außerdem achtete ich darauf, Derek zu sagen, dass es unter Umständen nötig sei, das Tool des Gedankenstopps zu Hause wiederholt zu üben, um unerwünschte Gedanken erfolgreich zu unterbrechen.

Tool 20: Verschieben (von zwanghafter Sorge)

Ziele

- Geistige Flexibilität fördern.
- Die Fähigkeit fördern, zwanghafte Gedanken umzulenken.
- Reaktionen wie Sorgen, Obsessionen oder Trauer unterteilen.
- Ein begrenztes Zeitfenster für die Beschäftigung mit Zwangsgedanken oder Zwangshandlungen festsetzen.
- Chronisches Grübeln verringern.

Skript

CD: Und Sie sind zu mir gekommen, um etwas gegen die Zwangsgedanken zu unternehmen ... und jetzt ... wo Sie sich in einem angenehmen, entspannten Zustand befinden ... haben Sie Zugang zu einer Art geistiger Flexibilität ... was eine gute Sache ist, denn ... zu den Dingen, die wir über Zwangsgedanken wissen, gehört, dass da zu viel Rigidität ist ... beim Grübeln ... beim Denken ... und ich habe die Erfahrung gemacht, dass einer der Vorzüge eines Entspannungszustandes ist, dass man in einer hypnotischen Trance die mentale Beweglichkeit hat, starre Verhaltensmuster zu durchbrechen ... Und Ihre Starrheit zeigt sich darin, dass Sie wieder und wieder dieselben Gedanken durchgehen ... was dann Ihre Fähigkeit blockiert, sich auf die gerade notwendigen Dinge zu konzentrieren ... und es ist wirklich wichtig, dass Sie sich mit dem Teil von sich verbinden, der ... jederzeit ... wählen kann, auf was Sie sich konzentrieren wollen ... und Sie haben bereits feste Zeiten, zu denen Sie sich konzentrieren und andere Dinge tun, andere Aufgaben erledigen ... Sie haben feste Zeiten, zu denen Sie aufwachen ... zur Arbeit gehen ... und vielleicht eine feste Zeit fürs Mittagessen, auch wenn Sie vielleicht täglich davon abweichen ... aber im Allgemeinen ist die Tagesmitte die Zeit fürs Essen ... und diese festen Zeiten haben Sie, weil Sie sie gewählt haben ... und Sie haben die Gewohnheit entwickelt, diese Dinge zu diesen Zeiten zu tun ... auf die gleiche Weise ... können Sie eine Zeit fürs Sorgenmachen festlegen ... für die zwanghafte Beschäftigung mit Ihren Sorgen ... damit Sie die Möglichkeit haben, den restlichen Tag zu genießen ... weil Sie wissen, dass Sie ... am Ende des Tages ... einen Zeitraum geschaffen haben ... um sich auf die angesammelten Sorgen und Gedanken zu konzentrieren ... und Sie können sich sogar Notizen für diese Sorgenzeit machen ... sodass Sie Ihre Sorgen jetzt loslassen können ... in der sicheren Gewissheit, dass Sie später zu ihnen zurückkehren können ... (lange Pause) So ... ich möchte, dass Sie die Zeit auswählen, die Ihre festgelegte Sorgenzeit sein soll

... und nicken Sie, wenn Ihnen klar wird, wann diese Zeit sein soll. (Derek nickt.)

CD: Welche Zeit wollen Sie dafür festlegen?

D: Acht Uhr abends.

CD: Und jetzt stellen Sie sich vor, an welchem Ort Sie dieses Denken erledigen wollen ... (Derek nickt.)

CD: In meinem Arbeitszimmer.

CD: Okay ... sehr gut ... und zumindest am Anfang ... möchte ich, dass Sie zwanzig Minuten für das Sorgenmachen ansetzen ... also ... Sie werden von acht Uhr abends bis acht Uhr zwanzig im Arbeitszimmer sein ... Und es ist eine große Erleichterung zu wissen, dass die Gedanken und Sorgen dann Beachtung finden ... zu dieser Zeit ... an diesem Ort ... (lange Pause) und im Laufe des Tages werden ... unweigerlich ... Gedanken keimen, wenn eine Sorge aufzutauchen beginnt ... und wenn das geschieht, können Sie tief durchatmen ... und Sie sehen die Zeit vor sich, die Sie für das Sorgenmachen ausgewählt haben ... und Sie können sich selbst sehen, wie Sie sich vielleicht sogar eine Notiz machen, die Sie später an diese Sorge oder diesen Gedanken erinnert ... und das ist vielleicht sogar eine noch größere Erleichterung ... dieses Wissen, dass Ihnen eine solche Last von der Seele genommen ist, weil Sie sich nicht den ganzen Tag um diese Dinge sorgen müssen ... (lange Pause) und wenn die festgesetzte Zeit am Abend kommt ... Ich bin nicht sicher, ob Sie dann in Sorgenstimmung sind ... manchmal ist man es nicht ... oder die Sorgen erscheinen zu diesem Zeitpunkt vielleicht nicht ganz so groß ... und manche Leute berichten sogar, dass die Sorgen, wenn man zu ihnen zurückkehrt, häufig geschrumpft sind ... aber Ihre Sorgen haben Sie lange Zeit begleitet ... von daher wäre es nicht richtig, sie vollständig loszulassen ... jetzt ... ganz plötzlich ... weil die Sorgen es verdienen, dass Sie ihnen täglich eine angemessene Zeit widmen ... also, auch wenn Ihnen nicht nach Sorgen zumute ist ... oder es gerade nicht viel zu geben scheint, über das Sie sich Sorgen machen müssten ... möchte ich, dass Sie die Entscheidung ernst nehmen und die festgesetzte Sorgenzeit einhalten ... (lange Pause) und wäre das nicht schön für Sie, die Kontrolle zu haben ... zu wissen, da ist eine Zeit und ein Ort für alles, um das Sie sich kümmern müssen ... und Sie haben die Kontrolle ... haben das Kommando.

Kommentar

Diese Intervention geht von der Standardannahme der kognitiven Verhaltenstherapie aus, dass das Verschieben von zwanghaften Grübeleien zu einer fortschreitenden Abschwächung der Reaktion führt. Zu diesem Zweck führte ich Derek durch den Prozess des Aufschiebens seiner zwanghaften Sorgen auf eine vorausgewählte Uhrzeit, zu der er sich für einen festgesetzten Zeitraum mit seinen Sorgen beschäftigen konnte. Edna Foa und Reid Wilson, bekannt für ihre Beiträge zu Angststörungen, haben die Technik des Aufschiebens in ihre Arbeit mit Zwangsstörungen aufgenommen (2001). Das Skript umfasst das Thema mentale Flexibilität in der Hoffnung, die kognitive Rigidität, die mit zwanghaften Denkmustern einhergeht, zu mildern. Außerdem kann das Ansinnen festgelegter Sorgenzeiten die paradoxe Reaktion auslösen, dass der Klient gegen die Anweisung rebelliert und sich dafür entscheidet, sich überhaupt keine Zeit mehr für Sorgen zu nehmen. Er entdeckt möglicherweise, dass sogar die zugewiesene vorgeschriebene Sorgenzeit nicht länger notwendig ist. Beachten Sie, dass Derek angewiesen wird, seine Sorgenzeit einzuhalten, auch wenn er keine Lust dazu hat. Diese Strategie ist ein weiteres Beispiel für die ericksonsche Utilisation, bei der das beunruhigende Symptom als Ressource für die Behandlung genutzt wird (Rossi, 1980). Für Derek entsteht eine Win-win-Doppelbindung, weil er sich in jedem Fall als erfolgreich sehen kann, ganz gleich, ob er sich an die Sorgenzeit hält oder nicht (Erickson a. Rossi 1975). Sich daran zu halten impliziert, dass er eine therapeutische Anweisung erfolgreich ausführt. Wenn er dagegen rebelliert, weil er sich keine Sorgen macht, ist er ebenfalls erfolgreich, weil sein Symptom abklingt.

Tool 20: Verschieben (von Zwangshandlungen)

Ziele

- Das Muster von ritualisierten Zwangshandlungen unterbrechen.
- Den Impuls zum zwanghaften Reagieren hinausschieben.

Skript

CD: Und während Sie dieses erneute Wohlgefühl genießen ... nachdem Sie sich wieder mit dem sanften Gefühl tiefer Entspannung verbunden haben ... in diesem angenehmen Zustand, diesem tief entspannten Zustand, können Sie Ihre Vorstellungskraft zum Visualisieren nutzen ... ich frage mich, ob Sie sich vorstellen können, wie

Sie selbst in einem Kino sitzen und zu einer großen Leinwand hochschauen ... Und auf dieser Leinwand können Sie vielleicht sich selbst sehen, wie Sie nachts in Ihrem Bett liegen. (Derek nickt.) Gut. Und stellen wir uns vor, es ist zwei Uhr morgens und Sie wachen mit dem Verlangen auf, die Laken in Ordnung zu bringen ... so wie schon in so vielen Nächten zuvor ... Und Sie sehen sich selbst, wie Sie noch etwas länger im Bett bleiben ... dieses Ritual für kurze Zeit aufschieben. Sie schauen weiter auf die Leinwand ... wie lange kann der Derek auf der Leinwand es aushalten, die Sache hinauszuschieben?

D: Zwei Minuten.

CD: Zwei Minuten. Das ist gut. Jetzt möchte ich, dass Sie Ihre Atemzüge rückwärts zählen, angefangen bei der Zahl zweihundertvierzig ... in Zweierschritten rückwärts zählen ... eine Zahl für jede Sekunde der zwei Minuten ... und nicken Sie mit dem Kopf, wenn Sie bei Null angekommen sind. (Zwei Minuten Pause.)

D: (Derek nickt.)

CD: Und wenn Sie bei Null angekommen sind, können Sie visualisieren, wie Sie langsam aufstehen ... Jetzt sehen Sie sich selbst ... wie Sie ganz langsam und gezielt die linke untere Seite des Bettes in Ordnung bringen, das Laken feststecken, die notwendigen Veränderungen vornehmen, die sich richtig anfühlen ... die für den Rest der Nacht genau so bleiben werden, wie Sie sie vorgenommen haben ... die still und reglos bleiben genau wie *Sie*, bevor Sie wieder in den Schlaf hinübergleiten ... Gut ... Jetzt sehen Sie sich selbst zu, wie Sie wieder ins Bett gehen ... sehr ruhig werden ... ausruhen ... still in den Schlaf gleiten. (Lange Pause.) So ist es gut ...

Kommentar

Bitte beachten Sie, dass das obige Skript eine Kombination aus dem Element der Verhaltens-Probe von Stufe 4, eine Kinoleinwand und eine weitere Variante des Aufschiebungs-Tools von Stufe 3 umfasst, das in diesem Fall als Art Musterunterbrechung dient. Die Musterunterbrechung geht zurück auf Milton Erickson, der die Auffassung vertrat, dass ein dysfunktionales Verhalten geändert werden könne, indem man ein einzelnes Element des Musters verändert. Mehrere strategische Ansätze von Erickson, auf die O'Hanlon (1983) verweist und die auch von Gafner und Benson (2003) beschrieben werden, sind in meine Arbeit mit Derek eingeflossen, um seine zwanghaften Rituale zu unterbrechen. Dazu gehörte die Veränderung der Häufigkeit, Zeit, Qualität und Abfolge der problematischen Muster. Bei der Arbeit mit schwierigen Fällen von Zwangsstörungen habe ich festgestellt, dass die Einbeziehung der Musterunterbrechung in die Behandlung signifikante Veränderungen bewirken kann.

Bei der Integration dieses Ansatzes habe ich Derek zunächst angewiesen, sein Ritual der Bettenkosmetik zu verschieben. Er sollte selbst bestimmen, wie lange er mit dem Neumachen des Bettes warten konnte und das Ritual dann um diese Zeit hinausschieben. Dann wies ich ihn an, das Tempo und die Abfolge der Zwangshandlung zu verändern. Er hatte berichtet, dass er das Ritual immer mitten in der Nacht beginne, und schnell die obere rechte Seite des Bettes in Ordnung bringe. (»Sie können visualisieren, wie Sie langsam aufstehen … Jetzt sehen Sie sich selbst … wie Sie ganz langsam und gezielt die linke untere Seite des Bettes in Ordnung bringen.«) Ich instruierte Derek, das neue Verhalten auf einer Kinoleinwand zu visualisieren und dadurch die Abfolge des veränderten Bettmach-Musters zu beobachten. In der hypnotischen Intervention wurde er angeleitet, die Abfolge des Verhaltens zu verändern und zuerst die Laken auf der unteren linken Seite des Bettes festzustecken. Diese Musterunterbrechungen integrierte ich in das Tool der Verhaltens-Erprobung, bei dem Derek sein verändertes Verhalten auf einer Leinwand beobachtete.

Beachten Sie, dass Derek außerdem angeleitet wurde, den repetitiven, mühsamen Prozess des Rückwärtszählens seiner Atemzüge zu initiieren. Dadurch machte ich seinen zwanghaften Stil nutzbar, um seine Aufmerksamkeit zu fokussieren und ihm beim Entspannen zu helfen. Ich wies ihn an, rückwärts zu zählen, was allerdings auf gerade Zahlen beschränkt war, da er anfangs mit dem Symptom vorstellig geworden war, dass er sich mit ungeraden Zahlen unwohl fühlte. In folgenden Sitzungen wurden die Verschiebungs-Instrumente erneut erfolgreich genutzt, um sein Unbehagen mit ungeraden Zahlen aufzugreifen ebenso wie sein Bedürfnis, die Lebensmittel im Einkaufswagen auf eine ganz bestimmte Art zu arrangieren.

Ergebnis

Derek machte beträchtliche Fortschritte bei allen anfänglichen Behandlungszielen. Außerdem machte er Fortschritte in seiner Fähigkeit, zwanghafte Denkmuster erfolgreich zu unterbrechen und Zwänge aufzuschieben. Er war in der Lage, sein nächtliches Bettmach-Ritual in kleinen, langsam anwachsenden Schritten immer weiter aufzuschieben. Das Wächter-Tool war für Derek besonders gut geeignet, da es ihm half, sich hinreichend beschützt zu fühlen, sodass er sich leichter auf den Prozess einlassen konnte. Ich bemerkte eine Beschleunigung seiner Fortschritte, nachdem ich dieses Tool eingeführt hatte.

Dereks zwanghaftes Wesen wurde in der Behandlung utilisiert und leistete ihm gute Dienste, weil er sich rigide an die Übungen hielt. Er nimmt weiterhin seine Medikamente und sucht regelmäßig seinen Psychiater auf. Außerdem haben er und Lisa im Laufe der Behandlung geheiratet. Lisa steht ihm geduldig und unterstützend zur Seite und ermutigt ihn, seine regelmäßigen Time-outs zu nehmen, um seine Techniken zu üben und weiter daran zu arbeiten, seine maladaptiven Reaktionen in Schach zu halten. Derek kommt weiterhin zwei Mal im Monat zu mir in die Therapie, um seine Fortschritte zu verstärken und zu bewahren.

Schlussfolgerung

Zu einigen der am schwersten zu behandelnden Angststörungen gehören Panikstörungen, PTBS und OCD. Es ist nicht ungewöhnlich, dass Klienten, die wegen dieser Störungen behandelt werden, für die Standardgesprächstherapie und/oder Verhaltenstherapie nicht empfänglich sind, was vielen Therapeuten nur wenige Optionen lässt. Mit den Instrumenten der Toolbox lassen sich signifikante Erfolge erzielen, allerdings nur, wenn der Therapeut die leidenschaftliche Entschlossenheit aufbringt, beharrlich unterschiedliche Tools auszuprobieren, bis Fortschritte zu erkennen sind. Klienten mit diesen tief verwurzelten Reaktionen erfordern häufig überdurchschnittlich viel Zeit und Anstrengung, bevor messbare Ergebnisse erzielt werden. Es gibt jedoch einen wichtigen Grund, den Weg beharrlich weiter zu verfolgen, denn die Tools bieten echte Hoffnung auf Veränderung. Das nächste Kapitel befasst sich mit der Anwendung der Toolbox auf Überreaktionen in Partnerschaften.

10 Anwendung der Tools in der Ehe- bzw. Paartherapie

Für Paartherapeuten ist es eine besondere Herausforderung, den Beziehungspartnern beizubringen, auf ruhige, besonnene Weise mit angemessener Affektregulation und fokussierter Kommunikation zu reagieren, ohne ihre emotionale Ansprechbarkeit und innige Verbundenheit zu opfern. Klienten, die mit unbeherrschten emotionalen Reaktionen vorstellig werden, haben Schwierigkeiten, Konflikte in ihren Partnerschaften zu lösen. Man hat eine Reihe von Kommunikationsformaten entwickelt, mit denen Therapeuten ihren Klienten beibringen können, dem anderen zuzuhören, sich auf das anstehende Thema zu konzentrieren und eine nicht anklagende Sprache zu wählen; trotzdem müssen die Klienten immer noch ihre Reaktionen managen und ihre neuen Fertigkeiten außerhalb der Praxis aufrechterhalten. Wissenschaftliche Untersuchungen haben gezeigt, dass langfristige Veränderungen zwischenmenschlicher Muster in Paarbeziehungen schwer zu erreichen sind (Jacobson a. Addis, 1993). Hypnosetechniken in der Paartherapie tragen dazu bei, die destruktiven, automatisch erfolgenden psychophysiologischen Reaktionen zu unterbrechen und dadurch der Konflikteskalation entgegenzuwirken. Dies ist der zwar wichtigste, aber nur einer von vielen Vorteilen, wenn man die Toolbox bei Paaren einsetzt.

Dieses Kapitel befasst sich mit den besonderen Problemen, die mit der Paartherapie verbunden sind, sowie mit den Vorteilen der Tools, und erläutert dann die praktische Anwendung der Tools bei Paaren anhand von drei Fallbeispielen. Bitte beachten Sie, dass der Aufbau dieses Kapitels und von Kapitel 11 sich etwas von dem der anderen Kapitel unterscheidet. Ich habe Fallbeispiele eingeschlossen, die zeigen, wie vorteilhaft die Kombination mehrerer verschiedener Tools sein kann, weil es meiner Ansicht nach recht aufschlussreich ist, die Art und Weise zu veranschaulichen, wie sich eine Vielzahl der Tools in typischen Sitzungen integrieren lassen.

Häufig beginnt jemand eine Therapie, weil er ein persönliches Problem in Angriff nehmen möchte, doch oft kommen dabei dann tiefere Probleme in der Partnerschaft dieser Person zutage. Das bringt diese Person und ihren Partner dann in die Paartherapie. Die Fallbeispiele umfassen einige der Themen und Verhaltensziele von Gottmans Ansatz in der Paartherapie, ausgewählte Prinzipien der von Hendrix entwickelten Imago-Beziehungs-Therapie und klinische Erfahrungen der Autorin ebenso wie eine Präsentation der Tools. Es muss betont werden, dass die hypnotherapeutischen Tools nicht notwendigerweise isoliert von anderen Ansätzen und theoretischen Modellen genutzt werden. Im Gegenteil – vor allem in der Paartherapie ist es nicht ungewöhnlich, dass ich sie miteinander kombiniere. Zunächst wende ich mich einigen der von Gottman definierten schädlichen Verhaltensweisen in Beziehungen zu.

Destruktive Verhaltensweisen in Beziehungen

Da immer zwei heftig reagierende Personen erforderlich sind, damit ein Beziehungskonflikt eskaliert, kann man davon ausgehen, dass beide Partner in der einen oder anderen Form zu den Problemen beitragen, auch wenn das destruktive Verhalten des einen Partners offenkundiger scheint als das des anderen. Gottman (2012) hat diese Verhaltensweisen auf vier Hauptgruppen eingeengt. Diese besonders destruktiven Verhaltensweisen laufen tendenziell automatisch ab und sind häufig begleitet von starken emotionalen Reaktionen wie Wut oder Groll. Gottman bezeichnet die destruktiven Verhaltensweisen, die sich häufig als Vorboten scheiternder Beziehungen erweisen, als die »vier apokalyptischen Reiter«:

1. Kritik: Anklage mit Schuldzuweisung.
2. Rechtfertigung: Ein Gegenangriff, wenn die Person sich kritisiert, herabgesetzt oder falsch beurteilt fühlt.
3. Verachtung: zeigt sich, wenn ein Partner andeutet, dass er sich für besser hält als den anderen.
4. »Mauern«: emotionaler Rückzug, Distanzierung, Schweigen und schließlich Abwendung von der Beziehung.

Hendrix (1988) zufolge beruhen Eheprobleme zum Teil auf einem mangelnden Bewusstsein für unerledigte Angelegenheiten oder Verletzungen aus der Kindheit, die in der aktuellen Beziehung wiederholt werden. Seiner Ansicht nach schaffen unsere frühen Bezugspersonen zudem Bilder und Vorstellungen in uns, die unsere Partnerwahl beeinflussen: Wir fühlen uns unbewusst von einem Partner angezogen, der mühelos genau die »richtigen« oder vertrauten Eigenschaften einbringen kann, um die Kindheitsverwundung oder Dynamik wieder wachzurufen. Darüber hinaus ist Hendrix der Auffassung, dass die Anpassung an Stress in der Kindheit zur Herausbildung von Abwehrmustern führt, die sich in der Persönlichkeitsstruktur des Einzelnen zeigen und in der Paartherapie behandelt werden müssen. Ich bin stark beeinflusst durch meine Ausbildung, die sowohl den kognitiv-verhaltenstherapeutischen Ansatz von Gottman als auch den eher psychodynamisch ausgerichteten Ansatz von Hendrix umfasste, aber ich habe auch eine Reihe weiterer Dynamiken beobachtet, die dazu beitragen, eine erfolgreiche Partnerschaft zu einer Herausforderung zu machen.

Eines der größten Probleme, auf das ich gestoßen bin, hängt damit zusammen, dass Menschen unrealistische Erwartungen an ihre Partner haben. Nach meiner Erfahrung gehört zu dem Entwicklungsprozess einer reifen Beziehung, dass wir lernen, die notwendigen, unvermeidbaren Grenzen unseres Partners zu akzeptieren. Wir erwarten von unseren Partnern, dass sie spitze im Bett, lustige Kumpel, effektive Mitelternteile, verantwortungsbewusste Geschäftspartner, gute Mitbewohner und außerdem unsere besten Freunde und Vertrauenspersonen sind. Das ist ziemlich viel verlangt. Das Widerstreben, Unterschiede zu tolerieren, unvernünftige oder zu hochfliegende Erwartungen loszulassen und Eigenheiten als etwas Liebenswertes zu akzeptieren, erfordert einen Einstellungswandel und einen Entwicklungsgrad, der mitunter etwas Unterstützung und Training bedarf.

Lösungen für destruktive Verhaltensweisen in Beziehungen

Obwohl es eine Reihe von nützlichen Ansätzen gibt, um die Probleme, die sich in Partnerschaften häufig auftun, in Angriff zu nehmen, habe ich festgestellt, dass Gottman und die Prinzipien von Hendrix, kombiniert mit der Toolbox, die bei weitem effektivsten sind. Wir beginnen mit Gottmans Thema der vier apokalyptischen Reiter und seiner Anwendung bei Paaren.

Gottman (2012) hilft dem Paar zunächst, die Verhaltensweisen der »vier Reiter« zu erkennen und sie dann wie folgt zu ersetzen:

1. »Beklagen, aber nicht beschuldigen« ersetzt Kritik.
2. »Verantwortung übernehmen« ersetzt Rechtfertigung.
3. »Kultur der Dankbarkeit und des Lobes« ersetzt Verachtung.

4. »*Sich selbst und einander beruhigen*« ersetzt das Mauern und bewahrt die Verbundenheit.

Gottmans Methode setzt direkt bei den unmittelbaren Verhaltensweisen an und neigt nicht dazu, in die tiefer liegende, unbewusste Dynamik einzutauchen, die sich in der Kindheit herausgebildet hat. Dagegen macht der Ansatz von Hendrix ausgiebigen Gebrauch von den Erkenntnissen, die sich aus den Kindheitsverletzungen und positiven Erfahrungen der beiden Partner gewinnen lassen, und ergänzt sie durch die Unterweisung in wirkungsvollen Kommunikationsmitteln.

Die Heilung von Kindheitsverletzungen

Der paartherapeutische Ansatz von Harville Hendrix konzentriert sich auf die Ätiologie der Beziehungskonflikte. Der Schwerpunkt liegt darauf, das Bewusstsein für Kindheitswunden zu erhöhen, deren Muster in erwachsenen Beziehungen wiederholt werden (Hendrix, 1988). Die therapeutischen Interventionen sind darauf ausgerichtet, die Entwicklungsarretierungen in beiden Partnern zu heilen. Eines der nützlichsten Instrumente, die Hendrix anbietet, ist der »Paardialog«.

Das Kommunikationsformat von Hendrix‹ Paardialog hat drei einleitende Komponenten: Spiegeln, Validieren und Empathie zeigen. Zum Spiegeln gehört, dass man eine Botschaft des Partners mit eigenen Worten wiedergibt und ihm damit den faktischen und emotionalen Gehalt seiner Mitteilung auf zutreffende Weise zurückspiegelt. Validieren oder gelten lassen besteht darin, dem Partner zu kommunizieren, dass seine Gedanken Sinn ergeben, auch wenn das nicht notwendigerweise heißt, dass man damit übereinstimmt. Empathie vermittelt, dass die Person die Erfahrung des Partners bis zu einem gewissen Grad verstehen und daran teilhaben kann (Hendrix, 1988).

Wie die Tools andere Ansätze unterstützen können

Der Einsatz der Tools kann die Wirksamkeit der Ansätze von Gottman und Hendrix enorm steigern. Die *Altersregression* zum Beispiel, ein häufig genutztes hypnotisches Phänomen, gibt Klienten die Möglichkeit, in der Zeit zurückzugehen und sich unerledigter Angelegenheiten aus der Kindheit bewusster zu werden. Dieses Instrument ist besonders hilfreich, wenn man es in Verbindung mit Hendrix‹

»Eltern-Kind-Dialog« einsetzt, eine Übung, die Paaren hilft, die Kindheitswunden des Partners zu verstehen und sich in ihn hineinzuversetzen. Außerdem befähigt die Altersregression Klienten, auf bislang nicht wahrgenommene Ressourcen und Erinnerungen zuzugreifen. Paare, die in Krisen stecken, leiden häufig unter Amnesie, was ihr früheres Gefühl der Verbundenheit und Freude aneinander betrifft. Die Altersregression kann auch die »positive Einstellung« auslösen, die Gottman aufgreift und die großen Einfluss darauf hat, wie ein Paar mit Konflikten umgeht (2012, S. 33). Die Unterweisung in diesem Tool ist relativ einfach.

Um die Altersregression auszulösen, suggeriert der Therapeut den Klienten, ihre Vorstellungskraft zu nutzen, um die Erinnerung an frühere Erfahrungen wachzurufen (Yapko 1988). Um positive Affektzustände durch die Altersregression wiederzubeleben, kann der Hypnotherapeut die Klienten dazu anleiten, sich an eine positivere Zeit in der Beziehung zu erinnern, typischerweise an eine Zeit vom Anfang der Partnerschaft, bevor Machtkämpfe und Streitigkeiten auftraten. Die Partner werden ermutigt, auf ein spezifisches Ereignis zuzugreifen, das auf besonders bedeutsame Weise seine oder ihre Fähigkeit symbolisierte, Glück und Verbundenheit mit dem anderen zu erleben. Phillips (2000) und Yapko (1988) vertreten beide die Auffassung, dass es bei Visualisierungen immer ratsam ist, die Sinnesempfindungen mit einzubeziehen, um die Erinnerung noch lebendiger zu machen. Ein weiteres hilfreiches Element dieser Intervention kann die Ich-Stärkung sein, weil der Klient daran erinnert wird, dass er fähig ist, einen anderen Menschen zu lieben. Die Erinnerung an die Vergangenheit kann ein wirkungsvolles Veränderungsmittel sein und das Gleiche gilt für die Vorstellung der Zukunft.

Das hypnotische Phänomen der *Altersprogression* (siehe Kapitel 6, S. 133) lässt sich erfolgreich nutzen, um Klienten dabei zu helfen, ihre Hoffnungen für die Zukunft zu erkennen (Hammond 1990). Yapko empfiehlt, dass der Klient sich in der Altersprogression selbst in der Zukunft visualisiert, nachdem die erwünschten Veränderungen eingetreten sind, »um ein positives Reaktionsmuster hinsichtlich der Zukunft aufzubauen« (1988, S. 113). Altersprogression kann dem Klienten auch helfen, die Befriedigung zu erleben, die gesündere Interaktionen mit dem Partner begleitet. Zudem dient sie den Partnern als Vorbild; wenn beide neue Verhaltensweisen visualisieren, ist es wahrscheinlicher, dass sie manifest werden.

Vorteile der Toolbox in der Paartherapie

An dieser Stelle ist es vielleicht nützlich, noch einmal zu den in Kapitel 1 beschriebenen Hauptvorteilen der Toolbox zurückzukehren und weiter auszuführen, wie die Tools speziell bei Problemen in Partnerschaften ansetzen. Beachten Sie, dass am Ende der Liste ein weiterer, speziell für Paarbeziehungen geltender Vorteil hinzugefügt wurde.

- Selbstberuhigende Fähigkeiten entwickeln.
- Kognitionen verändern.
- Durch die Arbeit mit Ego-States eine doppelte Perspektive entwickeln.
- Gefühle regulieren.
- Erwünschte Verhaltensweisen und Fähigkeiten proben.
- Inneren Fokus entwickeln.
- Impulskontrolle fördern.
- Positive Affekte verstärken.

Selbstberuhigende Fähigkeiten entwickeln

Durch die Verringerung der physiologischen Überstimulation und die Stärkung des Sicherheitsgefühls, das die Akzeptanz des eigenen Beitrags zu einem Machtkampf erleichtert, wird der Einzelne befähigt, in einem anschließenden Konflikt weniger defensiv zu reagieren. Es ist nicht der Konflikt als solcher, der eine zerstörerische Wirkung auf die Beziehung hat – schädlich für die Partnerschaft ist vielmehr das Unvermögen, den Konflikt mit positivem Affekt zu lösen (Gottman 2012).

Kognitionen verändern

Wie in Kapitel 1 erwähnt, ist es schwierig, dem eigenen konstruktiven Selbstgespräch zu lauschen, geschweige denn die Aussagen einer anderen Person klar zu verstehen, ohne überzureagieren oder zu werten, wenn man von physiologischer Erregung überwältigt ist. Die Anwendung der Tools, insbesondere der Instrumente von Stufe 1 und 2, hilft Partnern so weit zur Ruhe zu kommen, dass sie vernünftige kognitive Selbstaussagen hören und beantworten können.

Eine doppelte Perspektive entwickeln

Eine doppelte Perspektive befähigt den Einzelnen, Zugang zu einem vernünftigeren, weniger reaktiven Selbstanteil zu erlangen, auch wenn er enttäuscht, verletzt oder wütend ist. Durch die Anwendung von Tools wie zum Beispiel dem der Selbstanteile oder der Nebeneinanderstellung zweier Gefühle können die Partner lernen, tolerante Selbstanteile wachzurufen, ebenso wie positive Aspekte des Partners, auch wenn sie auf Trigger stoßen.

Gefühle regulieren

Die Fähigkeit, eine Entspannungsreaktion zu aktivieren, fördert die Fähigkeit zur Regulierung von Gefühlen. Damit die Partner auch in einem Konflikt ihre Verbundenheit bewahren, ist die Fähigkeit zur Gefühlsmodulation sehr wichtig.

Erwünschte Verhaltensweisen und Fähigkeiten proben

Die Toolbox bietet die Möglichkeit, partnerschaftliche Kompetenzen zu trainieren. Man hat die Ansicht vertreten, dass der Klient durch die Hypnosepraxis auf die Reaktionsmuster trainiert wird, die er in Zukunft aktiviert (Humphries a. Eagan 1999). Bei mehreren der im Folgenden beschriebenen Hypnosestrategien werden Klienten instruiert, angemessene Dialog- und Reaktionsstile in Trance zu proben. So üben die Klienten zum Beispiel die Kommunikationsfähigkeiten des aktiven Zuhörens und Validierens und trainieren das Unterbrechen von defensiven Reaktionen, indem sie ihre Gedanken gezielt auf positive Eigenschaften des Partners lenken.

Inneren Fokus entwickeln

Sehr oft zeigen die Partner irrtümlich mit dem Finger aufeinander und machen den anderen für ihren Schmerz verantwortlich. Wenn man den Fokus nach innen verlagert, ist man weniger in der Defensive. Bewahrt man diesen inneren Fokus, wird es leichter, sich die Erkenntnis »anzueignen«, dass das Problem in der Beziehung nicht notwendigerweise die andere Person ist, sondern vielmehr die Entscheidung, wie man auf die andere Person reagiert.

Impulskontrolle fördern

Dass man dem Drang widerstehen kann, einfach ohne Rücksicht auf die Gefühle des Partners loszureden, ist eine unabdingbare Fähigkeit in stabilen, reifen Beziehungen. Man muss sich auch des Effekts einer negativen nonverbalen Kommunikation bewusst sein, zum Beispiel wenn man die Augen verdreht, Grimassen schneidet, spöttisch grinst oder Türen knallt. Impulsive strafende Reaktionen, zum Beispiel dass man das Haus im Zorn verlässt, ohne etwas zu sagen, oder eine wütende Nachricht auf dem Anrufbeantworter hinterlässt, müssen beendet werden, um kurz- und langfristigen Schaden von der Beziehung abzuwenden.

Positive Affekte verstärken

Schließlich bietet Hypnose auch die Möglichkeit, positive Affekte zu erzeugen und zu verstärken. Die Neigung, die Geschichte der Partnerschaft negativ zu deuten, ist häufig ein Zeichen dafür, dass eine Ehe in Gefahr ist. Gottman zufolge war die wichtigste Entdeckung, die er in seiner umfangreichen Forschung machte, dass »das Überwiegen positiver Gefühle« die einzige Variable war, die den Rückschluss auf mehr Stabilität und Glück in der Ehe zuließ (2012). Von daher ist es notwendig, dass der Therapeut den Partnern hilft, sich selektiv auf die Stärken der Beziehung zu konzentrieren.

Viele Partnerschaften stecken nicht einfach aufgrund von Konflikten in Schwierigkeiten, sondern weil die Partner sich nicht mehr verbunden fühlen. Manche Partner berichten von einem Gefühl des Verlusts, weil ihre Partnerschaft sich wie das platonische Verhältnis zwischen zwei Leuten anfühlt, die eine Wohnung teilen, und nicht mehr wie die eines Liebespaares. Instrumente wie die Altersregression, die auf die Erinnerung und Neubelebung früherer Verbundenheitsgefühle zielt, und das Dankbarkeits-Tool, das auf die derzeit positiven, aber missachteten und unterbewerteten Dinge ausgerichtet ist, können eine Ehe retten, der es an Leidenschaft und liebevoller Verbundenheit fehlt.

Fallstudie 1: Anwendung der Toolbox bei einem Ehekonflikt (Jonathon und Janice)

Hintergrund

Zu unserer ersten Therapiesitzung tauchte Jonathon allein und zehn Minuten vor dem festgesetzten Termin um 13:00 Uhr in meiner Praxis auf. Janice dagegen kam um 13:25 Uhr. Während wir auf seine Frau warteten, schüttelte Jonathon resigniert den Kopf und meinte: »Das muss ich ständig ertragen.« Als Janice atemlos in meine Praxis stürmte, entschuldigte sie sich für ihr Zuspätkommen und erklärte, dass es länger als erwartet gedauert habe, die Kinder zu ihrer Mutter zu bringen. Jonathon verdrehte seufzend die Augen und mied den Blickkontakt mit seiner Frau.

Nachdem ich zunächst die Reaktion beider Partner validiert und betont hatte, dass wir wahrscheinlich später noch einmal auf diese Interaktion zurückkommen würden, holte ich Informationen über die Geschichte und den Hintergrund des Paares ein. Jonathon und Janice waren beide Anfang Dreißig. Sie waren seit acht Jahren verheiratet und hatten drei Söhne im Alter von sechs, fünf und eins. Jonathon arbeitete als Ingenieur, Janice als freiberufliche Autorin. Jonathon präsentierte sich als attraktiver, sehr gepflegter, karrierebewusster junger Mann. Er sprach auf kluge, logische Weise und wählte seine Worte mit Bedacht. Im Gegensatz dazu war Janice eher übersprudelnd und überschwänglich und strahlte etwas von jugendlicher Unbekümmertheit aus. Sie sprach schnell und schweifte gern vom Thema ab.

Auf die Frage nach der Geschichte ihrer Beziehung ergriff Janice das Wort und berichtete, dass sie und Jonathon sich durch ihre Familien kennengelernt hätten und zum Heiraten gedrängt worden seien. Alle hielten sie für das ideale Paar. Janice und Jonathon hatten die Weisheit dieses Urteils praktisch seit Beginn ihrer Ehe infrage gestellt und bezweifelt, dass sie als Partner gut zusammenpassten. Es schien, als hätten sie nichts als Probleme.

Dargelegte Probleme

Jonathon erklärte, dass er Janice' Unordnung unerträglich fand. Er kritisierte ihr fehlendes Zeitmanagement und behauptete, dass sie immer zu spät zu Verabredungen komme. Er beklagte sich, dass es bei ihnen zu Hause wie auf einem Schlachtfeld aussehe und dass ihr Schlafzimmer so unordentlich sei, dass er es vermied, das Zimmer zu betreten, und lieber auf der Couch schlief.

Janice ihrerseits erklärte, dass die Mitteilungen ihres Mannes an sie nahezu ausschließlich auf kritische und verächtliche Bemerkungen beschränkt seien. »Er sagt mir nie etwas Nettes. Wenn er sich nicht gerade beschwert, ignoriert er mich.« Jonathon entgegnete, dass sie es vorziehe, mit ihrer Mutter und ihren Schwestern zu reden und dass sie im Haushalt wesentlich mehr auf die Reihe bekommen würde, wenn sie nicht ständig am Telefon hängen und mit ihren Angehörigen sprechen würde.

Janice reagierte auf diese Kritik, indem sie sich verteidigte und dann zum typischen Gegenangriff überging. Jonathon beantwortete ihre Überreaktion, indem er sich zurückzog und »mauerte« (Gottman 1999). Wenn er nicht bei der Arbeit war, »stieg« er sooft wie möglich aus der Beziehung »aus« (Hendrix 1988). Janice zufolge verbrachte er viele Abende mit seinem besten Freund, pflegte seine Hobbys oder ging früh schlafen – tat alles Mögliche, um der Emotionalität seiner Frau aus dem Weg zu gehen. Jonathon räumte ein, dass er tatsächlich dazu neigte, sich zu isolieren, aber dass seine Frau das Ausmaß der Zeit, die er getrennt von der Familie verbrachte, übertrieb.

Jonathons Verhaltensmuster in der Beziehung spiegelte seinen Kampf mit dem »Flooding« wider. Gottman weist in seinen Forschungsarbeiten zu Paaren darauf hin, dass die meisten Männer sich leichter »von Gefühlen überflutet« fühlen als Frauen und unfähig sind, das gleiche Ausmaß an Emotionalität zu ertragen. Physiologisch gesprochen, zieht das emotionale Flooding bei Männern einen Anstieg der Erregung des sympathischen Nervensystems nach sich, was sich in einem Anstieg der Muskelanspannung, des Herzschlags und Erregung zeigt – Symptome, die typisch für die sogenannte »Kampf- oder Fluchtreaktion« sind (siehe Kapitel 2). Mit anderen Worten: Frauen sind besser in der Lage, starke Gefühle zu ertragen, sie halten sie länger aus und erleben mehr Gefühlsschwankungen innerhalb kürzerer Zeiträume. Folglich versuchen Männer unter Umständen, sich vor ihren Partnerinnen zurückzuziehen, sobald Konflikte auftauchen, weil, wie Gottman ausführt, negative Affekte sie härter treffen und physiologisch strapaziöser für sie sind als für Frauen.

Wenn Jonathon Streit mit Janice hatte oder ihrer Emotionalität ausgesetzt war, fühlte er sich »überflutet«, geriet in exzessive physiologische Erregung, bekam Herzrasen und konnte sich nicht mehr konzentrieren. Er berichtete, dass er sich zunächst überwältigt fühle und dann unfähig, mit dem Verhalten seiner Frau umzugehen. Typischerweise reagierte er, indem er auf Distanz zu ihr ging, was nur noch weitere harte Worte und negative Reaktionen bei Janice auslöste. Das Paar beschrieb einen Teufelskreis aus Angriffen und Rückzügen, der sie beide erschöpfte und pessimistisch hinsichtlich der Zukunft ihrer Ehe stimmte.

Behandlungsplan und klinische Überlegungen

Eingangsbeurteilung

Zusätzlich zu dem Problem der Überflutung und des Rückzugs war dieser Fall meiner Ansicht nach auch ein Beispiel für Hendrix' Konzept der *Minimierer/Maximierer-Dyade*. Janice war die klassische *Maximiererin*, entsprach Hendrix' Beschreibung eines Menschen, der »expressiv und explosiv ist ... und um das kämpft, was er braucht« (1992, S. 70). Jonathon dagegen war der *Minimierer*, reagierte auf Stress, indem er implodierte und seine Ängste äußerte, indem er vor dem Konflikt flüchtete. Obwohl Minimierer/Maximierer-Themen in den folgenden Skripts nicht beschrieben werden, greift man sie in Paartherapien typischerweise auf. Eine weitere Dynamik in der Beziehung war, dass Jonathon die Rolle eines Elternteils übernahm, während Janice von einem kindlichen Ego-State aus auf ihn reagierte.

Behandlungsziele

Die spezifischen Verhaltensziele für dieses Paar sahen folgendermaßen aus: Beide mussten die Abwehr und Verteidigung verringern, indem sie ihren Teil der Verantwortung für einen Konflikt übernahmen, sie mussten aktives Zuhören oder Spiegeln trainieren und dem anderen mit Wertschätzung und Empathie begegnen. Ein weiteres Ziel bestand darin, Visualisierungen zu nutzen, um eine effektive Kommunikation zu proben. Außerdem sollte die Behandlung dem Paar helfen, vom adaptiven Stil des anderen zu lernen: Janice, die Maximiererin, konnte Jonathon als Lehrer nutzen und sich ein Vorbild an seiner Fähigkeit zur Selbstbeherrschung nehmen, und Jonathon, der Minimierer, konnte von seiner Frau lernen, seine Gefühle etwas besser auszudrücken, durchsetzungsfähiger zu werden und darüber zu reden, wenn er Kummer hatte. Zu den weiteren Zielen gehörten die folgenden:

- Verletzende Äußerungen in Gesprächen zurückhalten.
- Mehr Empathie.
- »Ausgänge« verschließen (keine Aktivitäten, die speziell dem Zweck dienen, dem anderen auszuweichen, wie Fernsehen oder Telefonieren.)
- Feste »Date-»Abende für das Paar, ohne die Kinder.
- Entwicklung positiver Erwartungen im Hinblick auf die Partnerschaft und regelmäßige positive Gefühlserlebnisse.
- Bewusstsein für die Wirkung verbaler und nonverbaler Kommunikation erhöhen.

Anfangsphasen der Behandlung

Nachdem ich das Paar evaluiert und positiven Rapport begründet hatte, führte ich Janice und Jonathon in die Stufen 1 und 2 der Toolbox ein. Sie wurden angeleitet, Auslöser oder Reaktionen zu ermitteln, die sie vor einer möglichen Überreaktion warnen konnten. In diesem Fall bot die explosive Stimmung, die sich automatisch in den Sitzungen ergab, eine perfekte Gelegenheit für die beiden, mit den Tools von Stufe 1 in meiner Praxis zu trainieren. Ich unterbrach ihre harschen verbalen Schnellfeuergefechte und bat sie, die Augen zu schließen, den Fokus nach innen zu verlagern und den Körper auf Verspannungen zu untersuchen. Dann leitete ich sie an, die Hände auf diejenigen Körperstellen zu legen, an denen sie Anspannung oder Unbehagen spürten.

Außerdem bat ich sie, ihre Aufmerksamkeit auf die Gedanken und Emotionen zu lenken, die ihre körperliche Anspannung begleiteten. Dann erklärte ich die Notwendigkeit, ein Time-out zu nehmen, damit sie die Möglichkeit erhielten, ihre gewohnten überschießenden Reaktionen zu unterbrechen. Ich half ihnen zu verstehen, dass es eine unrealistische Erwartung war, dass sie ihre Reaktionsmuster von allein ändern könnten. Stattdessen bräuchten sie eine kurze Zeit ohne den anderen, um sich zu beruhigen und angemessene Reaktionen zu üben. Hinsichtlich der Bereitschaft, sich auf diese Protokolle einzulassen, ist allerdings ein Wort der Vorsicht geboten.

Normalerweise führe ich die Tools frühestens in der zweiten Sitzung ein. Obwohl Rapport, also das gute Verhältnis zwischen Therapeut und Klient, unabdingbar für die therapeutische Arbeit mit allen Klienten ist, kommt ihm bei der Hypnose eine besondere Bedeutung zu. Die Augen zu schließen erzeugt schon aus sich heraus Verletzlichkeit und »nach innen« zu gehen kann die Abwehr schwächen.

Die folgenden Tools eignen sich für die Einzeltherapie mit Klienten, die Schwierigkeiten in ihren Beziehungen haben. Alternierend kann man sie auch in die Paartherapie integrieren. Ich induziere die Trance bei beiden Partnern und individualisiere dann die hypnotischen Suggestionen wie in dem unten wiedergegebenen Beispiel.

Skript in Vorbereitung auf den Einsatz der Tools

Während ich eine Weile mit Ihrem Mann spreche, Janice, können Sie in Ruhe an Ihrem sicheren Ort verweilen, sich immer tiefer entspannen, während Sie einen liebevollen Raum im Innern öffnen ... Sie können zuhören, wenn ich mit Jonathon spreche ... oder Sie können sich eine Weile treiben lassen und Ihren eigenen Worten lauschen ... oder einigen oder allen meiner Worte lauschen ... oder auch einfach auf meinen Tonfall achten, um sich in einen tieferen Seinszustand leiten zu lassen, in dem Sie etwas Neues über sich selbst erfahren, während ich weiter mit Jonathon spreche ... und Ihr Unbewusstes, der tiefere Teil von Ihnen, wird genau wissen, auf welche Botschaften Sie achten sollen ...

Ich führte die Klienten in der zweiten Sitzung in all diese Tools ein, brachte sie aber während der gesamten Therapie wiederholt damit in Kontakt, um sicherzustellen, dass sie die Techniken wirklich beherrschten. Am Ende jeder Sitzung leitete ich sie dann durch Stufe 4 und ließ sie den Einsatz effektiver Kommunikationsstrategien proben, wozu zum Beispiel gehört, dass man Verantwortung übernimmt, sich entschuldigt und den anderen beim Zuhören spiegelt. Bevor ich das Verhaltenserproben von Stufe 4 einleitete, förderte ich allerdings die Wiederbelebung eines starken emotionalen Austauschs, um optimale Voraussetzungen dafür zu schaffen.

Zum Auftakt des Verhaltenstrainings von Stufe 4 bat ich die Partner, die Augen zu schließen und einen Streit wachzurufen, über den sie zu Anfang der Sitzung gesprochen hatten. Ich ermunterte sie, alle negativen Gedanken und Gefühle hochkommen zu lassen, die mit dieser Meinungsverschiedenheit einhergegangen waren. Es ist wichtig, dass man die Intensivierung des negativen Affekts in der Therapiesitzung fördert, damit das Paar die Erfahrung macht, dass die Fokussierungstechniken die erwünschte beruhigende Reaktion bewirken können. Sobald sie die Gefühle, die mit ihrem Streit verbunden waren, wachgerufen hatten, führte ich sie durch Stufe 2 der Toolbox, um eine beruhigende Reaktion auszulösen, und nutzte Tools von Stufe 3.

Bei Jonathon und Janice eingesetzte Tools:

Tool 6: Arm- und Beinschwere

Ziele

- Aufmerksamkeit fokussieren und Entspannung vertiefen.
- Muskelanspannung erkennen.
- Muskelanspannung durch Schweregefühle in den Gliedmaßen auflösen.

Kommentar

Die Entwicklung der Arm- und Beinschwere löst bei den meisten Klienten sehr schnell körperliche Entspannung und emotionales Gleichgewicht aus. Bei dieser Intervention wurde die Gliederschwere mit Wohlgefühl verknüpft, was wiederum mit der Suggestion einer versöhnlicheren und mitfühlenderen Reaktion verbunden wurde.

Skript

Und so können Sie anfangen, eine Entspannungsreaktion zu erzeugen, indem Sie sich auf Ihre Hände konzentrieren. Und während Sie das tun, können Sie sich vorstellen, dass Bleigewichte auf Ihren Handgelenken liegen? Bleigewichte, die Ihre Hände ganz schwer machen ... so schwer, und während die Hände immer schwerer werden, können Sie sich sogar noch entspannter fühlen ... noch entspannter als noch vor einem Augenblick ... Lassen Sie auch Ihre Arme schwer werden ... nach der angenehmen Schwere der Hände jetzt auch die Arme ... angenehm schwer ... Und vielleicht breitet sich diese Schwere auf Ihre Beine aus ... schöne schwere Beine ... so schwer, dass es schwierig wäre, sie zu bewegen ... Sie könnten es, wenn Sie wollten, aber sie halten Sie lieber so schön schwer und still. Was für ein angenehmes Gefühl es doch sein kann, diese Schwere in den Beinen zu spüren. Und mit diesem angenehmen entspannten Gefühl, das die Schwere in Ihren Armen und Beinen begleitet, können Sie einen ruhigen und angenehm losgelösten Zustand erzeugen, der Sie in die Lage versetzt, ganz ruhig zu sein ... ruhig genug, um versöhnlicher und mitfühlender zu sein. Und in diesem ausgeglichenen Zustand haben Sie das Gefühl, dass alles in Ordnung ist ... mehr als in Ordnung.

Und weil Sie in Ordnung sind, Jonathon und Janice, ist dies eine gute Gelegenheit für Sie, miteinander auf ideale Weise zu interagieren. Und das können Sie tun, indem Sie ein Stück der Verantwortung für das übernehmen, worüber Ihr Partner unglücklich ist. Und ich frage mich, wie Sie sich wohl vorstellen würden, das zu tun. Vielleicht würden Sie sich dafür entschuldigen, den anderen absichtlich oder unabsichtlich gekränkt zu haben ... oder vielleicht den Partner fragen, was ihm missfällt oder ihn frustriert und ihm in leicht abgewandelten Worten zurückspiegeln, dass Sie ihn verstehen? Oder vielleicht haben Sie auch eine andere Idee, wie Sie auf Ihren Partner zugehen könnten ... mit Respekt ... mit Geduld ... liebevoll ... um seine Erfahrung zu bestätigen und ihm zu zeigen, dass Sie mit ihm fühlen?

Die beiden erhielten weiteres Verhaltenstraining aus Stufe 4, um das Selbsthypnose-Verfahren täglich zu üben und es außerdem immer anzuwenden, wenn sie auf einen Trigger stießen. Ich sagte ihnen, dass es oft ausreichen würde, nur ein Element des Protokolls anzuwenden, zum Beispiel Gliederschwere oder das Okay-Symbol, um eine zu starke emotionale Reaktion zu durchbrechen. Beachten Sie, dass das »Wohlgefühl der Trance« und das Gefühl, dass sie sicher oder »in Ordnung« sind, mit dem Verhaltenswandel verknüpft wird.

Tool 28: Selbstanteile

Ziele

- Leichteren Zugang zu erwachsenen Selbstanteilen erlangen.
- Liebevolle nonverbale Kommunikation fördern.
- »Neugier« entwickeln, statt den anderen zu verurteilen.

Skript

Also, nehmen Sie sich jetzt einen Moment Zeit, um auf die Worte zu warten, die von dem weisesten Teil Ihres Wesens kommen ... jenem Teil von Ihnen, der am weitesten entwickelt ist ... besonders liebevoll ... oder auch besonders spirituell ... oder vielleicht kommen Ihnen auch eher Bilder als Worte in den Sinn ... vielleicht ein Bild, wie Sie einander mit liebevollem Blick oder verständnisvollem Nicken ansehen ... oder vielleicht die Hand des anderen berühren ... und Sie wissen bereits, dass nonverbale Kommunikation manchmal wirkungsvoller sein kann als Worte ... ob es Worte sind ... oder Bilder ... oder beides, die ihnen in den Sinn kommen, lassen Sie Ihr Unbewusstes Ihre ideale Reaktion formulieren. (Lange Pause.) Und ich werde jetzt still sein und in dieser Stille werden diese Worte oder Bilder bei Ihnen auftauchen und Sie bei Ihrer Reaktion anleiten. (Eine weitere lange Pause.) Und wenn Sie die Worte oder das Bild haben, möchte ich, dass Sie nicken, damit ich es weiß. (Warten Sie auf Nicken der Klienten.) Genau. Und können Sie mir sagen, an welche Worte oder welches Bild Sie denken? Können Sie Ihre Stimme finden und es mir mitteilen? (Warten Sie die Antworten ab.) So, Jonathon und Janice, fragen Sie sich selbst jetzt, *ob* Sie reagieren sollten. Und wenn Sie sich dafür entscheiden: Welche Reaktion wäre unterstützend? Welche Reaktion würde dem anderen vermitteln, dass Sie mit ihm fühlen?

Und vielleicht können Sie sich ein wenig Zeit nehmen, um sich vorzustellen, wie Sie mit sanfter Stimme miteinander reden und Ihre Neugier auf das Anliegen des anderen zeigen ... Oder vielleicht warten

Sie mit der Reaktion ... und vielleicht sagen Sie auch gar nichts, sind einfach nur still ... präsent.

Wenn Sie in Ihren Sitzungen keine positive Antwort von den Klienten erhalten, ist es wichtig, positive Erwartungen zu verstärken, indem man die Möglichkeit in den Raum stellt, dass die erwünschte Reaktion letztlich auftreten wird. Sagen Sie in diesem Fall Folgendes:

Ich bin nicht sicher, wann diese Worte oder Bilder bei Ihnen auftauchen ... vielleicht erst später an diesem Tag, wenn Sie meine Praxis verlassen ... oder vielleicht erst in ein paar Tagen ... oder sie tauchen einfach spontan ... mühelos ... beim nächsten Mal auf, wenn Sie sich über Ihren Partner ärgern ...

Ich leitete Janice und Jonathon dann durch Stufe 4 und probte mit ihnen, ihre täglichen Affektregulationsverfahren zu üben, während sie noch in Trance waren. Sie erhielten schriftliche Anweisungen, die das Atmen, die veränderte Sinneswahrnehmung und die Schaffung eines sicheren Ortes durch ein bestimmtes Signal beschrieben.

Ergebnis

Hochmotiviert, ihre Ehe zu retten, anfangs um ihrer Kinder willen, übten Jonathon und Janice die Techniken gewissenhaft und erlebten bemerkenswerte Veränderungen in der Dynamik ihrer Beziehung. Obwohl es zum Beispiel aufgrund ihres sehr unterschiedlichen Persönlichkeitsstils weiterhin zu Konflikten in ihrer Beziehung kam, eskalierten die Meinungsverschiedenheiten nicht mehr. Janice nutzte konsequent die Techniken des Time-out und der Selbstberuhigung, was ihr half, bei den Gesprächen mit ihrem Mann weniger heftig zu reagieren. Jonathon wiederum war in der Lage, die Verbundenheit mit seiner Frau zu bewahren, auch wenn er sie als übertrieben emotional wahrnahm. Beide schlossen ihre »Ausgänge«. Jonathon berichtete zum Beispiel, dass er weniger Zeit mit seinen Freunden verbrachte und Janice reduzierte die Zeit, die sie mit ihrer Mutter und Schwester telefonierte. Sie führten regelmäßige »Date-Abende« ein und verabredeten sich zum Dialog, wenn Meinungsverschiedenheiten auftraten. Die Therapie wurde nach acht Monaten beendet, als das Paar konsequent zeigen konnte, dass es fähig war, seine neu erworbenen Kompetenzen außerhalb des Therapiesettings anzuwenden.

Fallstudie 2: Anwendung der Toolbox bei einem Ehekonflikt (Don und Cara)

Hintergrund des Paares

Don, 53 Jahre alt, und Cara, 52, waren seit fünfundzwanzig Jahren verheiratet. Sie hatten zwei Kinder, einen Sohn im Alter von zwanzig und eine Tochter im Alter von sechzehn Jahren. Don war Pfarrer und Cara war ausgebildete Lehrerin, hatte aber zu Beginn der Therapie keine Anstellung.

Dargelegte Probleme

Der überweisende Therapeut, der das Paar etwa zehn Monate lang behandelt hatte, war der Ansicht, dass die Konflikteskalation das dringlichste Problem war. Don reagierte extrem empfindlich auf wahrgenommene Kritik von seiner Frau. Schon ihre Körpersprache oder ihr Tonfall lösten häufig eine starke Reaktion aus. Don wurde dann von einer giftigen Wut überflutet und ging zum Gegenangriff über.

Don räumte ein, dass er seine Wut nicht unter Kontrolle hatte und dass die Verachtung, die er seiner Frau gegenüber zum Ausdruck brachte, nicht nur für sie, sondern auch für ihn selbst schmerzlich war. Cara war überzeugt, dass er übertrieben auf ihre Bemerkungen reagierte und sie auf unfaire und unangemessene Weise attackierte. Sie reagierte typischerweise, indem sie zunächst defensiv zurückschnappte und dann dicht machte oder »mauerte«. Häufig zog sie sich tagelang vor Don zurück. Während dieser Rückzugsphasen äußerte sie ihren Ärger nonverbal durch Schweigen und wütende Blicke (eine Form von Verachtung). Diese nonverbalen Reaktionen waren sehr schmerzlich für Don und verschlimmerten bei ihm das Gefühl, kritisiert und abgewertet zu werden.

Das »Mauern« diente Cara als Verteidigung, um sich vor seiner Wut zu schützen. Es war eine passive Methode, um Dons Bedürfnis nach Anerkennung und seine Angst vor Kritik und Zurückweisung anzugreifen. Der destruktive Kreislauf aus Wut, Kälte und stummem Rückzug durch beide Partner verschärfte sich noch, wenn Don zwischendurch auf aggressive Weise versuchte, Cara zu einer Reaktion zu drängen. Dieser Tanz dysfunktionaler Reaktivität wiederholte sich häufig. Als ich das Paar traf, berichteten beide, sie fühlten sich erschöpft von dem emotionalen Klima der Beziehung. Beide waren entmutigt. Das Gefühl der Hoffnungslosigkeit hatte Cara zu der Drohung bewogen, Don zu verlassen, was ihn wiederum sehr deprimiert hatte.

Behandlungsplan und klinische Überlegungen

Eingangsbeurteilung

In der Anfangsphase der Behandlung traf ich mich mit beiden Partnern. Diese gemeinsamen Sitzungen führte ich durch, um ihre Interaktionen zu beobachten und zu entscheiden, ob hypnotische Interventionen ihre Paartherapie fördern würden oder nicht.

In der ersten Sitzung war offensichtlich, dass Cara und Don das aktive Zuhören gelernt hatten. Als Ergebnis ihrer Imago-Therapie zeigten sie sich vertraut mit dem Spiegeln, einer Form des aktiven Zuhörens, die erfordert, dass man eine Mitteilung des Partners korrekt reflektiert. Außerdem hatten sie erhebliche Einsicht in die Dynamik ihrer Beziehung gewonnen und erkannt, dass sie Verletzungen aus der Kindheit in ihrer Beziehung wiederholten. Dennoch reichten diese Fähigkeiten nicht aus, um die beträchtliche Feindseligkeit, die bei ihren Interaktionen zutage trat, in Schach zu halten.

Behandlungsziele

- Den Kreislauf aus Rechtfertigung, Verachtung und Rückzug unterbrechen.
- Die Toleranz für wahrgenommene Kritik erhöhen.
- Positive Affekte fördern.
- Verbundenheit stärken.

Bei Don und Cara eingesetzte Tools:

Tool 30: Altersregression

Ziele

- Positive Erinnerungen wieder lebendig machen.
- Positive Affekte verstärken.
- Ein Gefühl der Verbundenheit stärken.

Kommentar

Das Ziel dieser Sitzung war es, die Beziehung von Don und Cara zu stärken. Wie an früherer Stelle erwähnt, leiden Paare mit Eheproblemen häufig unter Amnesie, was ihr früheres Gefühl der Verbundenheit betrifft. Typischerweise beschreiben sie einen Mangel an Gefühl oder eine emotional tote Ehe (Gottman 2001). Ich schloss die Stufen 1 und 2 ab, bevor ich in Stufe 3 das Tool der Altersregression einsetzte, das die beiden in eine Zeit zurückführte, in der ein Gefühl der Verbundenheit und des gemeinsamen Glücks bestanden hatte.

Skript

Ich frage mich, ob Sie in der Zeit zurückgehen und sich selbst sehen können, wie sie angefangen haben, sich zu verabreden. Vielleicht können Sie sich an der Möglichkeit ausrichten, einige schöne Erinnerungen mit Ihrem Partner wiederzuentdecken, vielleicht eine spezielle Begegnung, die eine besondere Bedeutung für Sie hatte, als sie frisch verliebt waren. Wenn Sie in der Zeit zurückgehen, können Sie dann ein Bild vor Ihrem geistigen Auge entstehen lassen, von einer Szene, in der Sie glücklich miteinander waren? Nehmen Sie sich einen Moment Zeit, um sich an diese Szene zu erinnern und sie so detailliert wie möglich zu erleben.

Nutzen Sie all Ihre Sinne, um diese angenehme Zeit zu erinnern ... Schauen Sie sich um ... was sehen Sie? War es still oder waren Geräusche im Hintergrund? Gab es einen bestimmten Duft, den Sie mit dieser Szene verbinden? Parfüm oder Eau de Cologne oder das Aroma eines gemeinsamen Essens?

Und wenn Sie in der Zeit zurückgehen, können Sie vielleicht voll Zärtlichkeit das Gefühl der spannenden Entdeckung genießen, die Sie vor Ihren Verabredungen hatten. Und Sie können die Erinnerung an das Glücksgefühl aufleben lassen – über die Zeichen der Zuneigung, die Sie einander gezeigt haben, die Orte, die Sie besucht haben, das köstliche Vergnügen an Berührungen, Gesprächen, wenn Sie an diese Zeiten und Orte der ersten Verliebtheit zurückdenken. Und erlauben Sie sich, diese Liebe einfach mehr und mehr zu fühlen, wirklich zu fühlen. Fühlen Sie sie jetzt. Und fühlen Sie diese Liebe einfach immer mehr, das Glück und die Verbundenheit, die so stark sind, so lebendig, so faszinierend.

Und erinnern Sie noch, wie es sich in Ihrem Körper anfühlte, in der Gegenwart Ihres Liebsten/Ihrer Liebsten zu sein? Genau, dieses köstliche Gefühl der Vorfreude und der Sehnsucht nach Verbundenheit, das Verlangen nach Berührung, die Belohnung durch die Umarmung, den Kuss. Fühlen Sie es jetzt, im Hier und Jetzt. So ist es gut ... geben Sie sich ganz entspannt der Erinnerung hin, lassen Sie sich hineinfallen, zurück ... in die Liebe ... nehmen Sie sich alle Zeit der Welt, um an das Wiedersehen zu denken ... davon zu träumen und sich daran zu freuen ...

Können Sie die Erinnerung in vollen Zügen genießen? Lassen Sie es zu, dass Sie sich noch einmal mit dieser elektrisierenden Aufregung verbinden, die Sie spüren können, wenn Sie verliebt sind, wenn Ihnen klar wird, dass Sie ein Mensch sind, der zu tiefen Gefühlen fähig ist, zu Verbundenheit, zu Liebe, der sich wahrhaft erlauben kann, das Glück der Zweisamkeit zu erleben, sich lieben zu lassen und sich liebenswert zu fühlen ... total liebenswert. Und ich werde jetzt ein paar Minuten schweigen, während Sie sich daran erinnern, während Sie sich zusammen dorthin zurückversetzen zum anderen, Ihren Körper und Ihren Geist, während Sie sich erinnern, erinnern und dieses Gefühl genießen ... jetzt. (Pause.)

Tool 31: Altersregression

Ziele

- Das Gefühl der Befriedigung »anprobieren«, nachdem Veränderungen erfolgt sind.
- Neue Verhaltensweisen und effektivere Interaktionsstile visualisieren.
- Die notwendige Anstrengung für Veränderungen anerkennen.

Kommentar

In der dritten Sitzung war das Ziel, eine gemeinsame Vision einer idealen Beziehung zu entwickeln. Hendrix zufolge ist es notwendig, dass das Paar eine gemeinsame Beziehungsvision hat. Bei der Imago-Therapie werden die Paare angeleitet, die Elemente einer idealen Partnerschaft aufzuschreiben, um ihre Absichten und gemeinsamen Ziele zu bekräftigen. Sie werden aufgefordert, schriftlich festzuhalten, welche Eigenschaften sie mit einbeziehen möchten, und zwar in der Gegenwartsform. Zum Beispiel: »Wir haben Spaß miteinander« oder »Wir haben fantastischen Sex« (Hendrix 1988).

Das Hypnosephänomen der Altersprogression kann Paare in ihre Zukunft versetzen und sie dazu bringen, sich diese ideale Beziehung vorzustellen und dabei Themen wie Gesundheit, Heim, Spiel, Sex, Kinder, Interaktionen, Freunde und Freizeit zu inkorporieren. In ihrer Imago-Therapie hatten Don und Cara zu einem früheren Zeitpunkt eine schriftliche Version ihrer »Gemeinsamen Beziehungsvision« entwickelt. In der letzten Sitzung hatte ich ihnen aufgetragen, diese Version zum nächsten Treffen mitzubringen. Don und Cara gingen ihre Notizen durch und berichteten mir, welche Aspekte der gemeinsam gestalteten Beziehungsvision am wichtigsten für sie waren. Nach einer abgekürzten Hypnoseinduktion mit Konzentration auf die Atmung und der Suggestion, die Trance-Erfahrung der letzten Sitzung wieder wachzurufen, machte ich die folgenden Suggestionen für eine Altersprogression.

Skript

Mit Ihrer Erlaubnis möchte ich jetzt, dass Sie sich zu einem Zeitpunkt in der Zukunft treiben lassen, an dem ihre Beziehung sich gewandelt hat und alle Veränderungen, an denen Sie in der Therapie gearbeitet haben, die Sie ersehnt haben, erreicht sind. Sie können sehen, dass sie ihre gemeinsamen Ziele verwirklicht haben, und empfinden vielleicht eine besondere Art der Freude darüber. Und natürlich weiß ich nicht, was Sie visualisieren, aber ich frage mich, ob Sie ein Gefühl der Befriedigung, des Glücks spüren können, wenn Sie sich die Art und Weise ausmalen, wie ihr gemeinsamer Traum lebendig geworden ist. Und können Sie dieses Gefühl der Befriedigung festhalten ... dieses Glück ... und es wirklich stark und tief empfinden?

Und können Sie dabei voll Dankbarkeit Ihre eigenen Beitrag ... und den Ihres Partners bei der Erschaffung dieser gemeinsamen Vision würdigen? Also, nehmen Sie sich ein bisschen Zeit, um zu sehen, wie Sie auf ideale Weise miteinander interagieren und dabei die Verhaltensweisen an den Tag legen, die Sie in Ihrer gemeinsamen Vision beschrieben haben ... sehen Sie sich selbst, wie Sie fähig sind, Kompromisse einzugehen und den Standpunkt des anderen einzunehmen ... wie Sie eine befriedigende sexuelle Beziehung genießen ... sich gegenseitig bei der Kindererziehung unterstützen ... einander ihre Wertschätzung zeigen ... Und ich werde jetzt eine Weile still sein, während Sie über die befriedigende Vision Ihrer gemeinsamen Werte und Träume nachdenken. (Pause.) Und wenn Sie jetzt bereit sind, können Sie langsam die Augen öffnen, einander ansehen und sich über Ihre Erfahrung austauschen.

Im Anschluss an die drei ersten Sitzungen beriet ich mich mit dem überweisenden Therapeuten, der bemerkte, dass die beiden trotz ihrer geäußerten Begeisterung über die Hypnoseerfahrungen keine ausreichenden Fortschritte machten. Don stimmte mit seinem primären Therapeuten darin überein, dass er seine Überreaktivität in den Griff bekommen musste, wenn die Partnerschaft eine Überlebenschance haben sollte. Er war vollauf bereit, allein an diesem Problem zu arbeiten, und dieser Plan war auch für Cara akzeptabel. Und so kamen Don und ich überein, dass er eine Einzeltherapie bei mir machen würde, während sie die Paartherapie gemeinsam bei ihrem primären Therapeuten fortsetzen würden. Wie von Erickson nachdrücklich empfohlen, entschied ich mich, die Behandlung zu individualisieren, indem ich die Reaktionen des Klienten in meinen Behandlungsplan einfließen ließ.

Fallstudie 3: Anwendung der Toolbox bei einem Ehekonflikt (Don)

Dons Hintergrund

Dons Eltern trennten sich, als er drei Jahre alt war, und ließen sich scheiden, als er vier war. Er hatte eine ältere Schwester. Seinen Vater hatte er als hoch intellektuellen, distanzierten Mann in Erinnerung, der kaum etwas mit ihm zu tun hatte. Dons Kontakt zu seinem Vater wurde immer unregelmäßiger und brach schließlich ganz ab. Seine Mutter nahm nach der Scheidung zunächst eine Teilzeitstelle als Haushälterin an, machte dann eine Ausbildung zur Krankenschwester und arbeitete im Krankenhaus.

Don berichtete, dass der Vater in seiner Familie regelrecht verteufelt wurde und die Mutter häufig über seinen Charakter herzog. Sie brachte ihren Groll gegen ihren Exmann offen zum Ausdruck und offenbarte den Kindern, dass er nicht nur verantwortungslos, sondern auch ein Schürzenjäger sei. Das waren nur einige wenige von vielen Charakterfehlern, von denen sie den Kindern immer wieder berichtete.

Außerdem sagte Dons Mutter ihm und seiner Schwester des Öfteren, dass man ihrer Ansicht nach keinem Mann trauen dürfe. Don erklärte, dass er dieses abfällige Urteil über Männer für bare Münze genommen und verinnerlicht hätte. Auch wenn er als Erwachsener nicht glaubte, dass seine Mutter die Absicht gehabt hatte, sein Selbstwertgefühl zu untergraben, war er doch überzeugt, dass sie kein Gespür dafür hatte, welche Wirkung ihre Verachtung für Männer auf seine Selbstwahrnehmung hatte. Dons Selbstbild wurde weiter beeinträchtigt durch die chronischen Krankheiten, unter denen er zeit seines Lebens gelitten hatte. Dazu gehörte dass sogenannte Ehlers-Danlos-Syndrom, eine angeborene Bindegewebsstörung vom hypermobilen Typ. Menschen mit diesem Syndrom haben häufig überdehnbare Haut und überbewegliche Gelenke, weil die Kollagensynthese gestört ist. Sein Leben lang litt Don unter Druckempfindlichkeit und Schmerzen aufgrund von Schädigungen des Weichgewebes an seinem Bandapparat. Außerdem war er Asthmatiker und hatte als Kind lebensbedrohliche Asthmaanfälle bekommen. Im Alter von vier Jahren hatten zudem Migräneanfälle eingesetzt, wie er berichtete, die ihn plagten, bis er vierzehn war.

Seine körperliche Fragilität hatte dazu geführt, dass er sich sehr abhängig von seiner Mutter fühlte, und Angst bekam, wenn sie nicht schnell zur Verfügung stand. Die Nähe zu seiner Mutter machte es schwierig für ihn, ihre Perspektive von seiner eigenen zu unterscheiden. Er wuchs in der großen Angst auf, dass sie ihn genauso kritisch sehen könnte wie andere Männer. Von daher entwickelte er eine Überempfindlichkeit gegenüber Kritik. Diese Selbstverachtung blieb eine Hauptdynamik, die seine eheliche Partnerschaft eindeutig belastete. Es war kein Wunder, dass Don sehr heftig reagierte, wenn seine Frau vermeintlich ärgerlich auf ihn war. Er lieferte ein Beispiel für die von Hendrix beschriebene Rekapitulation einer Kindheitsverwundung, die in der Partnerschaft zum Ausdruck kommt.

Dargelegte Probleme

Don machte sich große Sorgen um die Zukunft seiner Ehe. Er erklärte, dass vor allem unglücklich darüber war, wie er selbst auf Cara reagierte, wenn sie ihn aus seiner Sicht kritisierte oder zurückwies. Er griff sie verbal auf verächtliche Weise an und folgte ihr von Zimmer zu Zimmer in dem vergeblichen Versuch, sie wieder zur Kontaktaufnahme zu bewegen. Sehr häufig verlor er die Beherrschung und brüllte sowohl Cara als auch seine sechzehnjährige Tochter an.

Behandlungsplan und klinische Überlegungen

Eingangsbeurteilung

Bei meinem ersten Treffen mit Don wirkte er deprimiert und berichtete von einem Gefühl der Hoffnungslosigkeit, von Schlaflosigkeit und Selbstzweifeln. Er machte den Eindruck eines gebildeten, wortgewandten Mannes, der begierig darauf war, mit der Behandlung zu beginnen.

Behandlungsziele

Kurzfristig

- Somatische Signale erkennen, die vor einer drohenden Überreaktion und unangemessenem Verhalten warnen.
- Ausdruck der Überreaktion unterbrechen.
- Somatische Empfindungen beruhigen, um physiologische Erregung, die zur Überflutung (Flooding) führt, zu dämpfen.
- Bewahrung positiven Affekts, der neben den Ärger gestellt wird (zur Linderung des Ärgers).

Langfristig

- Sich selbst trotz wahrgenommener Kritik akzeptieren.
- Intentionale, gemessene Kommunikation entwickeln.

- Der wahrgenommenen Kritik der Ehefrau mit Neugier statt mit Überreaktion begegnen.
- Weniger empfindlich auf Kritik reagieren.
- Lernen, die Perspektive der Ehefrau anzuerkennen und zu bestätigen.
- Mit Ehefrau auf bestmögliche Weise interagieren, im Einklang mit eigenen Werten.
- Die mit der Ehefrau verbundenen positiven Affekte verstärken.
- Achtsamkeit entwickeln.

Anfangsphasen der Behandlung

Um antizipierte Szenarien zu proben, wies ich Don an, ein Vorstellungsbild von einem emotional brisanten Austausch mit Cara wachzurufen, zum Beispiel eine wahrgenommene Kritik von ihr, die normalerweise eine Überreaktion auslösen würde. Wie an früherer Stelle erwähnt, ist es wichtig, dass der Klient die durch den Partner ausgelöste Agitiertheit und seelische Belastung in der Therapiesitzung noch einmal durchlebt, damit er es üben kann, seine Reaktivität zu unterbrechen. Das ist ein besonders wichtiger Schritt, um den Transfer des therapeutischen Lernens auf echte Alltagserlebnisse zu erhöhen. In diesem wie in vielen anderen Fällen ist es von großer Bedeutung, dass der Klient die Tatsache akzeptiert, dass er eine negative Reaktion haben kann, ohne sich dafür verdammen zu müssen.

Skript in Vorbereitung für die Verwendung der Tools: Negativen Affekt auslösen

Stellen Sie sich vor, Sie spüren den Ärger, der sich einstellt, wenn Ihre Frau etwas tut, das Sie enttäuscht ... Vielleicht erinnern Sie sich an eine konkrete Situation, in der das Verhalten Ihrer Frau sie wirklich auf die Palme gebracht hat ... Genau, erlauben Sie sich, die Erinnerung zu vergegenwärtigen und während Sie sich erinnern, lassen Sie dieses unangenehme Gefühl kommen und lassen Sie es zu, die Verärgerung wirklich intensiv zu fühlen ... und wenn Sie sich dieses Gefühls bewusst sind, zeigen Sie es mir mit einem Kopfnicken. (Don nickt.) Erlauben Sie sich jetzt, den Drang zu fühlen, Ihre Frau zu kritisieren, sie vielleicht sogar zu verspotten. Erlauben Sie diesem Gefühl zu kommen, ohne es zu bewerten oder sich selbst zu kritisieren, weil Sie so fühlen. Sehen Sie sich selbst, wie Sie sich weiter wohlfühlen, und gleichzeitig sehen, wie Sie sich über ihre Frau ärgern.

Dann nutzte ich die Tools von Stufe 1 und leitete Don an, Cara rechtzeitig zu sagen, dass er ein kurzes Time-out nehmen würde, anstatt zu mauern oder überzureagieren. Ich empfehle häufig, dass der Klient nach draußen oder ins Bad geht, irgendwohin, wo er ungestört ist. Es ist ratsam, dem Partner ausdrücklich zu sagen, dass man ein Time-out nimmt, damit er sich nicht mitten in einem Kommunikationsversuch im Stich gelassen fühlt. Dann brachte ich Don die Technik des Armsenkens, Tool 5 von Stufe 2, bei und riet ihm, dieses Tool zu benutzen, um seine Aufmerksamkeit während des Time-outs zu fokussieren.

Bei Don eingesetzte Tools:

Tool 19: Selbstaussagen (gepaart mit tiefer Atmung)

Kommentar

Nachdem ich Don durch die Stufen 1 und 2 geführt hatte, wies ich ihn an, Selbstaussagen in Verbindung mit tiefer Atmung zu nutzen. Das Verfahren ist eine Variante des Skripts aus Kapitel 6 (siehe S. 115).

Skript

In diesem entspannten, ausgeglichenen und ruhigen Gefühlszustand können Sie ein Statement aufnehmen und verinnerlichen, das Sie selbst daran erinnert, dass Sie tatsächlich die Kontrolle haben ... Es wird Ihnen eine realistischere Perspektive auf die Situation vermitteln, den notwendigen Abstand, den Sie brauchen, um die Situation auf eine Weise zu handhaben, die Ihnen mehr Kontrolle verleiht ... Machen Sie zunächst fünf tiefe Atemzüge und sagen Sie sich selbst: »Mit jedem Einatmen atme ich angenehme Ruhe ein; mit jedem Ausatmen lasse ich Angst und Frustration heraus.«

Und während ich diese Worte ausspreche, möchte ich, dass Sie sie innerlich wiederholen, dass Sie die Aussage still wiederholen, nachdem Sie sie von mir gehört haben. (Sprechen Sie die Selbstaussage aus, die am besten zum Problem des Klienten passt.) So, jetzt atmen Sie wieder tief ein und aus und sagen: »Ich habe die Kontrolle« und »Ich entscheide mich dafür, mich auf sanfte und beherrschte Weise zu äußern«. Und während Sie diese Selbstaussagen wiederholen, können Sie sie integrieren ... sie speichern ... sie in einer mentalen Datei ablegen ... für jede Situation, in der dies genau das ist, was Sie von sich selbst hören müssen ...

Dann wies ich Don an, die Schritte mehrmals zu wiederholen, bis der Drang, mit Kritik, Rechtfertigung oder Verachtung zu reagieren, verschwunden war. Anschließend führte ich ihn durch Stufe 4 und ließ ihn, während er noch in Trance war, proben, wie er täglich durch Selbsthypnose trainiert, seine impulsiven Äußerungen unter Kontrolle zu halten. Außerdem riet ich ihm, das Selbsthypnose-Verfahren jedes Mal anzuwenden, wenn er auf einen Trigger stieß.

Tool 11: Achtsamkeit mit distanzierter Beobachtung

Kommentar

Bei der nächsten Sitzung mit Don nutzten wir Achtsamkeit mit distanzierter Beobachtung (Tool 11), ein besonders schnelles und wirksames Instrument. Beachten Sie bitte, dass eine schnelle Fokussierungstechnik wie »Achten Sie auf Ihren Atem« häufig ausreicht, um den Klienten auf die nächste Intervention vorzubereiten, sobald er die Stufen 1 und 2 der Toolbox gemeistert hat. Da Don sich für die spirituellen Praktiken vieler Religionsrichtungen interessierte, war er offen für den Achtsamkeitsansatz. Bei selbstkritischen Menschen mit Ich-dystonen Gefühlen ist dieses Instrument besonders hilfreich. Dons wütende Reaktionen auf seine Frau standen in starkem Widerspruch zu seinem bevorzugten Selbstbild – ein Geistlicher, der Wert legt auf Freundlichkeit, Mitgefühl und Toleranz. Die Achtsamkeits-Intervention brachte ihn dazu, sich sowohl von seiner Selbstverurteilung als auch von der Verurteilung seiner Frau zu distanzieren.

Zunächst ließ ich Don eine frische Erinnerung an eine starke, von Cara ausgelöste Gefühlsreaktion wachrufen, und richtete ihn darauf aus, sich auf die körperlichen Empfindungen zu konzentrieren. Dann ließ ich ihn ermitteln, wo er das belastende Gefühl spürte, und regte ihn dazu an, eine Hand auf diejenige Körperstelle zu legen, die die Anspannung spürte. Don wurde angeleitet, dies zusammen mit den folgenden Stichworten zu tun.

Skript

Und während Sie diese Beklemmung in der Brust spüren, können Sie sich fragen: »Was ist das für ein Problem oder Gefühl, das ich in diesem Moment habe?« (Warten Sie die Antwort ab.) Fast so, als würden Sie einfach neben Ihrem Gefühl sitzen, ohne es zu werten, ohne es zu verurteilen, einfach mit leichter Neugier. Und was fällt Ihnen auf? (Ermutigen Sie den Klienten zum Antworten.) Bleiben Sie im Jetzt. In der ruhigen Stille dieses Augenblicks … was fällt Ihnen jetzt auf?

Wieder wurde Don angewiesen, das Achtsamkeits-Instrument zu Hause zu üben und diese Technik immer anzuwenden, wenn er die Eskalation starker Emotionen spürte. Ich ermutigte ihn, die körperlich zum Ausdruck kommende somatische Reaktion als Signal für die Anwendung der Übung zu nutzen.

Tool 22: Nebeneinanderstellung zweier Gefühle

Ziele

- Das Vorhandensein zweier widersprüchlicher Gefühle tolerieren.
- Positive Affekte stärken.
- Ressentiments mildern.

Kommentar

Das Ziel war, positive Affekte gegenüber Cara wachzurufen und zu verstärken und die Reaktivität ihr gegenüber zu verringern. Außerdem sollten der positive Affekt und der Ärger nebeneinandergestellt werden, mit anderen Worten, zwei widersprüchliche Gefühle gleichzeitig aufrechterhalten werden. Dazu leitete ich Don zunächst in einen Zustand des Wohlbefindens, den er mit seiner Partnerin erlebt hatte. Dann hielt er das Gefühl aufrecht, während er sich eine Situation vorstellte, in der das Verhalten seiner Frau eine Überreaktion auslösen könnte. Dieses Protokoll betont die Verstärkung und Bewahrung positiven Affekts (Brown a. Fromm, 1986). Nach Induktion und Vertiefung folgte eine interaktive Trance.

Skript

CD: Und in diesem entspannten Zustand können Sie sich an einer Situation orientieren, in der Sie sich mit Cara wohlfühlten ... eine Situation, in der Sie positive Gefühle für sich selbst und für Cara hatten. Und wenn Sie sich einer solchen Situation bewusst sind, zeigen Sie es mir, indem Sie einen Finger hochkommen lassen.

Es ist ratsam, den Klienten zu fragen, was er an diesem Punkt erlebt, damit man die Bilder und Emotionen im weiteren Verlauf der Trance nutzbar machen kann. Man sollte sich versichern, dass der Klient tatsächlich Zugang zu positivem, mit dem Partner assoziierten Affekt hat und, falls nicht, auf den angenehmen Erinnerungen aufbauen, die er abrufen kann.

CD: Und was bemerken Sie jetzt?

D: (Lächelt)... Ich sehe Cara lächeln ... Ich liege im Bett. Sie liegt neben mir ... nackt ... Ich kraule sie am ganzen Körper ... von den Füßen über die Arme bis zum Kopf. Sie lässt sich für ihr Leben gern kraulen. Ich finde es schön, ihr Befriedigung zu bereiten. Ich liebe es, wenn sie sich mir gegenüber vollständig öffnet ... überhaupt nicht auf der Hut ist. Ich berühre sie gern.

CD: Und was bemerken Sie in Ihrem eigenen Körper, während Sie Cara kraulen?

D: Ich habe ein warmes, angenehmes Gefühl im Bauch. Ich fühle mich entspannt und zufrieden (lacht). Ich mag die kleinen Rundungen an ihrem Körper. Die finde ich attraktiv.

CD: Und was bemerken Sie sonst noch, wenn Sie bemerken, dass Sie sich körperlich von Cara angezogen fühlen?

D: Ich fühle mich warm und wohl ... glücklich. Ich fühle mich Cara nah und mit ihr verbunden. Ich sehe sie lächeln.

CD: Gut. Sie sehen sie lächeln. Und bei diesem Anblick können Sie an diesem Gefühl der Nähe und Verbundenheit festhalten, während Sie sich selbst dabei sehen, wie Sie sie von den Füßen über die Arme bis zum Kopf kraulen. Sie machen einen tiefen, entspannten Atemzug, gut so, und Sie können an dem Bild und dem warmen Gefühl und der angenehmen Empfindung im Bauch festhalten. So ist es gut ... und an der Zufriedenheit und dem Glück. Sie erlauben der Wärme, der Zufriedenheit und dem Glück zu wachsen, ein gutes Gefühl, das Sie weiterhin spüren können ... so stark ... Sie atmen Caras Präsenz ein ... dass sie bei Ihnen ist. Lassen Sie die Wärme, das Glück und die Zufriedenheit sich weiter aufbauen. Und vielleicht sehen Sie Ihre Frau weiter lächeln oder vielleicht taucht noch ein anderes schönes Bild vor Ihrem inneren Auge auf. Und ein Teil von Ihnen kann an diesen angenehmen Gefühlen und Bildern festhalten, auch wenn ein anderer Teil wieder Situationen aufsucht, die nicht so angenehm waren. Ich möchte, dass Sie sich einen schwierigen Moment mit Cara vorstellen. Ich bin nicht sicher, welche Situation für Sie auftauchen wird, aber ich weiß, dass Sie schmerzliche Momente mit ihr erlebt haben. Und wenn Ihnen eine Situation in den Sinn kommt, in der es einen Konflikt, Frustration oder einen Abbruch der Verbindung gab, lassen Sie es mich wissen. Und was nehmen Sie jetzt wahr?

D: Ich erinnere mich an eine Situation, in der sie mir in Gegenwart unserer Tochter widersprach. Und ich bin sehr wütend auf sie. Ich widerspreche ihr auch, und ich werde laut.

CD: Und jetzt atmen Sie wieder tief ein, und ich werde von 5 bis 1 herunterzählen, und bei 1 können Sie Ihre Aufmerksamkeit wieder dem freudigen Verbundenheitsgefühl zuwenden, das Sie gerade gespürt haben. 5, Sie fühlen, wie die Spannung sich aufzulösen beginnt, 4, Sie lassen los, 3, bewegen sich fort von dem Ärger, 2, lassen sich treiben, schweben, lassen ruhig los, 1, und jetzt kehren Sie zu dem freudigen, zufriedenen, warmen Gefühl zurück, um sich erneut so gut zu fühlen, so verbunden mit Ihrer Frau. So ist es gut. Jetzt möchte ich, dass Sie dieses positive Gefühl behalten, während Sie sich vorstellen, wie Cara Ihnen widerspricht. Ist es nicht interessant, dass Sie zwei Gefühle gleichzeitig haben können, und vielleicht … sich selbst sehen, wie Sie dieses angenehme Gefühl bewahren, während Sie gleichzeitig sehen, wie sie Ihnen widerspricht.

Anschließend ermutigte ich Don, die Szene wieder wachzurufen, die das positive Gefühl für seine Partnerin enthielt, mit anderen Worten, die Situation, in der er sie am ganzen Körper kraulte.

CD: Und wieder kommt Ihnen das Bild in den Sinn, ein Bild von einer Situation, als Sie sich mit Cara wohl und entspannt fühlten. Und Sie können zu dem Bild zurückkehren, wie Sie mit Cara im Bett liegen und sie überall kraulen, von den Füßen über die Arme bis zum Kopf. Und während Sie dieses Bild vor sich sehen, erlauben Sie sich selbst, das Glück, die Verbundenheit, die wohlige Ausbreitung der Lust, die durch diese Erinnerung ausgelöst wird, intensiv zu empfinden. Und jetzt wird gleich ein Signal in Ihr Bewusstsein dringen, das Sie an diese Szene erinnern wird. Ich bin nicht sicher, ob es ein visuelles Signal von Cara ist, die im Bett liegt, oder ihr Lachen oder vielleicht ein kinästhetisches Signal, vielleicht diese angenehme Empfindung in Ihrem Bauch, während Sie Cara berühren, oder vielleicht kommt Ihnen auch ein Wort in den Sinn, genau das richtige Wort, das Sie an diese warme Verbundenheit mit ihr erinnert, aber lassen Sie sich einen Moment Zeit, damit dieses Signal für Sie auftauchen kann … jetzt.

D: Ich sehe, wie sie im Bett liegt und lächelt, während ich sie kraule.

CD: Gut, und dieses Bild von ihr, wie sie im Bett liegt und lächelt, während Sie sie kraulen, kann Ihnen das Signal geben, einen Teil von sich in Gefühle des Wohlwollens und der Verbundenheit hineinzuziehen, auch wenn Sie sich über Cara ärgern. Und gehen Sie jetzt noch einmal zurück zu dem Bild, wie sie Ihnen widerspricht. Und wenn dieses Bild wieder auftaucht, sagen Sie mir, was Ihnen auffällt.

D: Ich empfinde eine entspannte Verärgerung. Ich bin wach und ruhig und doch irgendwie verärgert. Ich ärgere mich, aber es ist etwas Weiches dabei. Es ist ein Gefühl wie warmes Wasser, das sich mit Eiswasser mischt.

CD: Verärgert, aber es ist etwas Weiches dabei. Warmes Wasser, das sich mit Eiswasser mischt. Das ist sehr gut. Ist es nicht wunderbar zu wissen, dass Sie den unvermeidlichen Ärger über Ihre Frau weicher machen können, wenn Sie sich selbst daran erinnern, sich mit einer Szene der Verbundenheit zu verbinden? Da ist ein Teil von Ihnen, der die Reaktion spürt, wenn Ihre Frau Sie ärgert, und ein anderer, tieferer Teil von Ihnen, der weicher, ruhiger ist, der unabhängig von der Situation immer bei Ihnen bleibt. Wie schön, dass Sie einfach innehalten und einen tiefen Atemzug machen können, wenn Sie sich das nächste Mal über Ihre Frau ärgern, und sie dann vor sich sehen, wie sie lächelnd im Bett liegt, während Sie sie kraulen, und diese Weichheit auftauchen lassen, den weichen Ärger ... ein weicher Ärger, der so viel leichter zu handhaben ist ... nicht wahr?

Noch im Trancezustand erhielt Don die posthypnotische Suggestion, die Nebeneinanderstellung dieser beiden Szenen täglich mit Selbsthypnose zu üben.

Tool 17: Schnelle Impulskontrolle

Tool 4: Augenrollen

Ziele

- Eine destruktive Reaktion schnell unterbrechen.
- Fähigkeit zur Beherrschung fördern.

Kommentar

Der erste Teil dieser Sitzung war der Überprüfung der Fortschritte gewidmet, die Dons Ehe machte, sowie einigen Sorgen, die ihm seine sechzehnjährige Tochter bereitete. Letztlich war das Ziel dieser Sitzung jedoch, Don beizubringen, wie er seine Fähigkeit zur Impulskontrolle und schnellen Unterbrechung einer Verteidigungsreaktion stärken konnte. Inzwischen war Don ein erfahrener Hypnotisand, der umfassend in den Beruhigungs- und Vertiefungsstufen der Toolbox geschult war. Er war ein geeigneter Kandidat für Kurzinterventionen, die eine Überreaktion schnell unterbrechen und seine Affektreaktion ins Gleichgewicht bringen würden. Tool 17 hat den besonderen Vorteil, dass es keine langwierige Induktion braucht und im Bedarfsfall schnell umgesetzt werden kann. Das Augenrollen und das langsame Atmen sorgen für eine adäquate Aufmerksamkeitsfokussierung und Beruhigung. Das Verfahren leitete Don dazu an, seine Aufmerksamkeit mit Tools von Stufe 2, in diesem Fall dem Augenrollen und dem langsamen Atmen, zu fokussieren. Dann instruierte ich ihn, einen kinästhetischen Anker zu setzen, indem er Daumen und Zeigefinger zum Okay-Zeichen zusammenführte und gleichzeitig eine positive Selbstaussage machte: »Ich habe die Kontrolle.«

Ich riet Don, Schritt eins bis fünf zu wiederholen, bis der Impuls, sich zu verteidigen, abgeklungen war. Gegen Ende der Sitzung empfahl ich mittels posthypnotischer Suggestion, dass er das Okay-Zeichen mit Daumen und Zeigefinger, ein kinästhetisches Signal, und die Selbstaussage: »Ich habe die Kontrolle« machen sollte, wenn eine Überreaktion drohte. Außerdem leitete ich ihn an, sich vorzustellen, wie er das kinästhetische Signal und die Selbstaussage nutzte, während er sich eine Interaktion mit seiner Frau vergegenwärtigte (Stufe 4).

Tool 8: Selbstberuhigende Imagination, Sicherer Ort – Naturszenerie

Tool 28: Selbstanteile

Ziele

- Kontraproduktive Impulse durch Selbstberuhigung beherrschen.
- Ablenkung von belastenden Gefühlen durch Fokussierung auf visuelle Imagination.
- Defensives Verhalten verringern.
- Validierung stärken.

Kommentar

Diese Tool-Kombination aus Selbstberuhigung, sicherem Ort und Selbstanteilen in einem Skript zielt darauf, eine defensive Reaktion in wenigen Minuten durch das Proben der Validierungsfähigkeit zu unterbrechen. Darauf folgte eine Stufe-4-Verhaltensprobe der Validierungsfähigkeit, die Don in der Imago-Therapie gelernt und in früheren Sitzungen mit seiner Frau angewandt hatte. In diesem Beispiel einer Verhaltenserprobung nutzte ich eine leere Kinoleinwand, sodass Don sich selbst bei der Anwendung seiner Kompetenz sehen konnte. Nach Induktion und Vertiefung folgte die unten beschriebene Intervention. Nach Abschluss dieser Interventionen leitete ich Don durch Stufe 4 und ließ ihn, während er noch in Trance war, seine Übungssitzungen proben.

Skript

Sie können jetzt an Ihren sicheren Ort gehen (der vorher in einer anderen Sitzung festgelegt wurde), wo Sie so ruhig und entspannt sind, dass es leichter ist als vorher, das Feedback Ihrer Partnerin zuzulassen. Machen Sie einen tiefen Atemzug und versichern Sie dem verletzlicheren Teil von sich beim Ausatmen, dass er keine Angst vor Kritik haben muss. Und Sie können durch Ihre Angst hindurchatmen; Sie können durch Ihre Abwehrhaltung hindurchatmen.

Und während Sie in die Stille hineinatmen, können Sie sich vorstellen, dass Sie eine große, leere Kinoleinwand vor sich haben. Und während Sie sich vorstellen, vor dieser Leinwand zu sitzen, werde ich von fünf nach eins herunterzählen. Auf der Leinwand taucht eine Szene auf, in der Ihre Partnerin Sie kritisiert. Und während Sie Ihren Atem beobachten, sehen Sie sich selbst, wie Sie die Perspektive Ihrer Frau validieren, die Verantwortung für Ihren Anteil an dem Kummer ihrer Frau übernehmen. Vielleicht sagen Sie: »Ich kann verstehen, warum du so denkst, denn es stimmt, dass ich mich so verhalte.« Oder vielleicht sagen Sie: »Es ist verständlich, dass du so empfindest.«

Ich bin mir nicht sicher, welche validierenden Worte Ihnen in den Sinn kommen, aber eines weiß ich: Während Sie Ihrem Atem folgen und die Leinwand beobachten, werden genau die richtigen Worte auftauchen, um die Sichtweise Ihrer Partnerin zu bestätigen. Das ist gut. (Pause.) Und ist es nicht schön, zu wissen, dass es einen Teil von Ihnen gibt, der so großzügig und liebevoll und mutig ist, dass Sie das antiquierte Bedürfnis nach Verteidigung loslassen und einfach akzeptieren können, dass Sie Ihre Frau auf einer höheren Ebene treffen können, einer erhabeneren Ebene, die Ihnen beiden hilft zu reifen? Visualisieren Sie jetzt, wie Sie diese Techniken praktisch anwenden. Es ist eine sehr gute Gelegenheit, sich selbst beim Üben zu visualisieren, denn ich bin hier an Ihrer Seite.

Fallstudie bis heute

Es ist jetzt drei Jahre her, dass Don und Cara die Einzel- und die Paartherapie beendet haben. Don kontaktiert mich mehrmals im Jahr und berichtet von seinen Fortschritten. Die Ehe ist immer noch intakt, und er erklärt, dass die Beziehung wesentlich angenehmer und befriedigender läuft. Er wendet die Schnell-Interventionen aus der Toolbox regelmäßig an. Die Sitzungen wurden auf Tonband aufgezeichnet, damit Don die Themen der vorangehenden Sitzungen rekapitulieren konnte, zum Beispiel Selbstberuhigung, aktives Zuhören, Empathie und weniger starke Reaktion auf Kritik. Ich empfahl ihm, sich die Bänder einen Monat lang täglich anzuhören und dann drei Mal die Woche.

Er berichtet, dass er wesentlich gelassener auf Kritik reagiert als vor der Behandlung. Außerdem erklärt er, dass er körperliche Empfindungen, die eine wütende oder abwehrende Reaktion ankündigen, schnell erkennen kann und in der Lage ist, sich selbst mit den hypnotischen Kurzinterventionen zu beruhigen.

Schlussfolgerung

Hypnotische Kurzinterventionen, die auf die Regulierung emotionaler Überreaktionen ausgerichtet sind, können ein wirksamer Ansatz sein, um Menschen zu helfen, die in der Paartherapie in eine Sackgasse geraten. Ich habe immer wieder festgestellt, dass die gemeinsame Therapie große Vorteile hat und dass deutlich bessere Ergebnisse erzielt werden, wenn man hypnotische Fokussierung und Suggestion in die Behandlung von Einzelnen oder Paaren, die unter Beziehungsproblemen leiden, integriert. Therapeuten sollten flexibel für die Einbeziehung eines individualisierten Behandlungsplans bei jedem Paar sein und von Fall zu Fall entscheiden, ob dieses Element der Beziehungsarbeit in Einzeltherapie, Gemeinschaftstherapie oder in beidem zum Einsatz kommen sollte.

11 Anwendung der Tools in Beziehungen zwischen Eltern und Kind, Geschwistern, Arbeitskollegen und Freunden

Judy, eine zweiundvierzigjährige Sozialarbeiterin, arbeitete Vollzeit in einer privaten Praxis und hatte zwei Kinder, die noch die Grundschule besuchten. Sie bemühte sich nach Kräften, die Bedürfnisse ihrer Klienten und die ihrer Kinder zu erfüllen, aber der Balanceakt zwischen vielfältigen Verpflichtungen machte sie oft fix und fertig und gab ihr trotz aller Anstrengungen immer das Gefühl, den Aufgaben nicht gerecht zu werden. Haushalt und Kochen, ganz zu schweigen von Erholungspausen für sich selbst, standen ganz unten auf ihrer »To do«-Liste. Als ihr Ehemann Bob den Vorschlag machte, dass sie eine Dinnerparty geben sollten, um sich für die Einladungen von Freunden zu revanchieren, stimmte sie widerstrebend und mit sehr gemischten Gefühlen zu.

Sie rief sofort ihre beste Freundin Nancy an, die auch zu den eingeladenen Gästen gehörte, und erzählte ihr, dass sie Zweifel hatte, ob sie in der Lage sein würde, die Dinnerparty mit dem notwendigen Aplomb durchzuziehen. Von daher war sie hoch erfreut, als Nancy, eine hervorragende Köchin, großzügig ihre Hilfe anbot. »Ich komme am Morgen der Feier vorbei und helfe dir bei den Vorbereitungen. Und ich bringe die Vorspeisen mit. Mach dir keine Sorgen! Es wird alles super laufen!«

Am Tag der Party rief Judy bei Nancy an, um zu fragen, wann sie mit ihr rechnen könne. Nancy antwortete: »Ach, du meine Güte, das habe ich total vergessen! Ich kann unmöglich kommen. Die Kids haben heute zwei Spiele und ich muss von einem zum anderen hetzen. Aber ich hab noch Zeit, um die Vorspeisen zu machen. Wir kommen ein bisschen früher und helfen dir beim Aufbauen.«

»Das ist okay«, Judy und versuchte, ihre Enttäuschung zu verbergen, »aber bitte kommt nicht später als 19 Uhr 15, weil die anderen um 20 Uhr auf der Matte stehen.«

Verärgert über die Vergesslichkeit ihrer Freundin machte sie sich wieder an den Hausputz, erledigte letzte Besorgungen und fing an zu kochen. Sie rief vier Mal bei ihrem Mann an, um ihm aufzutragen, noch einige Sachen zu besorgen, die sie vergessen hatte, und projizierte die Enttäuschung über ihre Freundin gereizt auf ihn.

Als es auf 19 Uhr 30 zuging, sah Judy auf ihre Uhr. Ihre Gäste kamen in einer halben Stunde, und von Nancy keine Spur. Um 19 Uhr 45 versuchte sie erfolglos, Nancy auf dem Handy und unter der Festnetznummer zu erreichen. Als die ersten Gäste um kurz nach 20 Uhr eintrafen, konnte Judy ihren Stress und ihre Frustration kaum noch beherrschen. Es fiel ihr schwer, sich zusammenzunehmen und die liebenswürdige Gastgeberin zu spielen, als sie sich bei ihren Gästen für die fehlenden Appetithäppchen entschuldigte.

Nancy und ihr Mann kamen schließlich um 20 Uhr 40, mit den Appetithäppchen im Gepäck, als die Gäste schon anfingen, ihren Salat zu essen. Nancy entschuldigte sich erneut und sagte, ihr jüngster Sohn hätte einen »Ausraster« gehabt, dann hätte noch ihre Schwiegermutter angerufen und sie hätte jegliches Zeitgefühl verloren. Judy war so wütend, dass sie den ganzen Abend jeden Blickkontakt mit Nancy vermied. Nancy versuchte, ihre Abwesenheit wieder gut zu machen, indem sie anbot, den Abwasch zu erledigen, aber Judy entgegnete frostig, dass sie keinen Bedarf mehr an Nancys Hilfe hätte.

Judys Verärgerung über ihre Freundin war verständlich, wenn man bedenkt, dass sie fest mit ihrer Unterstützung gerechnet hatte. Judy war jedoch unfähig, die Sache ruhen zu lassen. Genaugenommen kochte sie fünf Tage später immer noch vor Wut und ging in Gedanken immer wieder die Ereignisse der Dinnerparty durch. Sie konnte nicht mehr richtig schlafen – ebenso wenig wie ihr Mann, weil sie immer wieder aufwachte und sich Konfrontationen mit ihrer Freundin ausmalte. Nachdem Bob fünf Tage lang zahlreiche Versionen davon gehört hatte, wie Judy mit Nancys Rücksichtslosigkeit rang, sagte er schließlich: »Nancy ist seit fast zwanzig Jahren deine Freundin. Kannst du es nicht einfach gut sein lassen?« Das Problem war, Judy konnte es nicht.

Judy geht es wie vielen Menschen, die im Alltag und/oder in der Mehrzahl ihrer Beziehungen gut funktionieren, aber ihre Überreaktivität gegenüber bestimmten Familienmitgliedern, engen Freunden oder sogar Arbeitskollegen nicht in den Griff zu bekommen scheinen. Wenn erwachsene Beziehungen zum Trigger für unverarbeitete Kindheitswunden werden, kann dies, wie bei der Erörterung von Hendrix' Arbeiten erwähnt, dazu führen, dass die Merkmale früherer Bezugspersonen auf andere projiziert werden, was häufig eine Überreaktion zur Folge hat. Diese Überreaktivität entsteht insbesondere, wenn es eine gemeinsame Aufgabe zu erledigen gibt, zum Beispiel wenn Geschwister Entscheidungen über die Pflege ihrer betagten Eltern treffen müssen.

Dieses Kapitel beschreibt die Anwendung mehrerer wichtiger Tools, die sich für die Behandlung von Überreaktionen in mehreren Beziehungsformen eignen, zum Beispiel für:

- Eltern, die Konflikte und Kontrollprobleme mit ihren erwachsenen Kindern haben.
- Erwachsene mittleren Alters, die mit ihren älter werdenden Eltern zu tun haben.
- Erwachsene Geschwister.
- Freundschaften und Beziehungen zu Arbeitskollegen.

Es würde den Rahmen dieses Buches sprengen, die Anwendungsmöglichkeiten der Tools für Formen der Überreaktivität in Beziehungen zwischen Eltern und ihren kleinen oder heranwachsenden Kindern zu beschreiben. Man kann die Tools jedoch nutzen, um Impulse und destruktive Reaktionen, die bei gestressten und mitgenommenen Eltern häufig vorkommen, unter Kontrolle zu bringen. Kinder- und Familientherapeuten können die Tools auch einsetzen, um die Selbstregulation bei kleinen und heranwachsenden Kindern zu fördern.

Bitte beachten Sie, dass der Zweck dieses Kapitels nicht in erster Linie darin liegt, neue Tools zu präsentieren, sondern zu zeigen, welche weiteren Anwendungsmöglichkeiten die Tools für die Lösung von Problemen in unterschiedlichen Beziehungsarten bieten. Wie an früherer Stelle erwähnt, lassen sich zwar die meisten Tools für viele Fälle nutzen, dennoch bin ich immer bemüht, diejenigen Tools auszuwählen, die besonders gut für ein bestimmtes dargelegtes Problem geeignet scheinen ebenso wie für die Bedürfnisse der Person, mit der ich arbeite.

Häufige Hindernisse für erfolgreiche Beziehungen

In den vorangehenden Kapiteln haben wir bereits einige der Probleme ermittelt, die in Partnerschaften häufig am Werk sind. In diesem Kapitel will ich kurz auf einige verbreitete Probleme eingehen, die in anderen Arten von Beziehungen auftreten, die ebenfalls eine wichtige Rolle in unserem Leben spielen. Ich habe einige Fallbeispiele ausgewählt, die repräsentativ für einige der häufigsten Beziehungskämpfe sind, die ich in meiner Praxis erlebe. Zu diesen allgemeinen Themen gehören:

- Das Bedürfnis, andere »in Ordnung zu bringen« oder zu kontrollieren.
- Die Illusion von Fairness.
- Überhöhte Anspruchshaltung vs. niedrige Anspruchshaltung.

Das Bedürfnis, andere »in Ordnung zu bringen« oder zu kontrollieren

Die Erkenntnis, dass wir andere Menschen nicht dazu bringen können, sich zu verändern oder sich an unsere Ratschläge zu halten, kann frustrierend sein und führt mitunter zu übertriebenen emotionalen Reaktionen. Doch wie Marianne Williamson in *A Return to Love* (1996; dt.: *Rückkehr zur Liebe*, 2014) erklärte: »Wir sind nicht hier, um einen anderen Menschen zu verbessern, zu verändern oder kleinzumachen. Wir sind hier, um einander zu unterstützen, zu vergeben und zu heilen.« Die folgende Geschichte zeigt, wie die meisten Menschen es aufnehmen, wenn Sie Ratschläge von anderen bekommen.

Als mein Sohn Dan in der siebten Klasse war, erwähnte er beiläufig, dass am nächsten Morgen eine Algebra-Prüfung anstand. Während er das erzählte, kritzelte er in seinem Skizzenbuch herum und warf gelegentlich einen Blick auf den Fernseher, der im Hintergrund lief. Ungläubig angesichts seiner nonchalanten Lernhaltung, insbesondere da Mathe nicht gerade zu seinen schulischen Stärken zählte, und mit wachsender Frustration sagte ich: »Nun ja, du weißt, wenn du den Fernseher ausschalten, dein Skizzenbuch beiseitelegen und dich mit deinen Algebraaufgaben beschäftigen würdest, hättest du vielleicht eine Außenseiterchance auf ein gutes Ergebnis bei dem Test.« Ohne diesen vernünftigen Ratschlag seiner Mutter zu beherzigen, widmete er sich weiter dem künstlerischen Projekt, das seine Aufmerksamkeit fesselte.

Ein Jahr später, als Dan auf die Geheimnisse der Geometrie stieß, erklärte er mir mit einer Begeisterung, als wäre er zu einer erstaunlichen Schlussfolgerung gelangt: »Mom, ich habe festgestellt, dass ich echt besser abschneide, wenn ich das Kapitel vor der Prüfung noch mal durcharbeite!«

Lächelnd sagte ich: »Das ist toll, Schatz ... gute Idee! Aber weißt du, mir fällt dabei ein, dass ich dir letztes Jahr, als du deine Algebraprüfung hattest, genau dieselbe Empfehlung gegeben habe.«

Dan antwortete: »Weißt du, Mom, es dauert etwa ein Jahr, bis eine von *deinen* Ideen *meine* Idee geworden ist und bevor es nicht meine Idee ist, kann ich sie einfach nicht gebrauchen.«

Die meisten Menschen, die mit Beziehungsproblemen zu mir kommen, sind ganz begierig darauf, anderen ihre Meinungen und Vorschläge zu unterbreiten. Sie möchten ihre Partner, ihre Freunde, ihre Arbeitskollegen und Familienangehörigen »in Ordnung bringen« oder kontrollieren, bis die anderen es richtig machen. Doch die meisten Menschen sind wie mein Sohn und ziehen es vor, in ihrem eigenen Tempo zu ihren eigenen Schlussfolgerungen zu kommen. Wir können nur Samen streuen und sanfte Anregungen bieten und hoffen, dass die Saat des Einflusses später aufgehen wird.

Illusion von Fairness

Ein weiteres Thema, das zu emotionsgeladenen Machtkämpfen führt, ist der implizite Vertrag in Beziehungen, dem zufolge die Lasten und Pflichten des Lebens gerecht und gleichmäßig geteilt werden sollten. In Wahrheit schultert eine Person in der Beziehung häufig mehr von der Last, auch wenn diese Arbeitsteilung sich im Laufe einer Beziehung verändern kann. Auch die emotionale Last ist häufig ungleich verteilt, und diese Ungleichheit kann zu Ressentiments und zum Zusammenbruch einer Beziehung führen.

Überhöhte Anspruchshaltung vs. zu niedrige Anspruchshaltung

Die meisten meiner Klienten zeigen Persönlichkeitsmerkmale, die auf einem Kontinuum liegen, das von einer leicht überzogenen Anspruchshaltung bis zur voll ausgeprägten narzisstischen Persönlichkeitsstörung reicht, und das Gleiche gilt für die leichte bis extreme Koabhängigkeit. Zu den Kriterien für die Diagnose einer narzisstischen Persönlichkeitsstörung nach dem Diagnostischen und Statistischen Manual gehört der Ausdruck von mindestens fünf deutlichen Merkmalen, die alle ein »tief greifendes Muster von Großartigkeit, dem Bedürfnis nach Bewunderung und Mangel an Einfühlungsvermögen« widerspiegeln. »Der Beginn liegt im frühen Erwachsenenalter und die Störung zeigt sich verschiedenen Situationen« (DSM-IV-TR, S. 781). In ihrem bahnbrechenden Buch, *The Wizard of Oz and Other Narcissists*, schreibt Payson, dass die »signifikante Trennlinie zwischen der Neurose und der Persönlichkeitsstörung mit der Selbstbeobachtungsfähigkeit des Einzelnen zusammenhängt« (2002, S. 19). Statt auf die narzisstische Persönlichkeitsstörung treffe ich in meiner Praxis allerdings häufiger auf Personen, die subklinische Merkmale dieses Persönlichkeitsstils zeigen. Sie haben eine »überhöhte Anspruchshaltung« *(overentitled)*, wie ich es nenne. Sie neigen dazu, eine Sonderbehandlung zu erwarten, sind unsensibel für die Bedürfnisse anderer und häufig überempfindlich, was wahrgenommene Verletzungen des Selbst betrifft. Der überanspruchsvolle Klient hat außerdem typischerweise Defizite, was seine Fähigkeit betrifft, über seine Handlungen oder Haltungen nachzudenken, und ist schnell bereit, die Schuld auf andere zu schieben.

Im Gegensatz dazu haben Personen mit zu niedriger Anspruchshaltung *(underentitled)* viele Merkmale des Koabhängigen. Ich spreche bei diesen Klienten lieber von zu niedriger Anspruchshaltung als von Koabhängigkeit, weil wir alle die entsprechenden Merkmale bis zu einem gewissen Grad aufweisen. Der Begriff »koabhängig« impliziert eine extreme Konstellation von Verhaltensweisen, die typischerweise mit übertriebener Fürsorge für abhängige und/oder narzisstische Personen verbunden ist und zulasten der eigenen Funktionalität und des eigenen Wohlbefindens geht. Personen mit niedriger Anspruchshaltung sind häufig durch den Wunsch motiviert, anderen zu gefallen, haben Ängste vorm Verlassenwerden und eine unentwickelte Wahrnehmung, was die Bedeutung ihrer eigenen Bedürfnisse angeht. Ihre interpersonalen Muster zeichnen sich häufig durch eine gewisse Rigidität aus.

Hohes Anspruchsverhalten: Verachtung

Ein besonders destruktiver Interaktionsstil, der von Personen mit überhöhter Anspruchshaltung benutzt wird, fällt in die Gruppe der geringschätzigen Verhaltensweisen. Das ist eine der vier im letzten Kapitel erörterten Verhaltenskategorien, die John Gottman ermittelte (1994). Dazu gehören Kritik, Rechtfertigung, Verachtung und »Mauern«. In einem Workshop, an dem ich einmal teilnahm, beschrieb Gottman Verachtung als die »Schwefelsäure der Beziehungen«. Verachtung zeigt sich, wenn eine Person in einer Beziehung impliziert und/oder überzeugt ist, dass er oder sie besser ist als der andere. Personen mit hoher Anspruchshaltung urteilen voller Hingabe über ihre Kinder, Eltern, Geschwister und Arbeitskollegen ebenso wie über ihre Partner. Sie sagen direkt oder indirekt: »Mein Verstand ist schärfer als deiner, ich verhalte mich besser als du, ich bin schlauer, freundlicher ... etc., denn ich *bin* besser als du.« Hinzu kommt, wie Harville Hendrix einmal anmerkte, dass wir »in unseren Partnerschaften bestrebt sind, unser Revier abzustecken, weil wir immer fürchten, beherrscht zu werden« (1994, S. 177).

Niedriges Anspruchsverhalten: Vermeidung

Personen mit zu geringer Anspruchshaltung verbergen ihre Ressentiments und vermeiden normalerweise direkte Konfrontationen. Sie setzen keine Grenzen, fühlen sich in übertriebenem Maße verantwortlich und konzentrieren sich übermäßig auf die Bedürfnisse anderer. Sie sammeln Ressentiments wie Eindollarscheine, die mit einem abrupten Abbruch der Beziehung »eingelöst« werden. Letztendlich können sie, wie ihre Pendants mit der überzogenen Anspruchshaltung, die Neigung entwickeln, andere zu verurteilen und zu kritisieren.

Vorteile der Toolbox bei anderen Beziehungsarten

Die Anwendung der Toolbox für die Affektregulation bringt für diese anderen Beziehungen genauso viele Vorteile wie für die intime, eheliche oder romantische Beziehung, die wir im vorangehenden Kapitel untersucht haben. Zur Rekapitulation: Die Hypnose-Instrumente in der Toolbox des Therapeuten können dazu beitragen, die Reaktivität in allen Beziehungen zu verringern, und zwar durch:

- Selbstberuhigung
- Veränderung von Kognitionen
- Entwicklung einer doppelten Perspektive durch die Arbeit mit Ego-States
- Modulierung von Emotionen
- Förderung liebevoller Verbundenheit und positiven Affekts
- Proben erwünschter nonreaktiver Verhaltensweisen
- Verknüpfung erwünschter nonreaktiver Verhaltensweisen mit unvermeidlich auftretenden Triggern.

Fallstudie 1: Anwendung der Toolbox bei Konflikt zwischen Eltern und erwachsenem Kind (Marianne und Laura)

Hintergrund

Ich erhielt einen Anruf von Laura, einer achtundzwanzigjährigen früheren Klientin von mir, die mich um einen Termin für ihre Mutter ebenso wie für sich selbst bat. Tatsächlich meinte sie, es würde ihr ungeheuer helfen, wenn ich mich *zuerst* mit ihrer Mutter treffen würde. Ich wollte gerade nachfragen, welche Themen sie und ihre Mutter mit mir besprechen wollten, als Laura mich unterbrach und sagte: »Jemand *muss* sie zur Vernunft bringen – sie wird es Ihnen erklären, wenn sie kommt.«

Später an diesem Tag rief Lauras Mutter Marianne an, um einen Termin zu machen. Ich hatte Marianne und ihren zweiten Ehemann vor drei Jahren bei einer Paarberatung kennengelernt. Als wir uns trafen, wirkte Marianne froh und dankbar, mich zu sehen. Sobald wir uns hinsetzten und anfingen, über ihre Tochter zu sprechen, änderten sich Mariannes Tonfall und Verhalten allerdings. Sie wirkte plötzlich erschöpft und angespannt. »Ich habe echt die Nase voll von Laura. Ich weiß nicht, was das Mädchen sich denkt.« Laura und Marianne waren vor Kurzem in Streit geraten wegen einiger wichtiger Entscheidungen, die Laura, eine erwachsene Frau und Mutter einer vierjährigen Tochter, getroffen hatte.

»Als Laura vor zwei Jahren beschloss, eine Scheidung anzustrengen, habe ich sie unterstützt. Mir hat die Vorstellung, dass sie ihr Kind allein aufziehen muss, nicht gefallen, aber ich erinnere mich an die Umstände, unter denen ich mich scheiden ließ, als Laura sieben war. Es war schwer, aber ich wusste, es war das Beste so. Doch was Laura jetzt macht ... es ist einfach lächerlich! Laura behauptet, sie liebe diesen Milchbubi, der gerade mal 21 ist, nie gearbeitet hat, nie auf dem College war, bei seinen Eltern wohnt und diesen verrückten Traum hat, der nächste Steven Spielberg zu werden – er wartet nur noch auf den großen Durchbruch!« Marianne hielt einen Moment inne, um die Augen zu verdrehen. Bevor ich etwas sagen konnte, nahm sie den Faden wieder auf. »Und *noch* schlimmer ist, dass sie jetzt auch noch ihren Beruf als Lehrerin an den Nagel hängen will, weil sie das langweilig findet – was immer das heißen mag. Mir ist egal, ob sie ihren Job langweilig findet oder nicht, sie hat eine Tochter, an die sie denken muss – meine Enkelin – und bei der Lehrtätigkeit hat sie einen kurzen Arbeitstag, Ferien, die sich mit denen ihrer Tochter decken und den Sommer über frei. Sie ist jetzt Mutter. Sie kann keine verantwortungslosen Entscheidungen treffen, als wäre sie erst 16 – oder so alt wie ihr kleiner Freund. Ich rede mir den Mund fusslig, aber sie nimmt einfach keine Vernunft an. Sie will einfach nicht vernünftig sein.« Marianne fing an zu weinen, während sie in ihren Schoß hinunterblickte und in dem Versuch, einen Teil ihrer Agitiertheit umzulenken, ruckartig am Riemen ihrer Handtasche zog. »Ich mache mir solche Sorgen, wie ihre Entscheidungen sich auf meine Enkelin auswirken. Ich habe gehofft, dass Sie mir vielleicht sagen können, was ich tun soll, um zu ihr durchzudringen.«

Dargelegte Probleme

Als klar war, dass Marianne ausgeredet hatte, schlug ich einen ruhigen Ton an und fing ich an, ihre Sorgen zu validieren: Ich betonte, dass ihre Reaktion ganz normal für jede Mutter sei, die miterlebt, wie ihr Kind Entscheidungen trifft, die sie selbst für unklug hält. Ich versicherte ihr, dass es nur logisch sei, wenn sie den Wunsch verspüre, ihre Erfahrungen an ihre Tochter weiterzugeben, und dass es auch völlig verständlich sei, wenn sie mit starken Gefühlen auf die Ängste um das Wohl ihrer Enkelin reagiere und das Gefühl hätte, dass irgendeine Intervention dringend erforderlich sei.

Ich erklärte allerdings auch mit Nachdruck, dass es eben nicht mehr war als *eine Reaktion*. Ich fragte Marianne, was sie konkret *tun* könnte, um die Situation zu ändern. Ihre gesamten Verhaltensweisen waren darauf ausgerichtet, die Ansichten und Handlungen ihrer Tochter zu verändern, eine Unternehmung, die sehr wahrscheinlich enttäuschende Ergebnisse bringen würde. Das zu bewirken, lag nicht in ihrer Macht.

Ich besprach diese Themen mit Marianne, während sie im aufmerksamen Wachzustand war, um ihr zu helfen, die unumstößliche Tatsache zu akzeptieren, dass sie nicht die Macht hatte, die Entscheidungen ihrer Tochter zu kontrollieren. Ich sprach mit ihr über die Grenzen, die Eltern unweigerlich gesetzt sind, wenn es darum geht, ihre erwachsenen Kinder zu beeinflussen. Werden Eltern als zu kontrollierend wahrgenommen, schwächen sie tatsächlich ihren Einfluss auf das erwachsene Kind, weil das erwachsene Kind sich in Reaktion darauf wahrscheinlich zurückziehen wird.

Außerdem wies ich darauf hin, dass Eltern überhaupt nur durch Nähe und Verbundenheit Einfluss nehmen können. Kritik an erwachsenen Kindern zu üben und ihnen die eigenen Ansichten über eine richtige Lebensführung aggressiv entgegenzuhalten, steht im Widerspruch zu dem Ziel, eine liebevolle Beziehung zu bewahren. In Bezug auf Marianne bedeutete dies, dass sie an Einfluss verlieren würde, wenn ihr erwachsenes Kind sie als zu kontrollierend und intrusiv wahrnahm. Ihre Tochter würde sie letztlich wegstoßen oder mauern (das von Gottman beschriebene destruktive Verhalten, das im letzten Kapitel erwähnt wurde). Wenn Kontrolle Konflikte erzeugt, führt der Konflikt zum Rückzug und verringert somit letztlich den Einfluss.

Marianne und ich setzten ein Folgetreffen an, bei dem ich diese Themen wiederholen und sie in die Tools einführen würde, damit sie ohne übertriebene Reaktivität mit ihrer Tochter kommunizieren und den Drang, sie zu kontrollieren, bekämpfen konnte. In der zweiten Sitzung unterwies ich Marianne in den Stufen 1 und 2 der Toolbox. Ich erklärte, dass sie sich zunächst Zeit nehmen musste, sich zu beruhigen, weil es sonst unrealistisch war, dass sie ihre Reaktion beherrschen und ihren Drang nach Konfrontation kontrollieren konnte. Auf Tool 3, Beobachtung und Vertiefung der Atmung, folgte die Technik des Gedankenstopps.

Behandlungsplan und klinische Überlegungen

Eingangsbeurteilung

Als Marianne einige Jahre zuvor erstmals bei mir war, diagnostizierte ich eine Anpassungsreaktionsstörung mit Angstmerkmalen. Ihre früheren Symptome hingen mit einer exzessiven Stressreaktion auf finanzielle und eheliche Probleme zusammen, die sie nicht kontrollieren konnte. Erneut reagierte sie jetzt mit einer exzessiven Reaktion auf eine Situation, auf die sie wenig Einfluss hatte. In diesem Fall sehen wir ein Beispiel für das Bedürfnis, eine andere Person in Ordnung zu bringen oder zu kontrollieren – ein sehr verbreitetes, aber destruktives Thema in Beziehungen.

Als ich Marianne traf, war klar, dass dieses Mal nur eine Kurz-Intervention angezeigt war. Sie berichtete, dass ihre Ehe wesentlich stabiler sei als während der Zeit, als sie bei mir in Behandlung gewesen war. Abgesehen von dem aktuellen Problem mit ihrer erwachsenen Tochter schien sie in guter Verfassung zu sein. Ich erinnerte mich, dass sie eine hervorragende Hypnotisandin gewesen war, und entschied, dass eine einzelne Sitzung, die den Grenzen der Elternrolle bei einem erwachsenen Kind gewidmet sein sollte, kombiniert mit einigen Hypnosesitzungen wahrscheinlich ausreichen würden.

Behandlungsziele

- Förderung der Akzeptanz, dass sie ein erwachsenes Kind nicht kontrollieren kann.

- Unterbrechung des Impulses, die Tochter zu konfrontieren.
- Förderung und Bewahrung eines guten Verhältnisses zur Tochter.
- Verringerung der Angst und sorgenvollen Gedanken.

Bei Marianne eingesetzte Tools:

Tool 16: Gedankenstopp

Ziele

- Unterbrechung intrusiver Gedanken.
- Positive Erwartung für das Erlernen neuer Fähigkeiten entwickeln.
- Vorher bewiesene Erfolge nutzbar machen, um neue Fähigkeiten zu erlernen.
- Beherrschung kognitiver, visueller und kinästhetischer Tools, um den Gedankenstopp zu verstärken.

Kommentar

Im folgenden Skript habe ich die Komponenten des Gedankenstopp-Instruments genutzt und es individualisiert, indem ich das Thema der Unterbrechung von Mariannes sorgenvollen Gedanken über ihre Tochter und Enkelin aufgriff. Außerdem baute ich mein Wissen über ihr Interesse und ihr Können als Pianistin mit ein und integrierte damit Ericksons Individualisierungsstrategie. Zu weiteren Tools, die in späteren Sitzungen genutzt wurden, gehörten Distanzierte Beobachtung und Schnelle Impulskontrolle. Siehe Kapitel 6 für Beispiel-Skripte.

Skript

Nehmen Sie sich einen Moment Zeit, Marianne, um sich auf Ihren Atem zu konzentrieren. Sie müssen ihn nicht verändern, beobachten Sie ihn einfach, und während Sie das tun, können Sie vielleicht Empfindungen wahrnehmen, die Ihren Atem begleiten. Mit sanfter Neugier können Sie die Beschaffenheit Ihres Atems beobachten, den Rhythmus, sogar die Temperatur. Atmen Sie jetzt tief ein und halten Sie die Luft einen Moment lang an, und wenn Sie wieder ausatmen, können Sie vielleicht ein erstes Loslassen der Spannung spüren? So ist es gut. Und Loslassen kann eine solche Erleichterung sein, nicht wahr? Loslassen, loslassen, Ängste loslassen, Erwartungen, Urteile. So ist es gut.

Sie sitzen entspannt auf dem Stuhl und hören auf meine Stimme ... lassen es zu, dass Sie sich geistig voll und ganz auf meine Worte konzentrieren ... Gedanken kommen und gehen ... ein Ansturm von Gedanken ... ein ablenkender Gedanke ... schnelle Gedanken ... das ist das Wesen des Denkens ... wenn Sie anfangen, sich zu entspannen ... aber ... wenn Sie tiefer in die Trance gehen ... sich immer mehr auf meine Stimme konzentrieren ... verengt sich Ihre Aufmerksamkeit ... und es wird leichter für Sie, sich auf die zentralen Ideen zu konzentrieren, die Sie befähigen werden, mehr Kontrolle zu erlangen ... Kontrolle über Ihre Gedanken ... Sie werden fähig, die wichtigsten Gedanken auszuwählen, auf die zu konzentrieren am wichtigsten für Sie ist ... und das ist ein Lernprozess ... und ... Sie haben früher schon so viele Dinge gelernt ... und Sie erinnern sich, wie Sie das Klavierspielen gelernt haben ... wie der Lehrer Ihnen zunächst die Grundlagen beibrachte ... vorführte ... Sie dann üben ließ ... und mit wachsender Übung ... wurden Sie immer besser ... und Ihr Lehrer fügte Stück für Stück etwas hinzu ... Musikstücke ... bewegte sich von Tonleitern zu Melodien ... fügte die Teile zusammen ... Stück für Stück ... lernen ... nachahmen ... üben ... anwenden ... bis Sie allein spielen konnten.

So ist das mit dem Lernprozess ... fast jedem Lernen ... und bei diesem speziellen Lernen ... werden Sie Gelegenheit erhalten, die Fähigkeit zu entwickeln, Ihre Sorgen zu unterbrechen ... die Sorgen um ihre Tochter ... und Ihre Enkelin ... mit ganz einfachen ... aber wirksamen ... Grundwerkzeugen ... Instrumenten, auf die Sie bauen können ... um Ihre Beziehung zu verbessern.

Und es wird so schön sein ... nicht wahr ... wenn Sie und Ihre Tochter sich als Erwachsene verbinden können ... und wir haben darüber gesprochen, dass sich fast alle Eltern von erwachsenen Kindern verzweifelt wünschen, Ihr Wissen weitergeben zu können ... um Anleitung zu geben und um die Weisheit zu vermitteln, die sie durch ihre Lebenserfahrung angesammelt haben ... um Ihr Kind vor den unvermeidlichen Schlägen und Verletzungen zu schützen, die dazugehören, wenn man mehr Stärke gewinnt ... eigene Lebenserfahrungen gewinnt und eigene Weisheit erwirbt ... der Grund, warum man weise wird ... nicht nur durch die Lehren der Eltern, sondern durch eigene Entdeckungen ... Lebenslektionen durch Rückschläge ebenso wie durch Erfolge ... Ihre eigene individuelle Integration ... an der Sie sich ausrichten konnten, um Ihr Selbstwertgefühl aufzubauen ... Ihr Selbstvertrauen ... Ihr Selbstverständnis ... und jede Mutter möchte, dass Ihre Tochter sich genauso geachtet fühlt ... Selbstachtung entwickelt ... deshalb müssen wir die Illusion loslassen, dass wir bestimmen könnten, welche Richtung das Leben unserer erwachsenen Kinder nimmt und welche Wege sie einschlagen oder wählen ... und die Illusionen durch die gesunde Erkenntnis ersetzen, dass wir sie beraten können, wenn sie uns darum bitten ... aber nicht kontrollieren können, was sie mit oder ohne diesen Rat tun ... damit sie ihre eigenen Entscheidungen treffen können ... Entscheidungen in eigener Verantwortung ... Entscheidungen, die den Verlauf ihres Lebens beeinflussen ... und das Wohl ihrer eigenen Kinder ... und ... so schwer es ist ... tief in Ihrem eigenen Innern ... wissen Sie, dass es das ist, was Sie ... letzten Endes ... wollen ... auch wenn es beunruhigend sein kann ... sogar beängstigend ... weil Sie normalerweise nicht erkennen oder kontrollieren können, wie alles ausgeht ... welche Richtung das Leben Ihrer erwachsenen Kinder nehmen wird.

Also stellt sich die Frage, wie man es macht ... Marianne ... stellen Sie sich vor, Sie sind im Begriff, Ihre Tochter und Ihre Enkelin, Laura und Emma, zu besuchen ... und ... bevor Sie losgehen ... sehen Sie sich selbst, wie Sie sich etwas Zeit nehmen, um sich vorzubereiten ... und vielleicht spüren Sie, wie Sie anfangen, sich aufzuregen ... weil Sie nicht nur Ihre Tochter und Ihre Enkelin treffen werden ... sondern auch Jeremy, den Freund Ihrer Tochter ... und wenn die Sorgen und Ängste anwachsen ... konzentrieren Sie sich auf Ihren Atem ... auf tiefe ... reinigende Atemzüge ... bremsen Sie Ihr System ... kehren zu einer selbstreflexiven Haltung zurück ... wo Sie Ihre Gedanken unterbrechen können ... Stellen Sie sich vor, wie Sie Laura vorhalten wollen, dass sie schlechte Entscheidungen trifft ... Lassen Sie sich etwas Zeit, um wirklich zu spüren, wie Sie das starke Bedürfnis haben, Laura damit zu konfrontieren, was Sie aus tiefster Überzeugung für ihr Bestes halten ... spüren Sie die Anspannung in Ihren Muskeln ... vielleicht spüren Sie, wie Sie die Zähne zusammenbeißen ... wie das Blut in den Kopf steigt ... oder andere Reaktionen, die Zeichen Ihrer Anspannung sind ... und lassen Sie diese Gefühle wirklich kommen ... diese Bedürfnisse, Ihre Tochter zu beschützen und vielleicht noch wichtiger für Sie, Ihre Enkelin zu beschützen ... und lassen Sie diesen Drang, ihre Tochter zu konfrontieren ... zu beeinflussen ... zu kontrollieren ... seine volle Wirkung entfalten ... bis an den Rand des Ausbruchs.

Und wenn dieses Gefühl wirklich da ist, nicken Sie mit dem Kopf oder heben Sie einen Finger ... Okay ... gut ... und ich frage mich, ob Sie wohl wissen möchten, wie schnell Sie diesen Impuls stoppen könnten ... mit einem sehr einfachen, aber effektiven Mittel ... und Sie werden lernen, wie Sie diesen Impuls in drei Schritten unter Kontrolle bringen können ... Eins ... heben Sie den rechten Arm, als ob Sie den Verkehr anhalten wollten ... Sehen Sie das Stoppschild ... ein rotes, achteckiges Stoppschild ... und sagen Sie: »STOPP!«... Gut ...

> Gut gemacht ... Und jetzt atmen Sie ein paar Mal tief ein und aus und kehren zu Ihrem sicheren Ort zurück und sagen sich selbst: »Ich kann meine Gedanken und Worte kontrollieren« ... »Ich kontrolliere meine Gedanken und Worte« ... und wenn Sie das nächste Mal mit Laura sprechen ... oder sie besuchen und Sie fühlen diesen Drang, ihr Ratschläge zu geben ... wird es ein gutes Gefühl sein zu wissen, dass Sie dieses Instrument zum Gedankenstopp haben ... das Ihnen sofort helfen kann, Ihren Impuls zu beherrschen ... Und sehen Sie jetzt sich selbst ... im Haus ihrer Tochter ... wie Sie den Arm heben oder auf Ihr Bein klopfen ... und sich ... vielleicht lautlos ... sagen ...: »STOPP!« ... und Sie sehen wieder das Stoppschild vor sich ... und jedes Mal, wenn Sie das Gedankenstopp-Tool anwenden ... können Sie angenehm überrascht sein, wie der Drang, Ihre Tochter zu konfrontieren und ihr Ratschläge zu geben, schwächer und schwächer wird ... und gleichzeitig ... eine liebevolle Verbundenheit ... auf der Basis von Akzeptanz ... und gegenseitigem Respekt ... zwischen Ihnen und Ihrer Tochter ... wieder aufblühen kann.

Ergebnis

Es wurde noch eine dritte Sitzung anberaumt, in der Marianne mir berichtete, dass sie erfolgreich ihre sorgenvollen Gedanken unterbrochen hatte und außerdem fähig war, den Drang, ihrer Tochter ungebetene Ratschläge zu geben, zu beherrschen. Und für den Fall, dass Laura sie tatsächlich um Anleitung bat, hatte ich ihr empfohlen, behutsam vorzugehen – von ihren Erfahrungen zu berichten, zum Beispiel was funktioniert hatte und was nicht oder was sie selbst tat, wenn etwas nicht funktionierte. Außerdem hatte ich ihr nahegelegt, ihre Worte mit Bedacht zu formulieren, etwa zu sagen: »Hast du überlegt ...?« oder »Zu den Dingen, die ich gelernt habe, gehört ...« Als Laura ihre Mutter beispielsweise vor der Therapie gefragt hatte, ob sie ihre Lehrtätigkeit kündigen sollte, hatte Marianne heftig reagiert, mit Wut und Ungeduld. Nach unseren Sitzungen hatte sich die Situation geändert: Als Laura ihrer Mutter von der Idee erzählte, eine aufregende, aber stressige Stelle in einer Werbeagentur anzunehmen, konnte Marianne ihre Reaktion im Zaum halten; sie fragte ihre Tochter nach deren langfristigen Zielen und erkundigte sich dann, ob dieser Schritt ihr helfen könnte, diese Ziele zu erreichen. Dadurch war Marianne in der Lage, sich aus dem Machtkampf herauszuhalten und Laura die Möglichkeit zu geben, die Vor- und Nachteile abzuwägen und zu ihrer eigenen Entscheidung zu gelangen. Als sie dieses spezielle Gespräch beendet hatten, umarmte Laura ihre Mutter und dankte ihr für den guten »Rat«. Außerdem lernte Marianne, dass sie sich zurückhalten musste, wenn ihre Empfehlungen auf Widerstand stießen, auch wenn Laura ihren Rat erbeten hatte.

In der dritten und letzten Sitzung mit Marianne machte ich sie mit den Tools der schnellen Impulskontrolle (siehe Kapitel 6, S. 113) und der Achtsamkeit mit distanzierter Beobachtung vertraut. Diese Instrumente sollte sie anwenden, wenn sie Traurigkeit oder Angst in Bezug auf das Wohl ihrer Tochter und Enkelin verspürte.

Kurz nachdem Marianne und ich drei Sitzungen abgeschlossen hatten, machte Laura einen Termin mit mir ab. Sie begrüßte mich mit strahlendem Lächeln. »Ich weiß nicht, was Sie zu meiner Mutter gesagt haben, aber was immer es war, es hat ein Wunder bewirkt! Sie hat völlig damit aufgehört, sich in mein Leben einzumischen. Ich kann jetzt mit ihr zusammen sein, ohne die ganze Zeit diese hässliche Anspannung zu fühlen. An diesem Wochenende sind wir alle zusammen zum Haus am See gefahren und ich konnte ihre Gesellschaft wirklich *genießen*. Sogar zu meinem Freund war sie nett. Vielen, vielen Dank!«

Fallstudie 2: Anwendung der Toolbox bei einem Konflikt zwischen erwachsenem Kind und Elternteil (Deirdre und ihre Mutter)

Deirdres Hintergrund

Die sechsundvierzigjährige Deirdre suchte mich auf, nachdem sie erstmals eine akute und lähmende Panikepisode gehabt hatte, auf die eine ausgedehnte Phase der Sorge und Furcht vor einer weiteren Attacke folgte. Die meisten der schweren Symptome klangen nach sechsmonatiger Behandlung ab. Als sie im Alter von neunundvierzig Jahren erneut Kontakt zu mir aufnahm, hatte sie Schwierigkeiten mit ihrer Mutter.

Als wir uns zu unserer ersten Sitzung trafen, fing sie sofort an, mich über alles in Kenntnis zu setzen. »Mein Vater ist vor einem Jahr gestorben. Mutter ist daraufhin in ein Altersheim gezogen und mit ihrer Gesundheit geht es seither stetig bergab. Ziemlich schnell, wenn Sie mich fragen. Und jetzt ist sie fordernder denn je. Mehr noch, mein Vater war immer derjenige, der sie beruhigen konnte, wissen Sie, wenn sie mal wieder die beleidigte Leberwurst spielte, ob wegen meines Bruders oder weil ihr Bridge Club sie geärgert hatte.«

In unserer früheren Zusammenarbeit hatte ich erfahren, dass Deirdre eines von zwei Geschwistern war. Sie und ihr älterer Bruder waren beide als Säuglinge adoptiert worden. Ihr Vater war ruhig, häufig distanziert. In scharfem Gegensatz dazu war ihre Mutter sehr anspruchsvoll und narzisstisch. Deirdre erinnerte sich, dass ihre Mutter von ihr verlangte, den größten Teil der Verantwortung für den Haushalt zu übernehmen, als sie ein Kind war, und sie dann kritisierte, weil sie ihre Erwartungen nicht erfüllte. Ihre Mutter beschwerte sich, dass entweder die Wäsche zerknittert war oder das Essen zu lange gekocht hatte. Deirdre hatte das Gefühl, es ihr nie recht machen zu können. Ihr Selbstgefühl wurde weiter verletzt, wenn die Mutter sie mit anderen Mädchen verglich, die sie klüger, hübscher oder intelligenter fand.

Als Deirdre in der Junior High School war, erteilte die Mutter ihr den unrealistischen Auftrag, das oppositionelle Verhalten des Bruders in den Griff zu bekommen. Sie erinnert sich, dass ihre Mutter sich mit Kopfweh ins Bett zurückzog und sie bat: »Versuch, deinem Bruder ein bisschen Vernunft beizubringen. Ich verkrafte das nicht mehr!« Als Erwachsener hatte Deirdres Bruder sich der Familie entfremdet. Im Jugendalter hatte man eine Verhaltensstörung bei ihm diagnostiziert, und er war mehrmals im Gefängnis gewesen. Deirdre hatte sich immer bemüht, »die Gute« zu sein, als Ausgleich dafür, dass ihr Bruder so »böse« war.

Nachdem der Vater jetzt gestorben und die Mutter allein in einer betreuten Wohnanlage lebte, besuchte Deirdre sie täglich. Wieder versuchte sie, die Abwesenheit eines anderen Familienmitglieds auszugleichen, auch wenn es diesmal der Vater war.

Deirdre litt nicht nur unter dem Gefühl, den Bedürfnissen der Mutter nicht gerecht zu werden, sondern wurde sich auch bewusst, dass sie ihren eigenen nicht mehr gerecht wurde. Sie hatte aufgehört, Sport zu treiben, und ihre Diät abgebrochen, was dazu führte, dass sie einiges an Gewicht zugelegt hatte. Außerdem bereitete ihr die Angst, in emotionaler und jetzt auch in körperlicher Hinsicht nicht angemessen für ihre Mutter sorgen zu können, erheblichen Kummer und Sorge.

»Wenn ich komme und sie schläft, erstarre ich. Ich höre auf zu atmen, bis ich sehe, dass ihre Brust sich hebt und senkt und ich weiß, dass sie einfach nur schläft und nicht ... Sie wissen schon. Aber wenn sie aufwacht, ist es genauso schlimm. Sie will, dass ich ihr beim Aufstehen helfe, weil sie es allein nicht schafft. Und ich habe solche Angst, dass sie ausrutscht oder ich sie fallen lasse. Oder wenn ich ihr beim Essen helfe, dass sie anfängt zu würgen und ich nicht fähig bin, rechtzeitig eine Pflegerin zu holen. Also sitze ich da und denke nur, dass ich nicht in der Lage sein werde, ihr zu helfen, oder schlimmer noch, dass ich versuche, ihr zu helfen und ihr dabei eine Rippe breche, die sich in ihre Lunge bohren wird.« In diesem Moment hielt Deirdre inne, holte tief Luft und erklärte: »Wissen Sie, ich habe drei kleine Kinder großgezogen und nie so große Angst gehabt, jedenfalls nicht mehr Angst als jede durchschnittliche Mutter, wenn ich sie versorgt habe. Aber mich um meine Mutter zu kümmern kriege ich einfach nicht auf die Reihe. Und ich fange an, ihr das übel zu nehmen, und jetzt habe ich schon einen Horror davor, meine eigene Mutter zu besuchen, und bin wütend auf mich selbst, weil ich sie meide und mir die ganze Zeit Sorgen um sie mache.«

Je mehr Deirdre mir erzählte, desto klarer wurde, dass sie viel Zeit damit verbracht hatte, sich innerlich zahlreiche Katastrophenszenarien auszumalen. Solche ausgedehnten, detaillierten Grübeleien sind sehr verbreitet bei Menschen mit Angststörungen. In ihrem Fall jedoch war die Angst vermischt mit den Verletzungen, die ihr Selbstgefühl durch die unnachlässige Kritik der Mutter erlitten hatte. Der Tod des Vaters hatte sie dazu veranlasst, wieder in die alte Rolle der »Guten« zu schlüpfen, die versuchte, wenn auch mit zwiespältigen Gefühlen, einen weiteren Lebensumstand, den ihre Mutter ihrer Ansicht nach nicht verdient hatte, wiedergutzumachen.

Dargelegte Probleme

Deirdre hatte Angst, dass während der Besuche bei ihrer Mutter irgendeine Katastrophe passieren würde. Sie wurde extrem ängstlich und angespannt, bevor sie sich auf den Weg zu ihrer Mutter machte. Immer noch hatte sie Angst, den nie endenden Ansprüchen der Mutter nicht zu genügen, und machte sich Sorgen, dass die Mutter in ihrer Gegenwart an einem Erstickungsanfall sterben könnte und sie dann an ihrem Tod schuld wäre. Deirdre war immer noch wütend auf ihre Mutter, fühlte sich deswegen aber schuldig, was dazu führte, dass sie Begegnungen mit der Mutter am liebsten vermeiden wollte.

Behandlungsplan und klinische Überlegungen

Eingangsbeurteilung

Deirdre hatte große Fortschritte in der Bekämpfung ihrer Panikstörung gemacht. Seit einem Jahr hatte sie keine schwere Episode mehr gehabt und lebte auch nicht mehr in der ständigen furchtsamen Erwartung, dass die Panikattacken zurückkommen könnten. Die Symptome der Angst hielten jedoch an, was sich an den Grübeleien über die Verantwortung gegenüber der Mutter und ihrem Katastrophendenken zeigte. Wenn Deirdre einen Besuch bei der Mutter antizipierte, vergaß sie, dass sie in jedem anderen Lebensbereich kompetent war. Die erheblichen Verletzungen ihres Selbstwertgefühls hatten dazu geführt, dass es schwierig für Deirdre war, auf die Fülle an persönlichen Stärken, über die sie verfügte, zuzugreifen.

Behandlungsziele

- Sich mit dem Gefühl von Kompetenz verbinden, auch wenn sie Angst hat.
- Sich mit positivem Affekt verbinden, auch wenn sie wütend ist.

Bei Deirdre eingesetzte Tools:

Tool 25: Abwechselnde Hände

Ziele

- Erkennen, dass immer mehr als nur ein einziges Gefühl zugänglich ist.
- Erleben, wie negative und positive Gefühle verschmelzen.

Kommentar

Das Ziel bei der Einführung dieses Tools war es, Deirdre dabei zu helfen, mit ihrer Kompetenz in Kontakt zu kommen. Auch wenn sie vielleicht immer eine gewisse Sorge hat, »es falsch zu machen«, kann sie bei diesem Instrument auf einen anderen Teil von sich zugreifen, der sich sicher und kompetent fühlt. Ich halte es für unrealistisch, eine negative Selbstwahrnehmung und den damit einhergehenden negativen Gefühlszustand vollständig ausräumen zu wollen, vor allem, wenn das Ganze so tief verwurzelt ist wie bei Deirdre. Es ist jedoch ein erreichbares Ziel, Klienten dabei zu helfen, Zugang zu einer anderen Selbstwahrnehmung zu erlangen, die ihnen bislang vielleicht entgangen ist. Deirdre hatte ihre Kompetenz und ihre fürsorglichen Fähigkeiten unter Beweis gestellt, indem sie erfolgreich drei außergewöhnlich gut angepasste, leistungsstarke Kinder großgezogen hatte und eine erfolgreiche Ehe führte.

Die abwechselnden Hände gehören zu den zahlreichen Tools, die zur Auslösung koexistierender Affektzustände eingesetzt werden. In weiteren Sitzungen nutzte ich unter anderem das Tool zur Senkung des Reaktivitätsniveaus, um ihre Überreaktivität zu verringern, sowie »Achtsamkeit und Loslassen«, um ihr zu zeigen, dass sie sich ihrer Gefühle bewusst sein kann und dennoch in der Lage ist, sie loszulassen, bevor sie davon überwältigt wird.

Skript

In Ihrem entspannten Zustand ... hier und jetzt ... eine Entspannung, die sich auch anderswo auslösen lässt ... haben Sie die Gelegenheit, eine Fertigkeit zu erlernen, mit der Sie erfolgreich das übermäßige Leiden bewältigen können, das Sie vor den Treffen mit Ihrer Mutter erleben ... Und wäre es nicht schön ... wenn Sie dieser Verantwortung ... ein für alle Mal ... auf eine Weise gerecht werden könnten, in der sich die kompetente, kluge Frau, die Sie sind, widerspiegelt ... Und mit Ihrer Erlaubnis ... werde ich Sie bitten, dass Sie damit anfangen, sich selbst vor sich zu sehen, wie Sie gerade einen Besuch bei Ihrer Mutter im Pflegeheim antizipieren ... Sehen Sie sich selbst vor sich, wie Sie die Sachen zusammenpacken, um aufzubrechen ... und gestatten Sie der antizipatorischen Angst, die Sie bei der Vorbereitung auf diese Besuche ... so oft zuvor verspürt haben ... aufzutauchen. Lassen Sie die unangenehmen Gedanken und Gefühle hochkommen ... fühlen Sie, wie der Stress sich in Ihrem Körper aufbaut ... vielleicht bemerken Sie, wie Ihr Herz schneller schlägt ... dieses Schwindelgefühl im Kopf ... Übelkeit im Magen ... genau ... auch Tränen kommen vielleicht ... Hier bei mir ist es sicher, sie kommen zu lassen ... denn sie kommen nicht für lange ... und stellen Sie sich vor, wie Sie denken, dass Sie das heute nicht wollen ... sich vielleicht Ausreden ausdenken, um nicht gehen zu müssen ...

Heben Sie einen Finger, wenn Sie das Bild und diese Gefühle wahrnehmen. (Pause.) Gut ... und jetzt strecken Sie beide Arme vor sich aus, an den Ellbogen leicht gebeugt ... mit den Handflächen nach oben, sanft die Luft umgreifend ... und während Sie das tun ... legen Sie alle Gefühle der Unzulänglichkeit und Inkompetenz in die eine Hand ... die Angst, Fehler zu machen ... und vielleicht die Wut, die Sie empfunden haben, weil Sie den Erwartungen Ihrer Mutter nie ganz gerecht werden konnten ... Schließen Sie die Finger der Hand um diese schmerzlichen Gefühle ... und halten Sie sie fest ... so ist es gut. (Lange Pause.) Konzentrieren Sie sich jetzt auf Ihre andere Hand ... und lassen Sie sich einen Moment Zeit, um Verbindung mit Ihrer Kompetenz aufzunehmen ... Ihrer Kompetenz als Mutter ... als Ehefrau ... die einen hektischen Haushalt führt ... Lassen Sie sich einen Moment Zeit, um diese Gefühle der Kompetenz und Selbstsicherheit auftauchen zu lassen ... Nicken Sie, wenn Sie es fühlen können ... vielleicht erinnern Sie eine bestimmte Situation, in der Sie sich kompetent fühlten ... und verstärken dieses angenehme Gefühl ... dieses starke Selbstgefühl ... So ist es gut ... können Sie es fühlen ... wirklich fühlen? (Deirdre nickt.) Gut ... und legen Sie all diese Gefühle ... diese positiven Gefühle ... und schließen Sie die Finger dieser Hand um die positiven Gefühle ... sodass Sie jetzt beide halten ... die unangenehmen, negativen Gefühle in der einen Hand ... und die selbstsicheren, positiven Gefühle in der anderen Hand ... und ... dann ... mit immer noch ausgestreckten Armen ... reiben Sie Ihre rechte und linke Hand aneinander ... vermischen diese beiden gegensätzlichen Gefühlsansammlungen ... akzeptieren, dass sie nebeneinander bestehen können ... und dass Sie sich kompetent fühlen können, auch wenn Sie Angst haben ... und vielleicht können Sie auch gleichzeitig versöhnlich und wütend sein ... und Ihre realistische Sorge und Reue werden erträglich ... abgeschwächt ... der bittere Teil des Lebens ... ausbalanciert durch das Süße ... fähig, mit den Widersprüchen des Lebens umzugehen ... dem Auf und Ab der Gefühle.

Und mit dieser Einsicht und allen Modifikationen, die Ihr Unbewusstes hinzugefügt hat, möchte ich, dass Sie die Hände sanft auf Ihre Brust sinken lassen ... sie sanft auf dem Zentrum Ihrer Brust ruhen lassen ... über dem Herzen ... und lassen Sie das neu Gelernte ... die Gefühle ... die neue Fertigkeit in Ihr Herz und Ihre Seele sickern ... in diesen sicheren, geschützten Ort, den Sie in sich tragen ... im Kern Ihres Wesens ... So ist es gut ... fühlen Sie es, saugen Sie es ein ... tief und vollständig ... (lange Pause.)

Ergebnis

Deirdre berichtete kürzlich, dass sie vor den Besuchen bei ihrer Mutter nicht mehr unter antizipatorischer Angst leide. Sie fühle sich immer wohler damit, erklärte sie, die Beachtung ihres eigenen Wohls und eine angemessene, verantwortungsbewusste Pflichterfüllung gegenüber ihrer Mutter in ein ausgewogenes Verhältnis zu bringen. Außerdem fühle sie sich generell wohler mit sich selbst. Der kompetente und reife Selbstanteil hat offenbar an psychischer Kraft gewonnen und ist leichter zugänglich. »Jetzt kommen mir die ganzen Dinge, die ich erfolgreich bewältigen kann, genauso leicht in den Sinn wie früher nur die ganzen Dinge, die ich nicht zu schaffen glaubte«, erklärte Deirdre. »Ich fühle mich heute besser in der Lage, mein Leben zu meistern.«

Fallstudie 3: Anwendung der Toolbox bei Konflikten zwischen erwachsenen Geschwistern (Mike und seine Geschwister)

Hintergrund

Mike kam wegen einer Vielzahl von Problemen zu mir, die sich nach dem Tod seines Vaters ergeben hatten. Kurz nachdem der Vater gestorben war, brach sich Mikes Mutter bei einem Sturz die Hüfte, sodass sie nicht mehr in der Lage war, für sich zu kochen und das große Haus, in dem sie immer noch lebte, in Ordnung zu halten. Mike hatte drei Geschwister, die es für das Beste hielten, die Mutter in eine betreute Wohnanlage zu bringen. Als die Mutter von der Entscheidung der Geschwister hörte, rief sie Mike an. Sie wollte nicht innerhalb von drei Monaten sowohl ihren Ehemann als auch ihr Haus verlieren, in dem sie mehr als dreißig Jahre lang mit ihm gelebt hatte. Mikes Brüder und Schwestern waren jedoch fest überzeugt, dass ihre Mutter nicht länger allein leben konnte und dass sie, nicht die Mutter, die Entscheidungen über ihre Versorgung treffen sollten.

Mike hatte auf die Bedürfnisse seiner Mutter reagiert, indem er frühmorgens zu ihrem Haus herübergegangen war, ihre Mahlzeiten vorbereitet und sogar bei ihr übernachtet hatte. Nach einem Monat dieser quasi Rund-um-die-Uhr-Betreuung machte Mike seinen Geschwistern den Vorschlag, seine Wohnung aufzugeben und mit seiner Frau und seiner Tochter in das Haus der Mutter umzuziehen. In seinen Augen war das wohntechnisch das praktischste Arrangement für die vier beteiligten Personen.

Kurz nachdem er seiner Mutter und seinen Geschwistern den Plan verkündet hatte, riefen seine drei Geschwister wiederholt bei ihm an. Bestürzt musste er hören, dass sie ihm Hintergedanken bei seinem Plan unterstellten. Sie deuteten an, dass er sich dem Umzug der Mutter in ein Pflegeheim widersetzt hätte, damit er mietfrei mit seiner Familie bei ihr wohnen könne, und dass er sich bei ihr einschmeicheln wolle, um einen größeren Teil des Erbes, vielleicht sogar das Haus, zu bekommen.

Als Mike in meiner Praxis saß und mir die Situation schilderte, wurde mir klar, dass sich eine alte Familiendynamik wiederholte. »Sie haben sich immer gegen mich verbündet, aber da ging es um Kleinigkeiten, und meine Mutter kam mir normalerweise zu Hilfe. Aber diesmal … ich habe mich noch nie so verraten gefühlt.« Ich bot

Mike einige mögliche Erklärungen für die harten Vorwürfe seiner Geschwister an, sagte, dass sie zum Teil vielleicht von ihren eigenen Schuldgefühlen getrieben seien, weil sie die Arbeit, die Mike jetzt erledigte, nicht übernehmen wollten, aber eigentlich das Gefühl hatten, sich daran beteiligen zu müssen. Eine weitere Möglichkeit sei simple Geschwisterrivalität, weil sie vielleicht den Eindruck hatten, dass Mike immer der »Liebling« gewesen war.

Was immer der Grund für ihr Verhalten sein mochte – Mike war tief verletzt, aber anstatt seine älteren Geschwister zur Rede zu stellen, entschied er sich dafür, still über seine Wut und seine verletzten Gefühle nachzugrübeln. Das war so schlimm geworden, dass er kaum noch eine Nacht richtig durchschlief und dauernd »Rechtfertigungs«-Fantasien hatte, in denen er falschen Beschuldigungen ausgesetzt war und sich gegenüber seinen Geschwistern zu verteidigen suchte. Obwohl Mike sich nicht in der Lage fühlte, seine Geschwister direkt zu konfrontieren, tat er es in Gedanken fast zwanghaft immer wieder.

Dargelegte Probleme

Mikes Reaktivität und die damit einhergehende Stressreaktion beruhten auf mehreren ineinandergreifenden Faktoren. Er trauerte immer noch um den Verlust seines Vaters und litt zudem unter Verlustgefühlen, die mit der zunehmenden Gebrechlichkeit seiner Mutter zusammenhingen. Außerdem war er offenkundig verletzt durch die Behandlung durch seine Geschwister.

Behandlungsplan und klinische Überlegungen

Eingangsbeurteilung

Mike neigte von Natur aus zum Grübeln und hatte sich zunächst in Behandlung begeben, weil er Hilfe für Symptome einer generalisierten Angststörung suchte. Es fiel ihm schwer, seine Gefühle zu ertragen, und ihm fehlten wirksame Selbstberuhigungsfähigkeiten. Mike war daran gewöhnt, auf Stressoren sowohl emotional als auch körperlich mit Angst und Agitiertheit zu reagieren anstatt mit effektiven Bewältigungsfähigkeiten und proaktiven Verhaltensweisen.

Behandlungsziele

- Entwicklung wirksamer Selbstberuhigungsfähigkeiten.
- Verringerung exzessiver Sorge.

- Umgang mit auftretenden Emotionen, ohne sie zu unterdrücken oder sich von ihnen überwältigen zu lassen.
- Stressabbau durch Reduzierung der übertriebenen Übernahme von Verantwortung.
- Akzeptanz der Tatsache, dass familiäre Belastungen selten gerecht verteilt werden.

Bei Mike eingesetzte Tools:

Tool 11: Achtsamkeit mit distanzierter Beobachtung

Ziele

- Wahrnehmung von Emotionen verbessern.
- Selbstkritik ausschalten, wenn Gefühle oder negative Gedanken auftauchen.
- Neugierige Distanziertheit entwickeln.
- Selbstberuhigung praktizieren.

Kommentar

Das erste Tool, das ich bei Mike einsetzte, war Achtsamkeit mit distanzierter Beobachtung. Es war wichtig, dass er sich der vielen Gefühle bewusst wurde, die durch seine aktuelle Lebenssituation ausgelöst wurden. Ich wollte, dass er sich selbst Raum gab, um die auftretenden Gefühle ohne Selbstvorwürfe anzuerkennen. In späteren Sitzungen lernte er die Anwendung weiterer Tools: Aufschieben, Gedankenstopp, selbstberuhigende Imagination und sicherer Ort/Naturszenerie sowie Dankbarkeit.

Skript

Seit dem Tod Ihres Vaters machen Sie eine schwere Zeit durch und ich weiß, Sie machen sich auch große Sorgen um Ihre Mutter. Und Sie haben mir gesagt, dass die Kritik Ihrer Schwester und Ihrer Brüder Sie hart getroffen hat ...

Und Mike, Sie und ich wissen beide, dass Gefühle kommen und gehen ... etwas Flüchtiges sind ... wie ein Wetterumschwung ... beständig im Wandel ... nie gleichbleibend, und ich frage mich, ob Sie jetzt gern Gelegenheit hätten, auf andere Art mit diesen wechselnden Gefühlen umzugehen ... das unvermeidliche Auf und Ab von Gefühlen zu erleben, ohne von ihnen verschlungen oder überwältigt zu werden? (Pause. Mike nickt.) Also, lassen Sie uns jetzt zu einem Ort ruhiger Distanziertheit gehen ... und Sie können gespannt auf Ihre Gefühle sein ... zurücktreten und ihre Gefühle beobachten ... wie eine Art stummer Zeuge ihrer Gefühle ... Ihre Emotionen beobachten, ohne heftig zu reagieren oder sie zu werten ...

Also ... nehmen Sie sich etwas Zeit, um wahrzunehmen, wie es ist, innerlich ruhig zu sein ... distanziert ... zuzulassen, dass die Gedanken sich fokussieren ... während Sie beobachten, wie sich die Stille in Ihnen entwickelt ... Und diese Stille wird kommen ... früher oder später ... wenn Sie Ihre Gedanken beobachten ... und Ihre Gefühle ... sie einfach registrieren ... und ich werde jetzt eine Weile schweigen, damit Sie diesen Prozess der Achtsamkeit fortsetzen können ... diesen Prozess der distanzierten Selbstbeobachtung und Beruhigung ... (lange Pause.) Gut.

Und ... jetzt ... möchte ich, dass Sie eine Situation wachrufen, in der Sie ein Gefühl erlebten, das Ihnen Unbehagen bereitete ... Ich bin nicht sicher, ob es sich bei dem auftauchenden Gefühl um Traurigkeit, Angst, Wut oder Schmerz handeln wird, aber ich weiß, dass Sie seit dem Tod Ihres Vaters und dem Konflikt mit Ihrer Schwester und Ihren Brüdern eine Vielzahl von Gefühlen erlebt haben ... und wenn Sie ein bestimmtes unangenehmes Gefühl erkennen können, nicken Sie wieder ... (Mike nickt.). Gut ... und jetzt möchte ich, dass Sie dieses Gefühl verstärken ... lassen Sie die Empfindungen hochkommen ... erinnern Sie sich, wo Sie waren ... was der Auslöser war ... und es ist absolut okay, diese Gefühle jetzt hier drin hochkommen zu lassen ... weil sie in wenigen Augenblicken wieder verschwunden sein werden ... also, lassen Sie sich die Zeit, die Sie brauchen, um eine Situation zu erinnern, in der Sie sich über Ihre Geschwister geärgert haben ... und heftig reagiert haben ... und, Mike, ich möchte, dass Sie zurücktreten ... einfach das Gefühl beobachten ... ohne es zu werten ... ohne sich selbst zu kritisieren oder zu verachten, weil Sie so fühlen, wie Sie fühlen ... mit Akzeptanz ... ohne zu werten ... wie ein distanzierter Beobachter ... wie ein Wissenschaftler, der ein interessantes Phänomen beobachtet ... einfach bewusst und empfänglich werden ... und nach und nach ... werden Sie besser darin, einen Raum zu schaffen, in dem Sie zur Ruhe kommen können ... Und jetzt rufen Sie noch einmal das verstörende Gespräch wach, das Sie zuvor ermittelt haben. Spüren Sie Ihre Reaktion. Rufen Sie Details wach. (Mike verzieht das Gesicht.) Genau, Sie können die Anspannung hochkommen lassen. Lassen Sie sich selbst die Situation noch einmal erleben ... in diesem Moment ... Sie machen das sehr gut. Und jetzt machen Sie einen tiefen, beruhigenden Atemzug ... atmen Sie durch das unangenehme Gefühl hindurch ... und was bemerken Sie jetzt?

Mike fängt an, leise zu weinen.

Mike: Vorher war ich wirklich wütend, aber jetzt bin ich irgendwie traurig.

CD: Und Sie können diese Traurigkeit hier gefahrlos fühlen ... tatsächlich ist es gut, sie zu fühlen, sie einfach hochkommen zu lassen. Und ich weiß nicht genau, was Sie als Nächstes bemerken, wenn Sie fähig sind, sich weiter zu distanzieren ... aber ich weiß genau, wenn Sie diese Achtsamkeit mit distanzierter Beobachtung weiterhin üben ... werden die unangenehmen Gefühle unweigerlich schwächer und weniger wichtig werden ... und ich werde jetzt still sein, während wir eine Gelegenheit für Sie schaffen, selbst diese heilende Erfahrung zu machen. (Drei Minuten Pause) Und was bemerken Sie jetzt?

Mike: Ich fühle mich tatsächlich besser, tatsächlich entspannter, tatsächlich so entspannt, wie schon seit geraumer Zeit nicht mehr.

Ergebnis

Mike zog tatsächlich mit seiner Familie in das Haus seiner Mutter, aber nicht ohne sich dafür die Vorwürfe und Kritik seiner Geschwister einzuhandeln. Mikes Geschwister änderten sich nicht, aber seine Reaktion auf ihr Verhalten änderte sich. Er mied immer noch jede direkte Konfrontation mit seinen Geschwistern und stellte sie nicht wegen ihrer Vorwürfe und mangelnden Unterstützung zur Rede, aber er war in der Lage, die unaufhörlichen Grübeleien, die ihn gequält hatten, ruhen zu lassen. »Ich hatte immer das Gefühl, dass die Welt um mich herum sich ändern müsste, weil ich sonst nie meinen inneren Frieden finden könnte«, erklärte Mike mir gegen Ende unserer gemeinsamen Arbeit. »Jetzt fange ich an zu verstehen, dass Gelassenheit wenig damit zu tun, was ich für *Fairness* hielt, sondern allein von den Gefühlen abhängt, die ich zulasse, und von den Gefühlen, die ich loslasse.«

Fallstudie 4: Anwendung der Toolbox bei Konflikten zwischen Arbeitskollegen/Freunden (Christina)

Christinas Hintergrund

Christina kam ursprünglich zu mir, um an Problemen mit ihrer Herkunftsfamilie und deren Auswirkungen auf ihre Beziehungen zu Männern zu arbeiten. Doch nach sechs Monaten Therapie verlagerte sich der Fokus unserer Sitzungen auf Christinas beste Freundin und Geschäftspartnerin Renee, bei der man kürzlich eine Krebserkrankung diagnostiziert hatte. Auf Christinas Empfehlung kam Renee zu mir und ich fing an, getrennt mit Renee zu arbeiten, während sie sich einer Behandlung wegen ihres Eierstockkrebses unterzog. In dieser Zeit übernahm Christina die alleinige Verantwortung für den Bekleidungs- und Geschenkeladen, den die beiden gemeinsam führten. Es gab eine stillschweigende Übereinkunft, dass die Gewinne aus dem Geschäft weiterhin zu gleichen Teilen an die beiden Frauen gingen, obwohl Renee nicht mehr arbeitsfähig war.

Zum Glück hatte man den Krebs bei Renee schon bei den ersten Symptomen erkannt. Sie wurde sofort operiert und der Eingriff verlief erfolgreich. Gleich im Anschluss an die OP erhielt sie eine aggressive Chemotherapie und Strahlenbehandlung, die fast ein Jahr dauerte. Während dieser Zeit war Renee körperlich am Boden, deprimiert und von der panischen Angst erfüllt, dass sie die Krankheit nicht überleben würde. Renee zufolge erwies sich Christina als die beste Freundin, die man sich vorstellen konnte. So oft es ging, begleitete sie Renee zu den Behandlungen, tröstete ihre von Angst überwältigte Freundin spätnachts am Telefon und versicherte ihr immer wieder, dass sie sich keine Sorgen um das Geschäft machen müsse, weil sie sich um alles kümmern würde und Renee nur die Aufgabe hätte, schnell wieder gesund zu werden.

In dem Jahr von Renees Krebsbehandlung war Christina chronisch erschöpft: Sie kümmerte sich um Renee, führte allein das Geschäft und versorgte ihre beiden Kinder als alleinerziehende Mutter, die wenig oder keine Hilfe von ihrem Exmann erhielt. Aber sie ging davon aus, dass die Situation zeitlich begrenzt war, und fand, dass es das Wenigste war, was sie für ihre beste Freundin tun konnte.

Ein Jahr nach der Diagnose erhielt Renee die gute Nachricht, dass sie krebsfrei war und ihre normalen Aktivitäten wieder aufnehmen konnte. Renee stürzte sich allerdings nicht, wie Christina erwartet hatte, wieder in die Arbeit. Stattdessen belegte sie Yogakurse, ging zu Selbsthilfegruppen und konzentrierte sich darauf, sich um ihr körperliches und seelische Wohl zu kümmern. Häufig sagte sie: »Der Krebs ist das Beste, was mir je passiert ist. Er hat mir beigebracht, auf mich selbst achtzugeben.« Christina reagierte verständlicherweise ziemlich verärgert auf Renees scheinbare Undankbarkeit.

Sie hatte den Eindruck, dass Renee ihre Gutmütigkeit ausnutzte. Außerdem ärgerte sie sich über den Umstand, dass sie selbst auf den Gewinn angewiesen war, den das Geschäft abwarf, um finanziell über die Runden zu kommen, während ihre Freundin Unterhaltszahlungen erhielt. Dabei kam ihr auch in den Sinn, dass das Leben für Renee eigentlich schon immer leichter gewesen war als für sie. Während Christina in einer Alkoholikerfamilie großgeworden war und sich um ihre Geschwister kümmern musste, war Renee als Einzelkind bei nachsichtigen, wenn auch unregelmäßig verfügbaren Eltern aufgewachsen.

Christina hatte diesen Groll gegen Renee so lange unterdrückt und war so wütend, dass sie ihrer Freundin kaum in die Augen sehen konnte, als sie schließlich doch einmal im Laden auftauchte. Christina konnte nicht mehr richtig schlafen und wachte immer wieder auf, weil sie über die Gedankenlosigkeit ihrer Freundin nachgrübelte. Sie hatte chronische Magenschmerzen, die als Symptom eines Reizdarmsyndroms diagnostiziert wurden. Ihr Gastroenterologe erklärte, dass das Reizdarmsyndrom wahrscheinlich mit dem chronischen Stress in ihrem Leben zusammenhing und eindeutig dadurch verschlimmert wurde. Außerdem berichtete Christina, dass sie die ganze Zeit furchtbar erschöpft sei, unabhängig davon, wie viel Schlaf sie bekomme.

Meine Behandlung für Christina fokussierte sich auf ihren Groll in Bezug auf die ungelösten Probleme in der Beziehung zwischen ihr und Renee. Auch Renee äußerte ihre Besorgnis über Christinas scheinbar unerklärlichen Einstellungswandel ihr gegenüber. »Ich weiß nicht, was in sie gefahren ist«, sagte Renee. »Ich weiß nicht, ob es an ihrem neuen Lover liegt oder an was auch immer, aber sie ist so kalt und launisch, dass ich überhaupt nicht mehr mit ihr zusammen sein mag.«

In der Therapie neigte Christina rein gefühlsmäßig dazu, die Freundschaft zu beenden und das Geschäft zu verkaufen, weil sie keine Hoffnung für eine Lösung des Konflikts sah. Das war ein Muster, das sich in Christinas Leben mehrmals wiederholt hatte, angefangen damit, dass sie wegen der Alkoholsucht ihres Vaters früh zu Hause ausgezogen war, sich von ihrem ersten Mann scheiden ließ und eine Reihe unbefriedigender, koabhängiger Beziehungen beendet hatte. Sie lehnte es entschieden ab, ihre Freundin zur Rede zu stellen. Zweimal habe sie es bereits versucht, erklärte sie, und Renee hätte ihr zwar zugestimmt, aber ihr Verhalten nicht geändert.

Auch Christina hielt – wie Mike – an einer Illusion von Gerechtigkeit fest und sehnte sich danach, dass die Arbeitsbelastungen gerecht zwischen ihr und ihrer Partnerin geteilt wurden. In den Therapiesitzungen beklagte Christina sich über ihre Freundin und brachte zum Ausdruck, dass sie deren Verantwortungslosigkeit und mangelnde

Rücksichtnahme verurteilte. In klagendem Ton erklärte sie: »Ich bin ja vielleicht verrückt, aber finden Sie nicht auch, dass sie sich daran erinnern sollte, wie viel Zeit ich mit ihr verbracht habe, als sie krank war? Ich meine, ich bin nicht sie, aber ich würde denken, dass sie jetzt, wo es ihr wieder besser geht, doch den Wunsch haben müsste, ihren gerechten Anteil an der Arbeit im Laden zu leisten. Finden Sie nicht auch?«

Auf die Frage, ob sie aus dem Geschäft aussteigen wolle, erklärte Christina, sie fühle sich ihren Stammkunden gegenüber zum Weitermachen verpflichtet. Außerdem sei sie finanziell eindeutig auf die Einkünfte aus dem Laden angewiesen, um den Lebensunterhalt für ihre Familie zu bestreiten.

Dargelegte Probleme

Christinas Beziehung zu Renee war eine klassische Wiederholung der Betreuungsrolle, die sie in ihrer Herkunftsfamilie übernommen hatte. Wieder einmal fand sie sich mit einer Aufgabe wieder, die so hohe Anforderungen an sie stellte, dass sie sie ohne ausreichende Unterstützung nicht bewältigen konnte. Christina zeigte die folgenden Merkmale, die typisch für die klassische Koabhängigkeit sind:

- Schwierigkeiten, sich zu behaupten.
- Unausgesprochener Groll.
- Gewohnheitsmäßige Übernahme von Pflichten, die über den gerechten Anteil hinausgehen.
- Sich aufstauender Ärger, der zu dem Wunsch führt, die Beziehung abzubrechen.
- Somatische Symptome, die auf chronischen Stress hindeuten.
- Wachsende Ressentiments, die zu harten Urteilen und Verachtung führen.

Behandlungsplan und klinische Überlegungen

Eingangsbeurteilung

Mein erster Eindruck von Christina war, dass sie extrem gestresst und körperlich und seelisch erschöpft war. Sie litt unter Schlafentzug, hatte Untergewicht und berichtete von einer Fülle weiterer körperlicher Beschwerden. Außerdem erklärte sie, permanent das Gefühl zu haben, dass die Zeit zu knapp sei, um all ihren Verpflichtungen nachzukommen, und dass sie sich von daher ständig unter Druck fühle.

Ich diagnostizierte eine Anpassungsstörung mit Angstmerkmalen und eine Stressreaktion, die sich somatisch manifestierte. Außerdem zeigte Christina viele der klassischen Merkmale einer Koabhängigkeit, die mit den Kindheitswunden in ihrem alkoholabhängigen Umfeld zusammenhingen.

Behandlungsziele

- Verringerung der körperliche Symptome, die durch chronischen Stress verursacht wurden.
- Verbesserung der Fähigkeit, Gefühle zu erkennen.
- Stärkung der Fähigkeit zur Selbstbehauptung.
- Förderung der Fähigkeit, um Hilfe zu bitten.

Bei Christina eingesetzte Tools (Koabhängigkeit):

Tool 14: Einatmen des Lichts (Variante von Tool 3, Atmung – Beobachtung und Vertiefung des Atems)

Ziele

- Bessere Wahrnehmung der körperlichen Anspannungen bei Stress.
- Entspannungszustand durch Zugriff auf angenehme Erinnerung vertiefen.
- Reizdarmsyndrom lindern.

Kommentar

Ich machte mir Sorgen um Christinas körperliches Wohl, weil die Magen-Darm-Beschwerden ihr heftig zusetzten. Folglich war das erste Tool, das ich bei Christina einsetzte, das Einatmen des Lichts, um ihren chronischen Stress und seine belastenden Auswirkungen auf den Körper in Angriff zu nehmen. Dieses Werkzeug inkorporiert eine häufig genutzte Komponente der geführten Imagination, um Lichtenergie zu dem Teil des Körpers zu lenken, der leidet, und auf diese Weise die Symptome zu lindern. Es aktiviert die natürlichen Selbstheilungskräfte des Körpers.

Zusätzlich zum Einatmen des Lichts nutzten wir die Tools der Achtsamkeit, des imaginären Unterstützungskreis und der Verhaltens-Probe, um Christina auf eine gemeinsame Sitzung mit Renee vorzubereiten; Ziel der gemeinsamen Sitzung war es, dass Christina ihre Freundin mit ihrem Groll konfrontierte, ohne dass die Freundschaft oder das Geschäft Schaden nahmen.

Ich nutzte das Achtsamkeits-Tool, um Christina zu helfen, sich ihrer Gefühle bewusst zu werden, ohne von ihnen überwältigt zu werden. Das befähigte sie, ihre Gefühle mit Respekt, aber mit einer gewissen Distanz zu beobachten. Dann leitete ich sie dazu an, auf ihren imaginären Unterstützungskreis zurückzugreifen, um sich Kraft und Unterstützung zu holen. Dieser Rückhalt sollte sie für die Konfrontation mit Renee stärken, damit sie sich nicht so allein und ungeschützt fühlte wie die meiste Zeit ihres Lebens, wenn man sie vor schwierige Herausforderungen gestellt hatte. Schließlich führte ich Christina durch eine Verhaltens-Probe, bei der sie im sicheren Kontext meiner Praxis sich selbst imaginierte, wie sie Renee auf ideale Weise zur Rede stellte.

Skript

CD: Christina, ich möchte, dass Sie an eine Situation denken, in der Sie wirklich ärgerlich auf Renee waren, eine Situation, in der Sie ihretwegen wirklich aufgebracht waren. Zeigen Sie mir mit einem Kopfnicken, wenn Sie Zugang zu einem besonders starken Gefühl der Verärgerung haben, das eine heftige Reaktion auslöste.

CHRISTINA: (Nickt.) Das war gerade letzte Woche, als wir eine Verkaufsaktion hatten. Es waren unheimlich viele Kunden im Laden und sie ließ mich allein im Geschäft, während sie sich mit einer Freundin zu einem zweistündigen Mittagessen traf. Ich war echt empört und bekam wieder Magenschmerzen.

CD: Lassen Sie diese Gefühle jetzt hochkommen. Nicken Sie, wenn Sie diesen Stress körperlich spüren ... Untersuchen Sie Ihren Körper, um zu erkennen, wo sich der Stress zeigt und legen Sie die Hand auf die Stelle. (Christina legt die Hand auf den Bauch.) Stellen Sie sich jetzt vor, wie vor Ihnen ein Licht in einer wohltuenden Farbe auftaucht. Die Farbe spielt keine Rolle; erlauben Sie einfach dem intuitiven Teil von sich, die richtige Farbe für Sie zu wählen. Jetzt atmen Sie dieses farbige Licht ein und lassen es sich ausbreiten, um Ihren ganzen Bauch herum, lassen diesen Raum in ihrer Körpermitte die heilende, wohltuende Energie dieses Lichts absorbieren ... wundern sich vielleicht, wie einfach es doch ist, das Licht aufzunehmen ... die Wohltaten des Lichts zu erhalten. Und ob Ihr Bewusstsein es erkennt oder noch nicht erkennt ... diese Imagination kann Ihren Magen entspannen, Ihre Verdauung besänftigen und noch mehr ... sodass Sie, wenn Sie sich gestresst von den Anforderungen fühlen, die Ihre Arbeit oder Ihre Familie oder die Beziehung zu Renee an Sie stellen ... sich darauf freuen können, die Kraft ihrer Vorstellung kreativ zu nutzen, um Ihren Körper zu beruhigen ... ihre Seele zu trösten ... was wiederum die Last leichter macht, den Stress leichter macht und Ihnen hilft, zu Gleichgewicht und Gesundheit zurückzufinden ... zu genau dem richtigen Seinszustand, der Ihnen genug Widerstandskraft verleiht, um gelassen ... mit den Herausforderungen des Lebens umzugehen. (60 Sekunden Pause.)

Sie können sich selbst mit diesem neuen Tool beruhigen, wann immer Sie die Anspannung oder den Stress in irgendeinem Teil Ihres Körpers spüren. Dieses einfache Mittel hilft Ihnen, Ihre Muskelverspannung aufzulösen und ihre Reaktion zu besänftigen, sodass Sie in der Lage sind, ganz schnell die Kontrolle zurückzugewinnen und ins Gleichgewicht zu kommen.

Man kann den Klienten abermals die Trigger-Situation wachrufen lassen. Wenn er das selbstberuhigende somatische Tool nicht automatisch wiederholt, sollte man ihn noch einmal im Wachzustand durch das Verfahren leiten.

Fallstudie 5: Anwendung der Toolbox bei Konflikten zwischen Arbeitskollegen/Freunden (Renee)

Renees Hintergrund

Renees Beziehung zu ihren Eltern hatte ihre oben erwähnten Verhaltensweisen und Erwartungen geprägt und verstärkt. Renee war das einzige Kind von zwei zeitweise unnahbaren, aber überaus nachsichtigen Eltern. Sie erlebte ihre Mutter abwechselnd als völlig mit sich selbst und ihren eigenen sozialen Aktivitäten beschäftigt und dann wieder als übertrieben interessiert an den Leistungen ihrer Tochter. Renees Vater, der ein Unternehmen leitete, ging ganz in seiner Arbeit auf und war häufig abwesend, aber wenn er da war, überschüttete er seine Tochter mit Geschenken und Komplimenten für ihr Aussehen. In seinen Augen konnte sie nichts falsch machen, aber er war nicht häufig genug zu Hause, um zu wissen, dass sie auch schwierig sein konnte.

Renee wurde für die anspruchsvollen Verhaltensweisen, die sie entwickelte, nicht zur Verantwortung gezogen. Dass ihre Eltern ihr keine angemessenen Grenzen setzten, förderte ihre mangelnde Sensibilität für die Bedürfnisse anderer. Außerdem ahmte Renee einen Großteil ihres eigenen Verhaltens dem egozentrischen Persönlichkeitsstil der Mutter nach. Dass die Mutter sich emotional nicht auf die Bedürfnisse ihres sich entwickelnden Kindes einstellen konnte, stellte die Weichen für Renees Schwierigkeiten in ihrer Ehe und mit ihren Freunden.

Dargelegte Probleme

Obwohl Renee keine voll ausgeprägte narzisstische Persönlichkeitsstörung hatte, zeigte sie eindeutig mehrere Merkmale der an früherer Stelle beschriebenen überzogenen Anspruchshaltung:

- eingeschränkte Fähigkeit, sich selbst korrekt wahrzunehmen
- Widerstreben, Kritik anzunehmen
- die Annahme, dass andere ihre Bedürfnisse zurückstellen, um ihr zu Diensten zu sein
- Mangel an Reziprozität in engen Beziehungen

Behandlungsplan und klinische Überlegungen

Eingangsbeurteilung

Renee präsentierte sich charmant und selbstbewusst. Sie war exquisit gekleidet und sorgfältig geschminkt, ein scharfer Gegensatz zu ihrer völlig erschöpften Geschäftspartnerin, die keine Zeit und Energie für diese Selbstfürsorge hatte. Renee dankte mir überschwänglich für die Hilfe, die ich ihr während der Chemotherapie geleistet hatte, und machte schmeichelhafte Bemerkungen über meine Fähigkeit als Therapeutin. Als ich ihre Aufmerksamkeit wieder auf die Beziehung zu Christina lenkte, wirkte sie zunächst verwirrt und erklärte, dass sie sich keinen Reim darauf machen könne, warum ihre Freundin so missmutig und kühl gewesen sei. Ihr Unverständnis stand im Einklang mit ihrem unterentwickelten Einfühlungsvermögen in andere.

Behandlungsziele

- Bewusstsein für ihre Wirkung auf andere erhöhen.
- Offenheit für kritisches Feedback erhöhen.
- Selbstsüchtigkeit abbauen.
- Überhöhtes Anspruchsdenken und unrealistische Erwartungen an andere verringern.
- Die Fähigkeit fördern, Verantwortung für eigenen Beitrag zu Konflikten zu übernehmen.
- Empathie und Mitgefühl für sich selbst und andere erschließen und fördern.

- Kurzfristige Bedürfnisse loslassen, um langfristige Ziele zu erreichen.
- Einen reiferen Entwicklungszustand mit erwachsenen Fürsorgefähigkeiten erkennen.
- Fähigkeit fördern, die Perspektive ihrer Partnerin zu verstehen.

Bei Renee eingesetzte Tools (Narzissmus):

Tool 28: Selbstanteile

Ziele

- Empathie und Mitgefühl für sich selbst und andere erschließen und fördern.
- Kurzfristige Bedürfnisse loslassen, um langfristige Ziele zu erreichen.
- Ermitteln eines reiferen Entwicklungsstandes mit erwachsenen Fürsorgefähigkeiten.
- Fähigkeit fördern, die Perspektive eines anderen zu verstehen.

Skript

Wenn man es recht bedenkt, bestehen wir alle aus gegensätzlichen Teilen, einschließlich jener Teile, die jung, reif, egozentrisch, empathisch, besitzergreifend, großzügig, oberflächlich und substanziell sind. Vielleicht kommen Ihnen jetzt noch viele weitere widersprüchliche Selbstanteile in den Sinn. Diese Teile spiegeln unsere Lebenserfahrungen wider ... Verluste ... Erfolge ... Enttäuschungen ... Verletzungen unseres Selbstwertgefühls ... Beziehungen mit bedeutungsvollen Menschen in unserem Leben ...

Wir haben über Ihren Konflikt mit Ihrer Freundin und Geschäftspartnerin Christina gesprochen ... der schmerzlich für Sie beide ist ... seit geraumer Zeit ... Sie und ich wissen bereits, dass es effektiver ist ... in Beziehungen ... von einem reiferen Selbstanteil aus zu interagieren ... wenn das Ziel die Heilung und Wiederverbindung ist ... und die Bewahrung einer lebenslangen Freundschaft. Es ist verständlich, dass wir, wenn wir in einem Konflikt stecken, auf den weniger reifen Selbstanteil zurückgreifen ... sodass es leicht ist, abwehrend und kritisch zu sein ... sich auf das eigene Interesse zu konzentrieren ... auf stur zu schalten ... Und was im Moment in unserem Interesse zu liegen scheint ... auf kurze Sicht ... trägt dazu bei, dass wir das langfristige Ziel aus den Augen verlieren ... nämlich dass echte Verbindungen Empathie erfordern ... Mitgefühl ... Großzügigkeit ... und die Flexibilität, die Welt mit den Augen des anderen zu sehen ... Und Sie besitzen diese Fähigkeiten. Es geht darum, sie zu erschließen ... Ihre innere Ressourcen zu erschließen. Es ist sicher sinnvoll, dass Sie, wenn Sie einen Konflikt mit Christina erleben, Zugang zu einem reifen, starken Teil von sich erlangen, der nicht nur den jüngeren, weniger entwickelten Teil trösten kann, sondern auch mit Christina auf mitfühlende ... verständnisvolle ... empathische Weise kommunizieren kann. Dieser reife Teil von Ihnen ist immer da, auch wenn Sie ihn vorübergehend nicht wahrnehmen. Also lassen Sie sich einen Moment Zeit, um in Kontakt mit diesem höher entwickelten Teil von sich selbst zu kommen, und heben Sie einen Finger, wenn Sie merken, dass Ihnen dieser Teil bewusst wird. (Pause.)

Warten Sie jetzt auf die Worte, die von diesem weisesten, am höchsten entwickelten, stärksten oder vielleicht auch spirituellsten Teil Ihres Wesens kommen. Vielleicht kommen Ihnen auch Bilder statt Worte in den Sinn, aber Sie fühlen ganz intensiv Ihre Stärke, Reife und Ihr Mitgefühl. Schauen Sie einem jüngeren, hilfloseren Teil von sich in die Augen, berühren Sie seine Hand und beruhigen Sie ihn. Ich möchte, dass Sie sich vorstellen, wie Sie Christina begegnen ... vielleicht bei der Arbeit ... vielleicht bei einer Verabredung zum Mittag- oder Abendessen ... vielleicht auf einen Kaffee außerhalb des Geschäfts ... und sehen Sie sich selbst vor sich, wie Sie von diesem reiferen Selbstanteil aus mit ihr interagieren ... das am höchsten entwickelt ... und stark ... und mitfühlend ist. Stellen Sie sich vor, wie gut es sich anfühlt, vielleicht sogar spirituell ... und lassen Sie die Worte kommen, die Ihr bestes Selbst widerspiegeln ...

Und Sie können üben, mit diesem Teil von sich selbst in Verbindung zu treten. Vor ihrer nächsten Begegnung mit Christina ... können Sie sich ein paar Minuten Zeit nehmen ... um in einen entspannten Zustand zu kommen ... um erneut Zugang zu diesen reifen Selbstanteilen zu erlangen ... und Sie können sich darauf freuen ... wie schnell ... fast mühelos ... Sie sich wieder mit diesem reiferen ... höher entwickelten Teil von sich verbinden können ... die Reife zum Ausdruck bringen ... sich über Ihre Entwicklungsschritte freuen ...

Jetzt möchte ich, dass Sie sich eine Interaktion mit Christina vorstellen ... eine Interaktion, in der sie etwas sagt oder tut, das Sie ärgert oder auf die Palme bringt. Malen Sie sich die Situation vor Ihrem geistigen Auge aus ... durchleben Sie sie emotional. Genau ... lassen Sie die Gefühle kommen ... den Wunsch, Kritik zu üben ... das Gefühl, angegriffen zu werden ... den Drang, auszuweichen oder zuzuschlagen ... und dann ... stellen Sie sich vor, wie Sie sich auf die

Zunge beißen ... wie Sie die abwehrenden, scharfen Worte zurückhalten, bevor sie Ihren Mund verlassen ... ein paar tiefe Atemzüge machen ... und dann mit Ihrer empathischeren ... mitfühlenden Seite antworten ... Christinas Sorgen anerkennen ... in dem Wissen, dass Sie Ihre eigenen Argumente später darlegen können ... wenn es dann noch wichtig ist. Genau ... so ist es gut ...

Kommentar

Die Technik der Selbstanteile ermöglicht der Klientin, ihr reiferes, liebevolleres Selbst wachzurufen, wenn eine Affektregulation und Abschwächung der emotionalen Reaktion nötig ist. Das weisere, reifere, erwachsene Selbst kann ein Trost für den ängstlichen oder übertrieben reagierenden Teil des Selbst sein. Zusätzlich zur Technik der Selbstanteile habe ich die Altersregression genutzt, um Renee zu helfen, Erinnerungen an ihre frühere Verbundenheit mit Christina wachzurufen, außerdem die Impulskontrolle, die ihr helfen sollte, an ihrem Arbeitsplatz zu bleiben, auch wenn sie keine Lust dazu hatte.

Gemeinsame Sitzung mit Christina und Renee (Narzissmus und Koabhängigkeit: Überhöhte Anspruchshaltung und zu niedrige Anspruchshaltung)

Nachdem ich mit Christina und Renee jeweils einzeln gearbeitet hatte, erreichten beide Klientinnen mehrere der Ziele, die sie sich zu Beginn der Therapie gesetzt hatten. Christina sprach gut auf die Therapie an, beteiligte sich engagiert an dem Prozess und gewann beträchtliche Einsicht in die Dynamik ihrer Herkunftsfamilie und die Folgen für ihr interpersonales Verhalten. Ihr Reizdarmsyndrom klang fast vollständig ab. Durch Hypnose und unsere gute Arbeitsbeziehung war sie in der Lage, sich unterstützt und weniger verletzlich zu fühlen.

Durch Psychoedukation, Hypnose, beispielhafte Validierung und Empathie ebenso wie durch direkte Konfrontation konnte ich Renee helfen, die Fähigkeit zu entwickeln, Situationen aus der Perspektive eines anderen zu sehen. Sie zügelte ihren Drang nach sofortiger Bedürfnisbefriedigung, der sich darin zeigte, dass sie mitten am Tag spontan den Arbeitsplatz verließ, und erwarb die Fähigkeit, diesen Impuls zu erkennen und zu unterbrechen. Renee lernte auch, sich wieder mit ihrer Wertschätzung für die lebenslange Freundschaft zu Christina zu verbinden. Der nächste Schritt bestand darin, Renee zu helfen, Empathie für ihre Freundin zu entwickeln. Es schien, dass es jetzt an der Zeit war, beide Frauen in einer gemeinsamen Sitzung zusammenzubringen, um den Versuch zu unternehmen, die Freundschaft zu retten.

Obwohl gemeinsame Hypnotherapie-Sitzungen mit Freunden, Geschäftspartnern, Geschwistern oder Eltern und ihren erwachsenen Kindern nicht die Regel sind, habe ich festgestellt, dass gemeinsame Sitzungen in diesen Fällen häufig zu überaus positiven Ergebnissen führen können. Man muss sich darüber im Klaren sein, dass die Klienten möglicherweise Parteilichkeit oder Bevorzugung auf den Therapeuten projizieren, und auf diese mögliche Komplikation muss man achten. Es besteht natürlich ein größeres Risiko, dass diese Situation eintritt, wenn die Beziehung zwischen den Klienten von Rivalität oder Misstrauen geprägt ist. Eine weitere Komplikation kann entstehen, wenn man mit einem der Klienten eine längere therapeutische Beziehung hat als mit dem anderen. In diesen Fällen gebe ich mir besondere Mühe, eine sichere und einladende Umgebung zu schaffen. Ich sorge dafür, dass ich die Perspektiven beider Beteiligter validiere. Hält man diesen Anfechtungen stand, halte ich die Extra-Anstrengung, die in diesen Fällen manchmal erforderlich ist, dennoch für eine lohnende Investition.

Bei Christina und Renee eingesetzte Tools:

Tool 8: Selbstberuhigende Imagination, Sicherer Ort – Naturszenerie

Ziele

- Zugang zu Empathie und Mitgefühl für ihre jeweiligen Kindheitsverletzungen und deren Auswirkungen auf die Beziehung erlangen.
- Rechtfertigungen abschwächen.
- Ausbau der Fähigkeit, die Perspektive der anderen zu validieren.
- Sich mit der zugrunde liegenden Zuneigung und dem aufrichtigen Interesse füreinander verbinden.

Kommentar

In dem Entspannungszustand, den das Tool der selbstberuhigenden Imagination hervorruft, konnten Christina und Renee ihre Abwehr verringern, eigene Schwächen zugeben und offen für das Feedback der anderen sein. Renee und Christina hatten beide bereits früher in der Behandlung einen sicheren Ort etabliert, den ich in dieser gemeinsamen Sitzung wieder wachrief.

Ich eröffnete die gemeinsame Sitzung mit den Techniken der tiefen Atmung und Imagination und schlug vor, dass beide ihren sicheren Ort aufsuchten und ihr Kindheitsselbst an diesen sicheren Ort einluden. Ich nutzte das Tool der Altersregression, um positive Gefühle auszulösen, sie an ihre enge Verbundenheit in der Kindheit zu erinnern. All das diente dazu, die Spannung zu verringern und beide dazu zu ermutigen, wieder mit ihrer Zuneigung füreinander in Kontakt zu kommen.

Nach der Induktion, die die Aufmerksamkeit der beiden Frauen fokussierte und eine Entspannungsreaktion auslöste, bat ich sie, eine Erinnerung an den sicheren Ort, der früher in der Therapie etabliert worden war, wachzurufen. Renee griff auf die Erinnerung zurück, dass sie beim Cottage ihrer Eltern auf dem Bootssteg saß und über den See blickte und konnte die Erfahrung mit allen Sinnen wiederbeleben. Christina konnte die Erinnerung an einen Aufenthalt im Garten der Großmutter wachrufen. Ich schlug Renee vor, dass sie sich ihre Freundin Christina im Alter von sieben Jahren vorstellen und sie auffordern sollte, mit an ihren sicheren Ort zu kommen. Auch Christina schlug ich vor, eine Repräsentantin der kleinen Renee an ihren sicheren Ort zu holen. Da es immer leichter ist, sein Herz für ein Kind als für einen Erwachsenen zu erweichen, hoffte ich, dass dieser Ansatz Christine und Renee helfen würde, Empathie füreinander zu entwickeln.

Bei Renee war es meine Absicht, dass ich ihr, sobald sie sich in einem entspannten und empfänglichen Zustand befand, dabei helfen wollte, aus einer erwachsenen Perspektive die Verwundung zu erkennen, die ihre Freundin als Kind erfahren hatte, überfordert und belastet durch Anforderungen, denen Renee selbst als Kind nie ausgesetzt war. Mein Ziel war es, ihr zu der Erkenntnis zu verhelfen, dass diese Verletzungen sich in ihrer Freundschaft wiederholten und noch wichtiger, dass Renee eine Rolle bei der Neubelebung dieser Wunden spielte und die Verantwortung für den Teil, den sie dazu beitrug, annehmen musste.

Meine Absicht bei Christina war, ihr zu helfen, die liebenswerten Eigenschaften an Renee, die bei allen Kindern offenkundig sind, zu erkennen und wertzuschätzen. Außerdem hoffte ich, dass sie erkennen würde, wie verletzlich Renee infolge der Defizite in ihrer eigenen Kindheit war.

Skript

Und jetzt, wo Ihr Körper und Ihr Geist entspannt sind ... sind Sie vielleicht in der Lage, Ihre gesamte Aufmerksamkeit zu fokussieren ... und ein Bild von einem angenehmen, sicheren Ort wachzurufen ... einem sicheren Hafen, der Ruhe und Sicherheit für Sie symbolisiert ... vielleicht einen wunderbaren Schutz- und Zufluchtsort in der Natur ... oder Sie kehren wieder zu dem sicheren Ort zurück, den Sie vorher schon einmal aufgesucht haben ... Renee, für Sie ist das vielleicht das wunderbare Bild, wie sie auf dem Bootssteg sitzen ... über den See schauen ... beim Cottage ihrer Familie ... oder vielleicht ziehen Sie es vor, an einen anderen Ort zu gehen. Lassen Sie Ihre Gedanken einfach schweifen ... an einen warmen, einladenden Ort ... Lassen Sie sich von Ihrer Intuition leiten ... und Christina, auch Sie können an Ihren sicheren Ort zurückkehren ... an diesen Ort im Garten Ihrer Großmutter ... den Sie in früheren Sitzungen wachgerufen haben ... oder vielleicht ziehen Sie es vor, ein anderes Bild zu entwickeln ... aus Ihrer Kindheit ... oder einen Urlaubsort ... oder einen sicheren Ort, den Sie in diesem Moment in Ihrer Vorstellung erschaffen ... einen Ort, der sich besonders beruhigend anfühlt ... und es spielt wirklich keine Rolle, wohin Sie gehen ... Alles, was zählt, ist, dass Sie sich selbst erlauben, sich treiben zu lassen ... an Ihren besonderen Ort ... und sich erlauben, sich von dem sicheren, schützenden Kokon umfangen zu lassen ... den Ihr sicherer Ort bietet ...

Und jede von Ihnen kann sich jetzt an ihren besonderen, sicheren Ort treiben lassen ... und wenn Sie dort angekommen sind ... lassen Sie einen Finger ... irgendeinen Finger ... hochkommen ... (Beide Frauen heben einen Finger.) Gut ... so ist es richtig ... schauen Sie sich um ... Was sehen Sie?... Was für Bilder?... Was für Farben?... Ist das Licht gedämpft oder hell?... Was riechen Sie?... Was hören Sie?... Was spüren Sie unter Ihren Füßen?... Ich bin nicht sicher, ob Sie gehen ... oder sitzen ... oder liegen ... oder einfach schweben ... Achten Sie darauf, wie es sich anfühlt, an diesem Ort zu sein ... Nehmen Sie diese Erfahrung, an Ihrem sicheren Ort zu sein ... vollständig auf ... mit Ihrem ganzen Körper und Geist ... es wird realer ... und während Sie dort schweben, können Sie mit all Ihren Sinnen an diesem Wohlgefühl festhalten ... es fühlt sich so gut an ... nicht wahr ... so angenehm ... genau. Und ich werde jetzt für eine Minute Uhrzeit schweigen ... (langes Innehalten für eine Minute.) Christina, jetzt möchte ich, dass Sie sich vorstellen ... dass Sie Renee als kleines Mädchen sehen ... als knapp Siebenjährige ... oder noch jünger ... und Renee ... ich möchte, dass Sie das Gleiche tun ... Stellen Sie sich Christina als kleines Mädchen vor ... sieben oder jünger ... und ... nehmen Sie sich einen Moment Zeit ... um sich einfach vorzustellen, wie dieses kleine Mädchen war ... wie es verletzt wurde ... was es brauchte ... aber von ihrer Familie nicht bekommen hat ... Und Sie können diesem Kind mit Mitgefühl begegnen ... mit Verständnis ... und Akzeptanz ... sich vielleicht sogar vorstellen, was Sie diesem Mädchen gern gegeben hätten ... wenn Sie dort gewesen wären ... und seine Mutter gewesen wären ... Und jetzt möchte ich, dass Sie das kleine Mädchen an die Hand nehmen ... und es an Ihren sicheren Ort bringen ... es in Ihre Welt einladen ... diesen sicheren Hafen mit ihm teilen ... Und dann können Sie das kleine Mädchen fragen, was es gern tun möchte ... Vielleicht möchte es einen Spaziergang machen ... ein Spiel spielen ... am Strand entlanggehen ... Vielleicht möchte es, dass Sie es einfach nur in den Arm nehmen ... sanft mit ihm sprechen ... oder still mit ihm zusammen sind, in Sicherheit ... und ich weiß nicht genau, was es Ihnen mitteilen wird ... aber eines weiß ich ... wenn Sie sich mit ihm verbinden ... mit Verständnis ... und Empathie ... dann können Sie intuitiv ganz genau spüren ... was dieses Kind braucht ... während Sie an Ihrem sicheren Ort bleiben ...

Jetzt ... möchte ich sagen, dass dies eine Gelegenheit ist ... eine Gelegenheit für Sie, um wirklich zu verstehen ... wie verletzlich ... wie verängstigt ... dieses kleine Mädchen ist ... und dies ist ein Zeitpunkt .... an dem Sie wahrhaft verstehen können ... dass die Kindheitswunden dieses Mädchens ... die Basis für die Verteidigungsmaßnahmen sind ... die ... ihre Arbeitsbeziehung ... belastet haben ... und Ihre Freundschaft ... als Erwachsene ... (längere Pause.) Und meine Hoffnung ist, dass Sie, nachdem Sie diese Erfahrung gemacht haben ... nach der Begegnung, dem Kontakt und der Empathie mit diesem Kind ... Ihr Herz erweichen können ... für die erwachsene Frau ... die Sie gleich ansehen werden ... und ich werde jetzt für zwei Minuten Uhrzeit schweigen ... in denen Sie sich darauf vorbereiten können ... zurückzukommen ... und mit Ihrer Freundin und Geschäftspartnerin zusammen zu sein ... hier und jetzt ... wie Sie sich ihr präsentieren wollen ... was Sie ihr vielleicht sagen möchten ... auf welche Weise Sie auf sie reagieren möchten ... ihr wirklich zuhören ... sich in sie einfühlen ... anerkennen ... Also, lassen Sie sich jetzt zwei Minuten Zeit, um ... genau das zu tun ... von Ihrem jeweiligen sicheren Ort .... (zwei Minuten Pause.) Und dann, JETZT ... ÖFFNEN SIE LANGSAM DIE AUGEN ... UND SCHAUEN EINANDER AN ... MIT SANFTEM BLICK ... GUT. UND JETZT FRAGE ICH MICH, MIT IHRER ERLAUBNIS, OB SIE SICH ÜBER IHRE ERFAHRUNGEN AUSTAUSCHEN WÜRDEN.

Ergebnis

Nach der gemeinsamen Sitzung vereinbarten Christina und Renee, dass sie ihr Geschäft noch zwei Jahre gemeinsam weiterführen wollten, nachdem Renee sich damit einverstanden erklärt hatte, in dieser Zeit ihren gerechten Anteil an der Arbeit zu leisten. Danach wollte Renee ihren Anteil an dem Geschäft zu einem bezahlbaren Preis an Christina verkaufen. Sie fingen wieder an, privat Kontakt zu pflegen, und nahmen ihre Beziehung wieder auf, respektierten und akzeptierten ihre Unterschiede und redeten miteinander, wenn sie Konflikte lösen mussten, die unweigerlich in jeder Beziehung auftauchen. Mit anderen Worten, sie konnten einander verzeihen.

Schlussfolgerung

Unsere Beziehungen sind unser größtes Glück und unser größter Kummer. Die Menschen, die wir lieben, enttäuschen uns, frustrieren uns, verärgern uns und fordern uns dazu heraus, unsere dunklen Seiten anzuschauen. Unabhängig davon, mit welchen Problemen unsere Klienten vorstellig werden, fokussiert sich Therapie letzten Endes auf ihre Beziehungen. Es ist nicht schwer, sich mit den Klienten zu verbünden und die Schwächen, die sie bei anderen sehen, zu validieren, doch unsere Aufgabe ist es, ihnen dabei zu helfen, eine Bestandsaufnahme bei sich selbst zu machen und den Wunsch, andere zu ändern, aufzugeben. Das ist kein leichter Prozess, aber wenn Klienten die Tools der Affektregulation beherrschen, fällt es ihnen leichter, gelassen mit ihren Beziehungen umzugehen.

12 Hindernisse und Herausforderungen

Meine allgemeine Empfehlung zur Vermeidung und/oder Bewältigung von auftretenden Hindernissen ist, jedem Klienten eine breite Auswahl an Tools anzubieten und eine flexible Herangehensweise zu bewahren. Ich stelle mir diesen Auswahlprozess wie eine Schachtel Pralinen vor. Der eine mag lieber Schokocreme, der andere lieber Karamell. Wenn ein Klient nicht auf ein bestimmtes Tool anspricht, sollten Sie zu einem anderen wechseln, damit der Klient ein Erfolgserlebnis hat. Bitten Sie während der Sitzung um Feedback mit Fragen wie: »Wie hat sich das angefühlt?« oder »Was ist Ihnen aufgefallen?« Berücksichtigen Sie dieses Feedback, wenn Sie weitere Interventionen auf die Bedürfnisse des Klienten zuschneiden. Haken Sie in der nächsten Sitzung nach, um einschätzen zu können, ob die Tools die Überreaktivität abgeschwächt haben oder nicht. Wenn der Klient Erfolge vermeldet, spricht das für eine häufige Anwendung des jeweiligen Tools.

Bestimmte Instrumente funktionieren besser bei bestimmten Persönlichkeiten und Temperamenten. Wichtig sind auch individuelle Unterschiede in der Art, wie jeder Klient Informationen verarbeitet. So sollte man zum Beispiel darauf achten, ob jemand hereinkommende Informationen in erster Linie auditiv, visuell oder kinästhetisch aufnimmt und die Interventionen entsprechend anpassen. Stephen Gilligan (1987) warnt, dass ein Feedback des Therapeuten, das nicht mit dem dominanten Repräsentationssystem des Klienten im Einklang steht, häufig nicht erfolgreich ist. Wenn der Klient beispielsweise primär visuell ausgerichtet ist, könnte man visuelle Imaginationen ansprechen wie: »Stellen Sie sich ein rotes achteckiges Stoppschild vor«; ist er primär auditiv, ist es das Beste, eine Sprache zu verwenden, die sich auf akustische Phänomene bezieht: »Und während Sie meine Stimme hören, können Sie anfangen, sich zu entspannen …« oder »Sie hören den Klang der Wellen, die an den Strand schlagen«. Feingefühl für den bevorzugten Repräsentationsstil zu entwickeln, verringert häufig scheinbare Widerstandsreaktionen (Lankton 1980).

Lassen Sie sich nicht entmutigen! Es dauert häufig seine Zeit, bis man herausgefunden hat, welche Tools am besten für die Persönlichkeit und den Verarbeitungsstil eines Klienten geeignet sind. Im Allgemeinen gelingt es mir, für jeden Klienten ein passendes Tool zu finden, auch wenn es mitunter, wie bei der Verschreibung des richtigen Medikaments, ein bisschen Exploration und Anpassung erfordert.

Wie man mit Hindernissen und Herausforderungen umgeht

Es gibt einige häufig auftretende Hindernisse, auf die der Therapeut beim Unterrichten der Tools stößt. Ich arbeite zum Beispiel oft mit Klienten, deren Compliance bei den »Hausaufgaben« zu wünschen übrig lässt, deren Hypnotisierbarkeit eingeschränkt ist oder die Widerstand gegen Veränderungen leisten. Für Klienten, bei denen diese Schwierigkeiten auftreten, hier einige spezielle Vorschläge.

Fehlende Compliance bei den aufgetragenen Übungen

Die größte Herausforderung, die sich dem Therapeuten bei der erfolgreichen Umsetzung der Toolbox stellt, ist es, die Klienten dazu zu bringen, regelmäßig zu üben. Wenn ich lange genug experimentiere, bin ich in der Lage, wirksame Lösungen für fast alle meine Klienten zu finden, *solange sie bereit sind, die Anwendung der Tools zu üben*. Diese Hauptschwierigkeit habe ich auch in Stufe 4 aufgegriffen. Die hypnotische Visualisierung des Übens ist erforderlich, weil die mündliche Verpflichtung zur Erledigung der »Hausaufgaben« leider nicht immer eingelöst wird.

Von Klienten mit hektischem Alltag höre ich als Entschuldigung häufig: »Ich habe in dieser Woche einfach keine Zeit gefunden, um viel zu üben, weil ich wirklich viel zu tun hatte.« Ich antworte darauf mit aktivem Zuhören, indem ich zunächst mit meinen eigenen Worten die Probleme wiedergebe, die der Klient als Begründung dafür anführt, dass er keine Zeit für seine »Hausaufgaben« hatte. Anschließend validiere ich die Begründungen und zeige Empathie, um dem Klienten zu vermitteln, dass ich sehr wohl verstehe, wie schwierig es ist, neue Gewohnheiten zu entwickeln. »Es ist verständlich, dass es schwer für sie war, sich in dieser Woche an die Übungen zu halten. Ihre Kinder hatten diese Schulprojekte, bei denen Sie ihnen helfen mussten, Sie hatten Übernachtungsgäste am Wochenende und Ihr Chef ist verreist. Ich kann mir vorstellen, dass Sie sich von dem vollen Terminplan überwältigt und erschöpft fühlten. Es ist verständlich, dass es im Moment ein *vorübergehendes* Problem für Sie darstellt, auch nur eine einzige weitere Aktivität in Ihren Tagesablauf aufzunehmen, sogar etwas, das *sehr beruhigend und hilfreich für Sie* sein könnte.« Wenn ich die Antwort auf diese Art formuliere, kommuniziere ich auf zwei Ebenen mit dem Klienten. Erstens vermittle ich ihm, dass ich ihn so akzeptiere, wie er ist, ob er sich an seinen Übungsplan gehalten oder nicht. Zweitens bietet die Einbeziehung der Worte »beruhigend und hilfreich« die indirekte Suggestion, dass diese Interventionen tatsächlich zu seinem Besten sind. Außerdem lege ich mit dem Wort »vorübergehend« nahe, dass der Widerstand gegen die Übungen etwas Kurzlebiges sein könnte.

Bei einigen Klienten kann es wirksam sein, sie direkt mit ihrem Widerstand zu konfrontieren, insbesondere, wenn diese Konfrontation im Anschluss an den oben beschriebenen empathischen Schulterschluss erfolgt. Wenn ich Klienten tatsächlich zur Rede stelle, versuche ich immer, ihnen zu kommunizieren, dass ich dabei nur ihr Bestes im Sinn habe. Ich betone, dass wir zusammenarbeiten, um eine Reduzierung ihrer Symptome zu erreichen, und sehe davon ab, sie wegen ihres mangelnden Engagements zu beschämen. Man findet bei Erwachsenen ebenso wie bei Kindern besseres Gehör, wenn die direkte Konfrontation in einen fürsorglichen Kontext eingebunden ist. Ich habe außerdem festgestellt, dass es hilfreich ist, meine Klienten über den Zusammenhang zwischen dem Üben der Tools und einem erfolgreichen Therapieergebnis aufzuklären. Bei einigen Klienten führe ich diesen Ansatz noch einen Schritt weiter und konfrontiere sie direkt mit der Tatsache, dass sie viel Zeit und Geld in die Therapie stecken und es von daher nur sinnvoll wäre, die Behandlung voranzutreiben. Einer Klientin, die mir gesagt hatte, dass sie Mitglied bei den Weightwatchers sei, habe ich beispielsweise erklärt: »Ich weiß, dass Sie jetzt seit einiger Zeit bei den Weightwatchers sind. Und Sie wissen, dass Sie erfolgreicher abnehmen, wenn Sie die Diät einhalten *und* zu den Meetings gehen. Natürlich ist es möglich, dass Sie auch Gewicht verlieren, wenn Sie ausschließlich zu den Meetings gehen, ohne sich streng an die Diät zu halten, weil ein Teil von Ihnen durch das, was Sie dort hören, beeinflusst wird. Aber die besten Ergebnisse, den besten Ertrag für Ihre Investition erzielen Sie, wenn Sie sich an alle Teile des Programms halten. Und das Gleiche gilt sicherlich auch hier: Wenn Sie jede Woche zu Ihrem Termin hierherkommen, einfach nur erscheinen, werden Sie immer besser darin werden, Ihre Angst zu überwinden ... aber bedenken Sie, wie viel schneller Sie vorankommen könnten, wenn Sie zu den Terminen erscheinen *und* die

Tools anwenden, sobald Sie Ihre Symptome spüren, und wenn Sie die Time-outs täglich üben.«

Wenn ich Klienten direkt damit konfrontiere, dass Sie ihre Übungen nicht einhalten, lasse ich mitunter auch die Erfahrungen anderer, die die Tools genutzt haben, einfließen. Zum Beispiel sage ich: »Bei der Arbeit mit anderen Klienten ist mir aufgefallen, dass es sehr unterschiedlich ist, wie engagiert sie üben. Einige üben die Techniken immer wieder ... regelmäßig ... nutzen jede Gelegenheit dazu ... während andere nur ab und zu üben. Wieder andere holen ihre Liste mit Tools vielleicht erst ein Jahr nach Abschluss der Therapie hervor. Jeder wächst und verändert sich auf seine ganz eigene Art. Ich weiß nicht und Sie wissen vielleicht auch nicht, wann genau Sie herausgefunden haben, wie Sie Ihre Übungen in den Tag einbauen, aber ich denke schon, dass irgendwann der Zeitpunkt kommt, an dem es eine wichtige Priorität für Sie wird, sich um sich selbst zu kümmern ... sich selbst wichtig genug zu nehmen, um sich jeden Tag etwas Zeit zum Üben zu nehmen.«

Alles in allem muss ein Therapeut kreativ, hartnäckig und geduldig sein und jede Menge Ermutigung und unermüdliche Unterstützung anbieten, um den Klienten zur engagierten Mitarbeit und zum regelmäßigen Üben anzuregen. Ich bezeichne das als den »Sprung-in-der-Platte«-Ansatz. Wenn Klienten gute Absichten haben, aber übungsresistent sind, lasse ich sie ihren Terminplan herausholen und feste Zeiten für die Übungen eintragen. Ich vermittle ihnen, dass *ich* Interesse an ihrem Erfolg habe, indem ich in jeder Sitzung kontrolliere, ob sie ihre »Hausaufgaben« gemacht haben, sie sogar, wenn absolut nötig, zwischen den Sitzungen anrufe. Auch hier möchte ich wieder betonen, wie wichtig es ist, Stufe 4 bei *allen* Klienten in *allen* Sitzungen mit einzubeziehen.

Die Arbeit mit Klienten mit geringer Hypnotisierbarkeit

Es gibt zwei Denkrichtungen, was das Thema Hypnotisierbarkeit betrifft. Die Anhänger Ericksons würden sagen, dass Hypnose für jeden Menschen, unabhängig von seiner »angeborenen Begabung«, erlernbar ist. Nach der anderen weitverbreiteten Auffassung profitieren Menschen, die zumindest mäßig hypnotisierbar sind, am stärksten von der Hypnose (Brown a. Fromm 1986). Was bedeutet es, ein guter Hypnotisand zu sein? T. X. Barber und Sheryl Wilson beschreiben die idealen Kandidaten als Personen mit einer »fantasieträchtigen

Persönlichkeit«, die ein gutes Vorstellungsvermögen und ein reiches Fantasieleben haben (Lynn a. Rhue 1991, S. 427). Nach meiner Erfahrung sind diejenigen Klienten, die am besten auf eine große Anzahl der Tools ansprechen, tendenziell kreative, intelligente Menschen mit guter Vorstellungsgabe, die zum abstrakten Denken fähig sind und leicht dissoziieren können; dazu gehören Kinder, Schauspieler und Künstler ebenso wie traumatisierte Klienten. Lynn und Rhue (1988) und Spiegel (1974) haben zudem festgestellt, dass Personen, die empfänglich für hypnotische Suggestionen sind, eine hoch entwickelte Aufnahmekapazität haben. Menschen, die von Natur aus nicht so leicht hypnotisierbar sind, können von einigen spezifischen Tools profitieren, brauchen aber insgesamt zusätzliche Ermutigung und Unterstützung. Für Personen mit geringer Hypnotisierbarkeit gibt es zahlreiche Methoden. Die Tools der Beruhigungs- und Fokussierungsphase zum Beispiel (Stufe 2) sind für fast jeden leicht erlernbar. Für weniger fantasievolle oder weniger hypnoseempfängliche Klienten könnten zudem Tools, die eher konkreter Art sind, wie etwa das Zusammenballen und Öffnen der Faust oder das kognitive Erkennen und Unterbrechen destruktiver Gedanken, besser geeignet sein (siehe Kapitel 6, Tool 18: Geballte Faust und Tool 16: Gedankenstopp).

Umgang mit Widerstand

Widerstand kann unterschiedliche Formen annehmen und aus einer Vielzahl tiefer liegender Gründe erwachsen. Manchmal beruht er auf den unterschiedlichen Persönlichkeitsstilen oder Störungen der Klienten, zum Beispiel auf einer narzisstischen oder Borderline-Störung. In einigen Fällen führen psychische Verletzungen aus der Kindheit dazu, dass es Personen widerstrebt, dem Therapeuten oder dem therapeutischen Prozess zu vertrauen. Der Therapeut muss auf Zeichen der *Übertragung* achten, bei der Klienten ihrem Therapeuten unbewusst Eigenschaften zuschreiben, die jenen ihrer Eltern, anderer Bezugspersonen oder Autoritätspersonen gleichen (Lynn, Kirsch a. Rhue 1996). Brown und Fromm (1986) weisen darauf hin, dass ein sensibler Therapeut versucht, die einzigartigen Übertragungsmuster jedes Klienten zu ermitteln.

Zusätzlich zur Übertragung kann ein Klient auch eine unterschwellige Angst vor Veränderungen haben, die in einem Dauermodus der Selbstsabotage resultiert. Eine meiner Klientinnen, die als Kind sexuell missbraucht wurde, legte als Schutzmaßnahme ordentlich an

Gewicht zu. Obwohl sie um eine Hypnosebehandlung nachsuchte, weil sie abnehmen wollte, sabotierte sie dann selbst den Prozess, indem sie die Anwendung der Tools nicht übte. Wir führten diese Selbstsabotage auf ihr unbewusstes Bedürfnis zurück, ihr Gewicht zu behalten, weil sie glaubte, dass es Männer von unerwünschten Avancen abhalten würde.

Widerstand kann auch die Form annehmen, dass ein Klient hypervigilant ist und den Prozess übertrieben kontrolliert. Ein dominierender Klient lässt Sie vielleicht nicht ansatzweise zu Wort kommen und erschwert es damit, ein neues Tool einzuführen, oder er fragt ständig, wie spät es ist. Hendrix deutet dieses Kontrollbedürfnis als Abwehrverhalten, das aus dem Versuch entsteht, sich an Kindheitsverletzungen anzupassen. »Wir benutzen bekannte Abwehrmechanismen, einschließlich übertriebener Kontrolle ... in dem Versuch, uns selbst vor weiterem Schmerz zu schützen. Wir versuchen, unsere Umwelt bis ins kleinste Detail zu kontrollieren, um unsere Sicherheit zu bewahren, und/oder halten an dem fest, was von uns übrig ist, um uns vor weiteren Übergriffen zu schützen« (2004, S. 105). So wie es viele Formen und/oder Ursachen des Widerstands gibt, stehen auch viele Methoden zur Wahl, wie man am besten darauf reagiert.

Innerhalb der hypnotherapeutischen Gemeinschaft herrschen viele unterschiedliche Auffassungen über den Umgang mit Widerstand. Allgemein ausgedrückt, folge ich einem ericksonschen Ansatz in der Therapie und befasse mich meist nicht ausführlich mit der Aufdeckung unbewusster Motive und/oder Blockaden für den Widerstand eines Klienten. Dennoch gibt es Situationen, in denen diese Themen offen angesprochen werden müssen, um voranzukommen. In diesen Fällen nutze ich eine Reihe von Interventionen, die von meinen Kollegen in diesem Bereich entwickelt wurden, um die Ursache des Widerstands zu bestimmen. Ich stütze mich auf die Arbeit von David Cheek und Leslie LeCron und versuche, das Unbewusste mithilfe *ideomotorischer Signale* zu erforschen. Diese Methode (eine nonverbale Technik zur direkten Kommunikation mit dem Unbewussten) umfasst häufig, dass man mit dem Klienten Fingerbewegungen einübt, die »Ja«, »Nein« oder »Ich möchte nicht antworten« anzeigen. Die Finger bewegen sich bei Fragestellungen im hypnotischen Zustand unwillkürlich und können als Zeichen des »Unbewussten« verstanden werden. Der Therapeut kann dem Klienten verschiedene Fragen stellen, um seinen Widerstand aufzudecken und auf diese Weise versuchen, die Dynamik freizulegen, die sich dem Bewusstsein des Klienten entzieht (Cheek a. LeCron 1968). Als ähnlich hilfreich erweisen sich auch hypnoanalytische Ansätze, wie zum Beispiel die Hypnoprojektion, die darauf ausgerichtet sind, die unbewussten Bestimmungsfaktoren des Widerstands aufzudecken (Brown a. Fromm 1986; Hammond 1998; Watkins 1992).

Wenn ich diese verschiedenen Ansätze benutzt und darüber nachgedacht habe, was ich bereits über den Klienten weiß, und dann zu dem Schluss komme, dass eine unterschwellige Übertragung vorliegt, die den Therapieprozess aktiv stört, spreche ich mit dem Klienten darüber. Ich sage dann zum Beispiel etwas wie: »Es ist verständlich, dass Sie einen gewissen Widerstand gegen diesen Prozess entwickeln, weil Sie Eltern hatten, die Ihnen keine sichere, verlässliche Anleitung gewährt haben. Und wären Sie bereit, heute an diesem Teil von sich zu arbeiten, dem es schwerfällt, meine Anleitung anzunehmen?« In diesem Fall ist das Wächter-Tool (siehe Kapitel 6, S. 131) nützlich, weil es der Person ermöglicht, ein beobachtendes, wachsames Selbst zu haben, das ihr das Gefühl gibt, die Anweisungen des Therapeuten besser unter Kontrolle zu haben. An diesem Punkt würde ich vielleicht auch noch das Tool des Ego-State und der Selbstanteile nutzen (siehe Kapitel 6, S. 129), um einen Dialog und eine Lösung mit jenen Selbstanteilen zu fördern, die Widerstand leisten.

Wenn ich erkannt habe, dass Angst vor Veränderung die Quelle des Widerstands bei einem Klienten ist, teile ich das allgemeine Therapieziel in handhabbare Schritte auf, um die möglicherweise wahrgenommene Bedrohung durch die Therapie zu reduzieren. So hat eine Klientin in einer Beziehung vielleicht Angst, ihre Selbstbehauptungskompetenzen zu entwickeln und gegenüber einem ohnehin schon willensstarken, kontrollierenden Partner einzusetzen, weil sie fürchtet, dadurch auch noch das bisschen Macht zu verlieren, das sie durch ihre passiv-aggressiven Verhaltensweisen besitzt. Wenn das Ziel ist, Selbstbehauptungsfähigkeiten zu entwickeln, dann würde ich die Klientin auffordern, diese Fähigkeiten zunächst bei jemandem zu üben, bei dem sie sich sicherer fühlt und mehr Vertrauen hat, wie etwa bei einer Arbeitskollegin oder einer guten Freundin. Sobald die Klientin gewisse Erfolge erzielt hat, würde ich sie ermutigen, das selbstsichere Auftreten einmal täglich beim Partner anzuwenden, nachdem sie bereits Übung mit der Selbstberuhigung und dem Timeout gewonnen hat.

Schließlich gibt es die resistenten Klienten, die entweder ein überzogenes Anspruchsdenken haben und davon ausgehen, dass es mein Job sei, sie in Ordnung zu bringen, oder die passiven Persönlichkeiten, die die gesamte Verantwortung für ihre Probleme und/oder Heilung und Reifung an andere, insbesondere an Autoritätspersonen, abgeben. Passive Klienten brauchen jede Menge »Händchenhalten« und präsentieren sich als unfähig zur eigenständigen Durchführung der Übungen. Solche Klienten hängen häufig der fehlgeleiteten Überzeugung an, dass das bloße Erscheinen in der Therapie ausreicht, um automatisch Veränderungen zu bewirken.

In beiden Fällen sorge ich dafür, dass die Klient-Therapeut-Beziehung stark genug ist, damit die Person in der Therapie bleibt. Dazu biete ich auch hier sehr viel Empathie und Validierung an und zeige der Person außerdem, dass ich sie vorbehaltlos akzeptiere. Ich weiß nie genau, wann meine Vorschläge auf fruchtbaren Boden fallen, aber ich werfe die Samen vertrauensvoll aus und wässere sie mit jeder Menge Geduld und Unterstützung. Ein geeignetes Werkzeug für den passiven ebenso wie den überanspruchsvollen Klienten ist das Tool der Selbstanteile (siehe Kapitel 6, S. 129). Ich arbeite mit der Person, um diejenigen Selbstanteile zu ermitteln, die über mehr Initiative, Verantwortungsgefühl und Selbstwirksamkeit verfügen.

Ein weiteres mögliches Tool für diese Art von Klient ist der imaginäre Unterstützungskreis, den ich so anpasse, dass der Klient sich Ressourcen vorstellt, die ihn zur Aktivität ermutigen und darin bestärken. So gebe ich ihm im Trancezustand vielleicht die Suggestion, dass er fürsorgliche Freunde, Verwandte und/oder Lehrer in seinen Unterstützerkreis holt, die seiner Ansicht nach insbesondere an seine Wachstums- und Veränderungsfähigkeiten glauben und diese fördern. Nach meiner Erfahrung gelingt es sogar den einsamsten Klienten, mindestens eine solche Person zu ermitteln, die sie in ihren Unterstützerkreis einladen können. Bei Fortschritten in der Therapie ermitteln sie dann vielleicht tatsächlich weitere Ressourcen, die in den Kreis aufgenommen werden.

Den Widerstand nutzbar machen: Die ericksonsche Perspektive

Keine Erörterung des Widerstands wäre vollständig ohne Bezugnahme auf die enormen Beiträge von Milton Erickson, der sich meisterhaft darauf verstand, Widerstand als Ressource zu nutzen, die sich für therapeutische Veränderungen nutzbar machen ließ. Erickson respektierte Widerstand nicht nur, er begrüßte ihn: »Man versucht immer, das zu nutzen, was der Patient in die Praxis mitbringt. Wenn er Widerstand mitbringt, so seien Sie dankbar dafür. Tragen Sie alles zusammen, wie immer der Patient es Ihnen bietet« (Erickson a. Rossi 1981; dt. 2004, S. 28). Erickson nutzte Widerstand als Ressource und schätzte ihn als Teil des einzigartigen Reaktionsstils des Individuums. Diese Perspektive leistet mir gute Dienste, wenn ich mit Klienten zu tun habe, deren Widerstand besonders ausgeprägt und hartnäckig ist. Ich habe zum Beispiel einen Klienten, dessen Angst sich zum Teil als ungewöhnlich starkes Kontrollbedürfnis äußert. Dieser Mann leidet infolge eines verheerenden Autounfalls unter schweren, chronischen Schmerzen. Er hat tatsächlich die Kontrolle über viele Bereiche seines Lebens verloren, einschließlich seines Berufs als Professor. Es besteht eine starke Verbindung zwischen der Angst, die er zeigt, seinen vielfältigen Verlusten und seinem Kontrollbedürfnis. Dieses Bedürfnis manifestiert sich als Widerstand, wenn er während der Hypnosesitzungen häufig die Augen öffnet und über Themen redet, die – jedenfalls aus meiner Sicht – meist nur am Rande mit den Themen zu tun haben, die wir gerade behandeln. Dann rufe ich mir ins Gedächtnis, dass ich seinen Persönlichkeitsstil und sein Bedürfnis, mit mir in Verbindung zu bleiben, nicht nur respektieren, sondern nutzbar machen muss. Wenn er beispielsweise den Fluss des hypnotischen Prozesses unterbricht, könnte ich etwas sagen wie:

So ist es gut, ich möchte Sie wirklich ermutigen, die Augen zu öffnen, wann immer Ihnen danach zumute ist, damit wir reden können. Es ist wichtig, dass wir verbunden bleiben. Wenn Sie mich so wie jetzt direkt ansprechen ... während Sie diesen entspannten Zustand, den Sie genossen haben, aufrechterhalten ... geben Sie mir wirklich wichtige Rückmeldungen und Informationen, sodass Sie und ich besonders effizient zusammenarbeiten und uns auf Lösungen zubewegen können, die hilfreich für Sie sind ... Und können Sie Ihre Aufmerksamkeit jetzt wieder nach innen richten? (Klient schließt die Augen.) Genau ... Sie schließen wieder die Augen und entdecken vielleicht, dass Sie zu einem angenehmen Zustand der Ruhe und des Wohlgefühls zurückkehren können ... fühlen sich vielleicht noch mehr mit sich selbst verbunden, geben gut auf sich selbst acht, gehen vielleicht sogar noch tiefer als eben (Pause) während ich hier bei Ihnen sitze und auf Sie acht gebe ... und auch ... mit Ihnen verbunden bleibe.

Beachten Sie, dass ich sein Bedürfnis, die Kontrolle zu behalten, respektiert habe, indem ich seinen Wunsch, die Augen zu öffnen und zu reden, verstärkte. Außerdem validierte ich seinen Wunsch, mit mir verbunden zu bleiben, und verknüpfte ihn mit der Suggestion, die Entspannung zu bewahren. Dann habe ich seine Äußerungen umgedeutet und als hilfreiches Feedback interpretiert, das zu positiven Therapieergebnissen führen könnte. Nachdem ich mich seinem Bedürfnis nach Kontrolle angeschlossen hatte, ermutigte ich ihn, seine Aufmerksamkeit wieder nach innen zu richten. Schließlich suggerierte ich, dass er darauf vertrauen könne, dass ich mit ihm verbunden bleibe, betonte aber, dass er auch die Erfahrung der Selbstverbundenheit machen könne. Dieser Ansatz hat bei diesem Klienten gut funktioniert. Mit der Zeit hat er sich bei der Hypnose wohler gefühlt und die Tools erfolgreich zur Schmerzbewältigung und zur Angstreduzierung genutzt.

Es ist immer wichtig, dass man wertschätzt und nutzt, was immer der Klient einbringt, und sich nicht gegen den Strom stemmt, indem man den Klienten zu etwas zwingt, das ihm fremd oder unangenehm ist. Das ist ein zentraler Erfolgsbaustein dieses Ansatzes. Der Klient hat immer recht! Jede Reaktion des Klienten sollte als richtige Reaktion gedeutet werden. Das verringert das Risiko, dass man sich in einen Machtkampf verstrickt. Klienten wollen sicherstellen, dass sie sich richtig verhalten. Es ist entscheidend, dass Sie einem Klienten nie das Gefühl geben, unzulänglich zu sein, oder ihn beschämen, indem Sie ihm die Botschaft vermitteln, dass er irgendetwas falsch macht.

Widerstand aus einer anderen Perspektive betrachtet

Nach Ansicht meiner Kollegin Sheryll Daniel, ehemalige Vorsitzende der American Society of Clinical Hypnosis, ist das, was allgemein als Widerstand bezeichnet wird, in Wahrheit die Unfähigkeit des Therapeuten, seinen Klienten zu verstehen (Daniel a. Weisberg 2006). Wir müssen die Verantwortung für unseren Part in der therapeutischen Beziehung übernehmen, genauso wie wir es auch in unseren persönlichen Beziehungen tun müssen. Man könnte es mit einem klugen und einem schwachen Lehrer vergleichen: Ein kluger Lehrer wird auf die Nöte eines Schülers, der einen Begriff nicht versteht, eingehen, indem er sagt: »Ich habe wohl noch nicht den besten Ansatz gefunden, um das zu erklären. Lass es mich noch einmal versuchen.« Das ist eine ganz andere Haltung als die eines schwachen Lehrers, der dem

Schüler das deutliche Gefühl gibt, dass mit ihm etwas nicht stimmen könne, wenn er den Begriff nicht sofort kapiert. Was wir zum Beispiel anfangs möglicherweise dem Widerstand des Klienten zuschreiben, hängt vielleicht in Wahrheit damit zusammen, dass wir seinen Lernstil noch nicht wirklich verstanden haben. Zu diesem Verständnis zu gelangen, liegt in unserer Verantwortung.

Es kann schwierig sein, genau zu bestimmen, ob die Ursache des Widerstands mit unserer eigenen begrenzten Auffassungsgabe oder unserer mangelnden Flexibilität zusammenhängt oder tatsächlich beim Klienten liegt. Ich empfehle, die Klienten um Feedback bezüglich der Frage zu bitten, was sie schwierig oder wenig hilfreich an dem Prozess finden. Man kann sich dafür entscheiden, dieses Feedback als Geschenk zu betrachten, und als Gelegenheit, das eigene Verständnis vom Stil und der einzigartigen Verarbeitungsweise des Klienten noch einmal zu überprüfen.

Ich möchte Sie dazu ermuntern, neugierig auf den Widerstand zu sein, sich Fragen danach zu stellen und die Herausforderung anzunehmen, ihn kreativ im therapeutischen Prozess zu nutzen. Wir müssen engagiert und ausdauernd nach Erkenntnis streben, was die aktuelle Innenwelt unserer Klienten ebenso wie ihre Vergangenheit betrifft. Wenn sich Widerstand aufbaut, sollte der Therapeut diesem Widerstand mit nie erlahmender Neugier begegnen. Wie Hendrix bei seiner Arbeit mit Paaren anmerkte, muss man »Beziehungswissen« erwerben, wozu gehört, dass man sich von seinem »Kopf in sein Herz« bewegt (2004, S. 214–216). Diese Art von Wissen entsteht durch das Bemühen, sich das Erleben eines anderen Menschen vorzustellen und sich empathisch mit seiner Realität zu verbinden.

Die Abstimmung der Tools auf individuelle Bedürfnisse und Stile

Die Toolbox enthält eine Vielzahl von Tools, die zu mehreren kognitiven oder Persönlichkeitsmerkmalen passen können. So haben vielleicht Klienten, deren Persönlichkeit durch Rigidität und Misstrauen geprägt ist, Schwierigkeiten, dem Prozess zu vertrauen und fürchten, die Kontrolle zu verlieren. Diese Klienten finden das Wächter-Tool beruhigend, weil es ein beobachtendes Selbst umfasst, das den Prozess im Auge behält (siehe Kapitel 6, S. 131). Tools, die sich auf das Selbstgespräch konzentrieren, eignen sich bei intellektuellen Abwehrmechanismen, wenn die Klienten stark kopfgesteuert sind und Probleme damit haben, sich körperlich zu entspannen. Ängstliche Klienten empfinden das Achtsamkeits-Tool fast immer als Erleichterung. Weniger fantasievolle Menschen, die eher zum konkreten Denken neigen, reagieren vielleicht auf die kinästhetisch ausgerichteten Tools, wie die geballte Faust, oder auf stark strukturierte Interventionen wie Gedankenstopp oder Selbstaussagen. Bei depressiven Klienten bietet die Altersregression die Möglichkeit, positive Erwartungen und die Hoffnung auf therapiebedingte Veränderungen in der Zukunft aufzubauen. Hier orientiere ich mich häufig an Michael Yapko, der betont, wie wichtig es ist, positive Erwartungen aufzubauen, insbesondere bei depressiven Klienten (1988, 1992, 2001). Depressive Personen sollten ermutigt werden, sich auf innere Ressourcen zu konzentrieren, auf Tools für die Entwicklung positiver Gefühle und auf die Altersprogression zu einer Zeit, in der es ihnen besser gehen wird.

Akzeptanz

Was den Widerstand und das mangelnde Engagement von Klienten betrifft, so ist das ein Thema, das auch einen persönlichen Kampf auslöst, und ich bin mir sicher, dass ich dieses Problem mit anderen wohlmeinenden Therapeuten teile, ganz gleich, wie erfahren sie sind. Bei manchen Klienten frage ich mich, ob ich mehr an dem Ergebnis der Therapie interessiert bin als sie selbst. Menschen ändern sich erst, wenn sie dazu bereit sind, unabhängig von der Kompetenz des Therapeuten oder dem klinischen Potenzial eines bestimmten Tools. Das erinnert mich wieder an die aufschlussreiche Begegnung mit meinem Sohn, von der ich im vorangehenden Kapitel berichtet habe, als er mir sagte, dass es ungefähr ein Jahr dauert, bis meine Ideen zu seinen geworden sind. Auch wenn Ihre Klienten Ihre Vorschläge nicht sofort aufgreifen, denken Sie daran, dass Sie die Saat der Veränderung ausgestreut haben, die vielleicht irgendwann Wurzeln schlagen und zur Blüte kommen wird.

13 Epilog

Dieses Buch hat sich auf den Klienten, insbesondere den überreaktiven Klienten, konzentriert. Zum Schluss möchte ich die Aufmerksamkeit auf den Therapeuten richten. Auf diesen abschließenden Seiten will ich einige Fragen erörtern, die alle Menschen in heilenden Berufen betreffen, und darauf eingehen, wie wichtig es ist, dass man trotz der unvermeidlichen Selbstzweifel, die wir alle mitunter bei der Arbeit erleben, seine eigene Stimme und seinen eigenen Stil entwickelt und darauf vertraut. Außerdem möchte ich einige Betrachtungen dazu anstellen, welche persönlichen Belohnungen unsere berufliche Tätigkeit mit sich bringt und in welchem Zusammenhang diese mit der allgemeinen Lebenszufriedenheit stehen. Zum Schluss möchte ich dazu ermutigen, das eigene Wohl nicht aus den Augen zu verlieren.

Selbstzweifel

Dass man sich Gedanken darüber macht, wie man von seinen Klienten wahrgenommen wird, ist normal. Und die meisten von uns fühlen sich befangen, wenn sie eine neue Fertigkeit ausprobieren. Doch wenn wir unsere Arbeit engagiert betreiben, lässt die Selbstbefangenheit mit wachsender Übung und Erfahrung nach. Und wir dürfen nicht vergessen, dass unsere Beziehungen zu unseren Klienten unendlich viel wichtiger sind als die Cleverness irgendeiner Intervention oder die Leichtigkeit, mit der sie dargeboten wird. Die meisten von uns haben schon einmal einen Film gesehen, der großartige Special Effects hatte und trotzdem enttäuschend war. Wenn uns die Geschichte nicht berührt oder wir uns den Charakteren nicht verbunden fühlen, bleibt es ein schwacher Film. Auch heilende Beziehungen gewinnen ihre Bedeutung größtenteils aus der Verbundenheit. Das Allerwichtigste ist das aufrichtige Interesse am Klienten, die empfundene Anteilnahme und das zum Ausdruck gebrachte Engagement für seine Stärkung und Ermächtigung. So wie wir unseren Klienten Achtsamkeit und Akzeptanz bezüglich eines gegebenen Gefühls beibringen, müssen auch wir selbst achtsam mit unseren eigenen Selbstzweifeln und Hemmungen umgehen. Diese nicht wertende Achtsamkeit trägt automatisch dazu bei, dass wir uns besser fühlen. Denken Sie daran, dass der Klient es selten bemerkt, wenn Sie innerlich eine gewisse Unsicherheit spüren. Obwohl man mit wachsender Übung an Selbstvertrauen gewinnt, steht man allerdings immer noch vor einer der größten Herausforderungen der Hypnosekunst – nämlich der Herausforderung, die eigene Stimme zu entdecken und ihr zu vertrauen.

Der eigenen Stimme vertrauen

Auch wenn wir alle von unseren Lehrern beeinflusst sind, müssen wir doch den Mut haben, bei unserer Arbeit authentisch zu sein und auf unsere eigene Stimme zu hören. Die eigene Stimme, den eigenen Stil und die eigene Sprache zu finden ist ein laufender Prozess. Havens und Walter (1989) haben diesen Gedanken in folgendem Auszug treffend beschrieben:

Auch wenn wir uns bemüht haben, Trance-Skripte anzubieten, die sich bei vielen unterschiedlichen Kliententypen als nützlich erwiesen haben, muss noch einmal betont werden, dass diese Skripten als Vorlagen oder Beispiele gedacht sind. Sofern sie relevant für die Bedürfnisse und die Dynamik eines Klienten sind, können sie sich als hilfreich für die Therapie erweisen. Dennoch möchten wir Sie ermutigen, so schnell wie möglich damit anzufangen ... eigene Skripten (oder eigene Techniken) zu entwickeln und sie so auszuwählen, dass sie speziell auf die Probleme und die Persönlichkeit des einzelnen Klienten zugeschnitten sind und gleichzeitig Ihren eigenen einzigartigen Stil zum Ausdruck bringen.

Unsere erste Aufforderung an Studenten, ihrem eigenen Unbewussten zu vertrauen, hat wahrscheinlich deshalb nicht besonders gut funktioniert, weil ihr Unbewusstes noch keine Gelegenheit hatte, das Notwendige zu lernen. Üben Sie die hier vorgestellten Materialien, bis Sie mit den Konzepten und Prozessen vertraut sind und vertrauen Sie dann Ihrem Unbewussten. Seine Beobachtungsgabe, sein Auffassungsvermögen und seine Kreativität werden Sie und vielleicht auch Ihre Klienten überraschen (S. 190).

Mit anderen Worten, zu diesem Prozess gehört, dass man so viel wie möglich von der Arbeit anderer lernt und dann selbst anfängt, Interventionen nicht nur an den Bedürfnissen des einzelnen Klienten auszurichten, sondern auch dafür zu sorgen, dass sie im Einklang mit dem eigenen Stil und der eigenen Stimme stehen.

Der zufriedene Therapeut

Ich habe kürzlich einen Vortrag von Christopher Peterson besucht, der zusammen mit Martin Seligman viele Schriften zur positiven Psychologie herausgegeben hat. Untersuchungen haben ergeben, dass sich das Leben der zufriedensten Menschen durch »positive Gefühle, Engagement und Sinn« auszeichnet (Seligman, Stehen, Park a. Peterson 2005, S. 410). Diesen Wissenschaftlern zufolge gehören zu den Verhaltensweisen, die mit Glück und Zufriedenheit im Leben korrelieren, die folgenden:

- Dienst an anderen
- Akte der Freundlichkeit
- Extrovertierte Aktivitäten
- Nutzung der eigenen Stärken
- Erzeugung von Flow

Ich fand es beeindruckend, dass der therapeutischen Arbeit all diese Eigenschaften innewohnen. Das erklärt, warum wir uns glücklich schätzen können, in diesem Bereich tätig zu sein. Peterson erwähnte noch ein weiteres Korrelat zum Glück, nämlich Dankbarkeit. Ich rufe mir selbst täglich ins Gedächtnis, dass es tatsächlich ein Privileg ist, die Geschichten meiner Klienten zu hören und Zugang zu den verwundbarsten Stellen der menschlichen Existenz zu erhalten. Sich täglich aufs Neue dafür zu entscheiden, eine dankbare Haltung zu bewahren, trägt dazu bei, die unvermeidliche emotionale Belastung, Erschöpfung und gelegentliche Frustration, die wir alle bei dieser erfüllenden, aber höchst anspruchsvollen Arbeit erleben, zu lindern.

Selbstfürsorge des Praktikers

Für alle Therapeuten, die sich ernsthaft um das Wohl anderer bemühen, kann ich gar nicht genug betonen, wie wichtig es ist, auch auf das eigene Wohl zu achten. Nach Auffassung von Louise Hay ist die Selbstliebe des Therapeuten das wichtigste Mittel, um dem Klienten zu helfen. Wenn Therapeuten sich selbst wirklich lieben, ist es leichter für sie, ihren Klienten diese Liebe beizubringen. Wenn nicht, können alle Worte und alle Methoden der Welt ihre Botschaft nicht wirklich vermitteln (1989, S. 23).

Sehr häufig sind wir gute Lehrer, halten uns selbst aber nicht an das, was wir predigen. Aufmerksamkeit für das eigene Innere ist unabdingbar, wenn wir so viel Zeit mit einem äußeren Fokus verbringen. Es ist äußerst wichtig, sich täglich Zeit für Meditation oder Selbsthypnose zu nehmen, um das eigene Gleichgewicht zu bewahren und ein Burn-out zu vermeiden.

David Spiegel hat gesagt, dass kluge Therapeuten wissen, wie sie gemeinsam mit ihren Klienten wachsen (2001, S. x-xi). Ich möchte Sie dazu auffordern, in genau diesem Augenblick zu wachsen, indem Sie sich ein Time-out für sich selbst nehmen, um eines der Tools anzuwenden. Wenn Sie ein bisschen wie ich sind, werden Sie wahrscheinlich denken: »Dazu habe ich jetzt keine Zeit. Das mach' ich später.« Aber, um mit der Sängerin Tracy Chapman zu sprechen: »Wenn nicht jetzt, wann dann?« Therapeuten und Klienten sollten gleichermaßen von den positiven Wirkungen profitieren, die sich einstellen, wenn wir uns Zeit für uns selbst nehmen. Ich bitte Sie inständig, offen für die Möglichkeit der Heilung zu sein, die entstehen kann, wenn Sie selbst eines oder mehrere der Instrumente benutzen, die ich Ihnen in diesem Buch vorstellen durfte.

Anhang: Ressourcen für Therapeuten und Klienten

Ressourcen für Therapeuten

Hypnose-Ausbildung

Milton H. Erickson Gesellschaft für Klinische Hypnose e. V. (M. E. G.)
Waisenhausstraße 55
80637 München
www.meg-hypnose.de

Deutsche Gesellschaft für Hypnose und Hypnotherapie e. V. (D. G. H.)
Daruper Straße 14
48653 Coesfeld
www.dgh-hypnose.de

Milton Erickson Gesellschaft Austria (MEGA)
Löwengasse 3/Top1
1030 Wien
http://www.hypno-mega.at

Gesellschaft für klinische Hypnose Schweiz (ghyps)
Bernstrasse 103A
CH-3052 Zollikofen
www.hypnos.ch

Schweizerische Ärztegesellschaft für Hypnose (SMSH)
Dorfhaldenstr.5
6052 Hergiswil
www.smsh.ch

Videos

Daitch, C. (2002). *Mingling the waters.* Farmington Hills, MI. Dieses Video zeigt, wie ein Klient, der in seiner Partnerschaft zu Überreaktionen neigt, die Technik der nebeneinandergestellten Gefühle erlernt (Tool 22).
Verfügbar unter: http://anxiety-treatment.com

Erickson, M. H. (2005). Now, you wanted a trance demonstrated today. Video und kommentiertes Transkript. Laguna Niguel, CA (The Southern California Society for Ericksonian Psychotherapy and Hypnosis). Zu beziehen unter: http:///www.scseph.org

Yapko, M. (2006). *Brief therapy inside out: Breaking the patterns of depression.* Redding, CT (Zeig, Tucker a. Theisen).
Verfügbar unter: http://www.zeigtucker.com

Zeig, J. (1995). *Guiding associations.* Phoenix, AZ (Evolution).
Verfügbar unter: http://www.ericksonfoundation.org

Bücher

Brown, D. P. a. E. Fromm (1986): Hypnotherapy and hypnoanalysis. London: Lawrence Erlbaum Associates.

Gottman, J. M. a. N. Silver (1999): The seven principles for making marriage work. New York: Three Rivers Press. [dt. (2012): Die 7 Geheimnisse der glücklichen Ehe. Berlin (Ullstein).]

Hammond, D. (1990). Handbook of hypnotic suggestions and metaphors. New York (Norton). [Siehe S. 40–41 für eine Zusammenstellung gebräuchlicher Hypnoseformulierungen und Sprachmuster. Siehe auch die unten aufgeführten Audio-CD-Programme für Klienten. Sie bieten viele Beispiele für Formulierungen und den Einsatz der Stimme bei Hypnose. *Theta Sailing II* ist eine hervorragende Hintergrundmusik für Hypnosesitzungen.]

Havens, R. A. a. C. Walters (1989). Hypnotherapy scripts: A neo-Ericksonian approach to persuasive healing. New York (Brunner/Mazel).

Hendrix, H. (1988). Getting the love you want: A guide for couples. New York: Harper. [dt. (2009): Soviel Liebe, wie du brauchst. Dörfles (Götz).]

Yapko, M. D. (1990). Trancework: An introduction to the practice of clinical hypnosis. New York (Brunner/Mazel), 2. Aufl.

Ressourcen für Klienten

Arbeitsbücher

Bourne, E. J. (1995). The Anxiety and phobia workbook. Oakland, CA (New Harbiner), 2nd. ed. (dt. (2008): Arbeitsbuch Ängste und Phobien: Schritt-für-Schritt-Übungen und Meditationen zum Umgang mit Panik, negativen Selbstgesprächen, falschen Glaubenssätzen und Angst auslösenden Körperzuständen. München (Goldmann).]

Davis, M., E. R. Eshelman a. M. McKay (1982): The relaxation and stress reduction workbook. Oakland, CA (New Harbinger).

Hyman, B. M. a. C. Pedrick (1999): The OCD workbook: Your guide to breaking free form obsessive-compulsive disorders. Oakland, CA (New Harbinger).

CDs

Die folgenden CD-Programme nutzen viele der in diesem Buch beschriebenen Protokolle:

- *Dialing Down Anxiety*
- *Managing the Distress of Cancer and its Treatment*
- *The Insomnia Solution*
- *Theta Sailing II*

Diese Audioprogramme sind kein Ersatz für eine professionelle Behandlung. Sie sind als Ergänzung zu einer medizinischen oder psychotherapeutischen Behandlung gedacht. Für Therapeuten bieten die CDs Beispiele für Sprache und Darbietung der Hypnose.

Dialing Down Anxiety

Dieses Audio-Programm nutzt Visualisierung, geführte Imagination und bewährte Stress- und Angst-reduzierende Techniken, um die Überreaktivität, die mit der Angst einhergeht, zu verringern.

Managing the Distress of Cancer and its Treatment

Dieses Audioprogramm befähigt Krebspatienten, die emotionalen und körperlichen Belastungen der Erkrankung und Chemotherapie mit Hilfe von Techniken wie Visualisierung, Imagination, Entspannung und positive Bestätigung zu lindern.

The Insomnia Solution

Bei allabendlicher Nutzung trainiert dieses Audioprogramm das Nervensystem des Zuhörers darauf, den angemessenen Entspannungslevel zu erzeugen, der einen gesunden Schlaf fördert.

Theta Sailing II

Diese Musik-CD ist speziell für Kliniker konzipiert, die ihren Klienten geführte Imagination, progressive Entspannung oder Hypnose anbieten. Sie hilft dem Klienten, schnell in einen Zustand zu kommen, der förderlich für vom Therapeuten gelenkte oder selbstgesteuerte Erfahrungen ist. Bei wiederholter Darbietung in den Therapiesitzungen wird sie für den Klienten zu einem Signal für die Auslösung eines Entspannungszustands. Klienten, deren Entspannungstraining oder Hypnose von *Theta Sailing II* begleitet wurde, bitten häufig um eine Kopie der CD, um sie zu Hause zu hören.
Für die Bestellung von CDs oder Videos kontaktieren Sie bitte:

Carolyn Daitch, Ph. D.
28592 Orchard Lake Rd., # 301
Farmington Hills, MI 48334
http://www.anxiety-treatment.com
Carolyn.daitch@mac.com

Verzeichnis der Tools

Generalisierte Angststörung

Zwangsstörung

Panikstörung

Posttraumatische Belastungsstörung

Soziale Phobien

Spezifische Phobien

(Verringerung von) kontraproduktiven Gedanken

Selbstkritik

Hoffnungslosigkeit

Zukunftsangst

Angst vor Hypnose

Reizbarkeit

Schlaflosigkeit

Somatische Beschwerden

Überflutung (Flooding)

Hypervigilanz

Vermeidungsverhalten

Destruktive Kommunikation

Abwehrhaltung

Rückzug

Verlassenheitsgefühle

Koabhängigkeit

Narzissmus/überzogenes Anspruchsdenken

(Förderung von) Resilienz

Selbstwirksamkeit

Selbstwertgefühl

Selbstberuhigung

Selbst-Bewusstheit

Kompetenz-Erprobung (Skill Rehearsal)

Impulskontrolle

Positive Affekte

Geistige Flexibilität

Positive Erwartungen

Distanzierte Beobachtung

Empathie

Emotionale Verbundenheit

Gesunde Selbstbehauptung

Gesündere Selbstanteile

Das Tool zum Proben des Verhaltens und regelmäßigen Übens (erklärt auf S. 139–150) eignet sich für alle oben aufgeführten Probleme und Störungen.

Die folgenden Tools lassen sich ebenfalls bei allen aufgelisteten Problemen und Störungen anwenden:

Hinweis: Neben den hier genannten klinischen Anwendungen eignen sich die Tools auch für viele weitere klinische Probleme, die hier nicht aufgeführt sind.

Literatur

Ablon, S. L., D. Brown, E. J. Khantzian a. J. E. Mack (eds.) (1993): Human feelings: Explorations in affect development and meaning. Hillsdale, NJ (Erlbaum).

American Psychiatric Association (1994): Diagnostic and statistical manual of mental disorders. Washington, DC (Author), 4th ed. [dt. (2003): Diagnostisches und Statistisches Manual Psychischer Störungen – Textrevision – DSM-IV-TR. Göttingen (Hogrefe).]

Baker, E. (1981): A hypnotherapeutic approach to enhance object relat-edness in psychotic patients. *International Journal of Clinical and Experimental Hypnosis* 124: 136–147.

Bandler, R. a. J. Grinder (1975): Patterns of the hypnotic techniques of Milton H. Erickson, M.D. (Vol. 1). Cupertino, CA (Meta). [dt. 2015: Patterns. Muster der hypnotischen Techniken Milton H. Ericksons. Paderborn (Junfermann), 5. Aufl.]

Barabasz, A. u. J. G. Watkins (2005): Hypnotherapeutic techniques. New York (Brunner-Routledge), 2nd ed.

Barber, T. X. (1999): A comprehensive three-dimensional theory of hypnosis. In: I. Kirsch, A. Capafons, E. Cardena-Buelina a. S. Amigo (eds.): Clinical hypnosis and self-regulation: Cognitive-behavioral perspectives. Washington, DC (American Psychological Association), pp. 21–48.

Barlow, D. (1988): Anxiety and its disorders. The nature and treatment of anxiety and panic. New York (Guilford).

Battino, R. (2000): Guided imagery and other approaches to healing. Williston, VT (Crown House).

Bear, M., B. Connors a. M. Paradiso (2001):Neuroscience: Exploring the brain. Baltimore, MD (Lippincott Williams a. Wilkins). [dt. (2009): Neurowissenschaften: Ein grundlegendes Lehrbuch für Biologie, Medizin und Psychologie. Heidelberg (Spektrum Akademischer Verlag), 3. Aufl.]

Beck, A. T. (1984): Cognitive approaches to stress. In: R. L. Woolfolk a. C. Lehrer (eds.): Principles and practice of stress management. New York (Guilford), pp. 271–275.

Beck, A. T. (1990): Beck anxiety inventory® (BAI®). San Antonio, TX (Harcourt Assessment). [dt. (2012): Beck-Angst-Inventar – BAI. Frankfurt/M. (Pearson).

Beck, A. T., G. Emery a. R. L. Greenberg (1985): Anxiety disorders and phobias: A cognitive perspective. New York (Basic). [dt. (1981): Kognitive Verhaltenstherapie bei Angst und Phobien. Tübingen (Deutsche Gesellschaft für Verhaltenstherapie).]

Benson, H. (1975): The relaxation response. New York (Morrow).

Benson, H. (1983): The relaxation response. Its subjective and objective historical precedents and physiology. *Trends-in-Neurosciences* 6 (7): 281–284.

Berne, E. (1961): Transactional analysis in psychotherapy. New York (Grove Press). [dt. (2001): Die Transaktionsanalyse in der Psychotherapie. Paderborn (Junfermann).]

Bourne, E. (1995): The anxiety and phobia workbook. Oakland, CA (New Harbinger). [dt. 2008: Arbeitsbuch Ängste und Phobien. München (Goldmann).]

Brown, D. P. (1993): Affective development, psychopathology, and adaptation. In: S. L. Ablon, D. Brown, E. J. Khantzian a. J. E. Mack (eds.): Human feelings: Explorations in affect development and meaning. Hillsdale, NJ (The Analytic Press), pp. 5–66.

Brown, D. P. a. E. Fromm (1986): Hypnotherapy and hypnoanalysis. London (Lawrence Erlbaum Associates).

Burns, D. D. (1981): Feeling good. New York (Signet). [dt. (2006): Feeling good. Depressionen überwinden, Selbstachtung gewinnen. Wie Sie lernen, sich wieder wohlzufühlen. Paderborn (Junfernmann).

Burns, D. D. a. D. L. Spangler (2000): Does psychotherapy homework lead to improvements in depression in cognitive-behavioral therapy or does improvement lead to increased homework compliance? *Journal of Consulting and Clinical Psychology* 68 (1): 46–56.

Cheek, D. a. L. LeCron (1968): Clinical hypnotherapy. New York (Grune a. Stratton).

Coon, D. W a. L. W. Thompson (2003): The relationship between homework compliance and treatment outcomes among older adult outpatients with mild-to-moderate depression. *American Journal of Geriatric Psychiatry* 11: 53–61.

Crawford, H. J. a. A. Barabasz (1993): Phobias and fears. Facilitating their treatment with hypnosis. In: J. Rhue, S. Lynn a. I. Kirsch (eds.): Clinical handbook of hypnosis. Washington, DC (American Psychological Association), pp. 311–337.

Damasio, A. (1994): Descartes' error. Emotion, reason, and the human brain. New York (Penguin). [dt. (2012): Descartes' Irrtum. Fühlen, Denken und das menschliche Gehirn. Berlin (List), 7. Aufl.]

Daniel, S. a. M. Weisberg (2006, March): Powerful healing. Catalyze your clinical effectiveness. Orlando, FL (Presented at the annual meeting of the American Society of Clinical Hypnosis).

Davidson, R. J. a. D. J. Goleman (1977): The role of attention in meditation and hypnosis. A psychobiological perspective on transformations of consciousness. *International Journal of Clinical and Experimental Hypnosis* 25: 291–308.

Davis, M., E. R. Eshelman a. M. McKay (1982): The relaxation and stress reduction workbook. Oakland, CA (New Harbinger Publications).

Dolan, Y. (1985): Path with a heart. Ericksonian utilization with chronic and resistant clients. New York (Brunner/Mazel).

Dolan, Y. (1991): Resolving sexual abuse. Solution-focused therapy and Ericksonian hypnosis for adult survivors. New York (Norton).

Dolan, Y. (1992, May): Resolving sexual abuse. Southfield, MI (Paper presented at the meeting of the Milton H. Erickson Institute of Michigan).

Edgette, J. H. a. J. S. Edgette (1995): The handbook of hypnotic phenomena in psychotherapy. New York (Brunner/Mazel).

Ellis, A. a. R. A. Harper (1961): A guide to rational living. Englewood Cliffs, NJ (Prentice-Hall).

Emde, R. N. (1983): The prerepresentational self and its affective core. *The Psychoanalytic Study of the Child* 38: 165–192.

Erickson, M. H. (1954): Pseudo-orientation in time as a hypnothera-peutic procedure. *Journal of Clinical and Experimental Hypnosis* 2: 261–283. In: E. L. Rossi (ed.): The collected papers of Milton H. Erickson on hypnosis, Vol. IV: Innovative Hypnotherapy. New York (Irvington), 1980. [dt. (2015): Pseudoorientierung in der Zeit als hypnotherapeutische Vorgehensweise. In: E.L. Rossi (Hrsg.): Gesammelte Schriften von Milton H. Erickson, Band VI, Innovative Hypnotherapie. Heidelberg: (Carl-Auer), S. 144–177.]

Erickson, M. H. (1980): Naturalistic techniques of hypnotherapy. In: E. Rossi (ed.): The collected papers of Milton H. Erickson on hypnosis. Volume I: The nature of hypnosis and suggestion. New York (Irvington), pp. 177–205. [dt. (2015): Natürliche Hypnosetechniken. In: E. Rossi (Hrsg.): Gesammelte Schriften von Milton H. Erickson, Band I, Vom Wesen der Hypnose. Heidelberg (Carl-Auer), S. 245–256.]

Erickson, M. H. a. E. Rossi (1975): Varieties of double bind. *The American Journal of Clinical Hypnosis* 17 (3), 143–157. [dt. (2015): Varianten der Doppelbindung. In: E. Rossi (Hrsg): Gesammelte Schriften von Milton H. Erickson, Band II, Indirekte Suggestion und Gefahren der Hypnose. Heidelberg (Carl-Auer), S. 52–75.]

Erickson, M. H. a. E. Rossi (1979): Hypnotherapy: An exploratory casebook. New York (Irvington). [dt. (2015): Hypnotherapie: Aufbau – Beispiele – Forschungen. Stuttgart (Klett-Cotta).]

Erickson, M. H. u. E. Rossi (1981): Experiencing hypnosis. Therapeutic approaches to altered states. New York (Irvington). [dt. (2004): Hypnose erleben. Veränderte Bewusstseinszustände therapeutisch nutzen. Stuttgart (Pfeiffer b. Klett-Cotta).]

Eysenck, H. J. (1967): The biological basis of personality. Springfield, IL (Thomas).

Foa, E. a. R. Wilson (2001): Stop obsessing! How to overcome your obsessions and compulsions. New York (Bantam).

Fonagy, P., G. Gergely, E. L. Jurist a. M. Target (2002): Affect regula- tion, mentalization, and the development of the self. New York (Other Press).

Fosha, D. (2000): The transforming power of affect: A model for accelerated change. New York (Basic Books).

Frederick, C. (2005): Selected topics in ego state therapy. *The International Journal of Clinical and Experimental Hypnosis* 53 (4): 348.

Frederick, C. a. S. McNeal (1993): Inner strength and other techniques for ego strengthening. *American Journal of Clinical Hypnosis* 35 (3): 170–178.

Frederick, C. a. M. Phillips (1992): The use of age progressions as interventions with acute psychosomatic conditions. *American Journal of Clinical Hypnosis* 35: 89–98.

Fromm, E. a. M. R. Nash (eds.) (1992): Contemporary hypnosis research. New York (Guilford).

Gafner, G., a. S. Benson (2003): Hypnotic techniques. For standard psychotherapy and formal hypnosis. New York (Norton).

Gawain, S. (1978): Creative visualization. Use the power of your imagination to create what you want in your life. Novato, CA (Nataraj). [dt. (2011): Stell dir vor. Kreativ visualisieren. Reinbek b. Hamburg (Rowohlt).]

Gilligan, S. G. (1987): Therapeutic trances. The cooperation principle in Ericksonian hypnotherapy. New York (Brunner/Mazel). [dt. (2005): Therapeutische Trance. Das Prinzip Kooperation in der Ericksonschen Hypnotherapie. Heidelberg: (Carl-Auer).]

Gottman, J. M. (1994): Why marriages succeed or fail. New York (Simon a. Schuster).

Gottman, J. M. (1998): Marital therapy. A research-based approach. Seattle (The Gottman Institute).

Gottman, J. M. a. Silver, N. (1999): The seven principles for making marriage work. New York (Three Rivers). [dt. (2012): Die 7 Geheimnisse der glücklichen Ehe. Berlin(Ullstein), 11. Aufl.]

Gray, J. A. a. N. McNaughton (1996): The neuropsychology of anxiety: Reprise. London (University of London).

Green, J. P., A. Barabasz, D. Barrett a. G. Montgomery (2005): Forging ahead. The 2003 APA Division 30 Definition of Hypnosis. *Journal of Clinical and Experimental Hypnosis* 53 (2): 89.

Greenberg, P. E., T. Sisitsky, R. Q Kessler, S. N. Finkelstein, E. R. Berndt, J. R. T. Davidson et al. (1999): The economic burden of anxiety disorders in the 1990s. *Journal of Clinical Psychiatry* 60 (7): 427.

Greenspan, S. a. N. T. Greenspan (1985): First feelings. New York (Viking Press).

Grinder, J. a. R. Bandler (1976): The structure of magic II. Palo Alto, CA (Science and Behavior Books). [dt. (2010): Die Struktur der Magie, 2, Kommunikation und Veränderung. Paderborn (Junfermann).]

Grinder, J. a. R. Bandler (1981): Trance-formations. Mohab, UT (Real People Press). [dt. (1995): Therapie in Trance. Stuttgart (Klett-Cotta).]

Haley, J. (1973): Uncommon therapy. The psychiatric techniques of Milton H. Erickson, M.D. New York (Norton). [dt. 2006: Die Psychotherapie Milton H. Ericksons. Stuttgart (Klett-Cotta), 7. Aufl.)

Hammond, D. C. (ed.) (1990): Handbook of hypnotic suggestions and metaphors. New York (Norton).

Hammond, D. C. (1998): Unconscious exploration with ideomotor signaling. In: D. C. Hammond (ed.): Hypnotic induction and suggestion. Chicago (American Society of Clinical Hypnosis), 2nd ed., pp. 93–100.

Havens, R. A. (ed.) (1989): The wisdom of Milton H. Erickson. Hypnosis and hypnotherapy. New York (Irvington).

Havens, R. A. a. C. Walters (1989): Hypnotherapy scripts. A neo-Ericksonian approach to persuasive healing. New York (Brunner/Mazel).

Hay, L. (1989): Healer, heal thyself. In: R. Carlson a. B. Shield (eds.): Healers on healing. New York (G. P. Putnam's Sons), pp. 22–25.

Hendrix, H. (1988): Getting the love you want. A guide for couples. New York (Harper). [dt. (2009): Soviel Liebe, wie du brauchst. Dörfles (Götz).]

Hendrix, H. (1992): Keeping the love you find. New York (Atria). [dt. (2007): Ohne Wenn und Aber. Dörfles (Götz).]

Hendrix, H. (2004): Receiving love. Transform your relationship by letting yourself be loved. New York (Atria). [dt. (2009): Liebe annehmen – eine Kunst? Dörfles (Götz).]

Hendrix, H. a. H. LaKelly Hunt (2005): Getting the love you want. Couples workshop manual. New York (Imago Relationships International).

Howard, P. (2000): The owner's manual for the brain. Everyday applications from mind-brain research. Atlanta, GA (Bard).

Humphreys, R. (2003, April): Parasympathetic pathways to health. Alexandria, VA (Paper presented at the annual meeting of the American Society of Clinical Hypnosis).

Humphreys, R. a. K. Eagan (2000, February): The neurobiology of hypnosis: A comprehensive scientific foundation for clinical hypnosis. Baltimore, MD (Paper presented at the 42nd annual meeting of the American Society of Clinicial Hypnosis).

Izard, C. E. (1977): Human emotions. New York (Plenum Press).

Jacobson, E. (1938): Progressive relaxation. Chicago (University of Chicago), 2nd ed.

Jacobson, N. S. a. M. E. Addis (1993): Research on couple therapy. What do we know? Where are we going? *Journal of Consulting and Clinical Psychology* 61 (1): 85–93.

Kabat-Zinn, J. (1990): Full catastrophy living. Using the wisdom of your body and mind to face stress, pain, and illness. New York (Delacorte Press). [dt. (2013): Gesund durch Meditation. Das große Buch der Selbstheilung. Augsburg (Weltbild).]

Kazantzis, N. a. G. K. Lampropoulos (2002): Reflecting on homework in psychotherapy. What can we conclude from research and experience? *Journal of Clinical Psychology* 58 (5): 577–85.

Khalsa, S. (2001): K.I.S.S. guide to yoga. London (Dorling Kindersley).

Kiecolt-Glaser, J. K. a. R. Glaser (1992): Psychoneuroimmunology. Can psychological interventions modulate immunity? Special Issue. Behavioral medicine. An update for the 1990s. *Journal of Consulting and Clinical Psychology* 60 (4): 569–575.

Kirsch, I., G. Montgomery a. G. Saperstein (1995): Hypnosis as an adjunct to cognitive-behavioral psychotherapy. A meta-analysis. *Journal of Consulting and Clinical Psychology* 63: 214–220.

Klippstein, H. (ed.) (1991): Ericksonian hypnotherapeutic group inductions. New York (Brunner/Mazel). [dt. (1994): Das Vergessen vergessen. Hypnotherapeutische Gruppeninduktion nach Milton H. Erickson. Heidelberg (Carl-Auer).]

Kroger, W. S. (1977): Clinical and experimental hypnosis. In medicine, denistry, and psychology. Philadelphia, PA (Lippincott).

Krystal, H. (1974): The genetic development of affects and affect regression. *The Annual of Psychoanalysis* 2: 98–126.

Kutz, I., J. Z. Borysenko a. H. Benson (1985): Meditation and psychotherapy. A rationale for the integration of dynamic psychotherapy, the relaxation response, and mindfulness meditation. *The American Journal of Psychiatry* 142 (1): 1–8.

Lankton, S. R. (1980): Practical magic. A translation of basic neurolinguistic programming into clinical psychotherapy. Cupertino, CA (Meta).

Lankton, S. R. (ed.) (1985): Ericksonian monographs number 1. Elements and dimensions of an Ericksonian approach. New York (Brunner/Mazel).

Lankton, S. R. a. C. H. Lankton (1983): The answer within. A clinical framework of Ericksonian hypnotherapy. New York (Brunner/Mazel).

Lankton, S. R. a. C. H. Lankton (1989): Tales of enchantment. New York (Brunner/Mazel). [dt. (2008): Geschichten mit Zauberkraft. Stuttgart (Pfeiffer b. Klett-Cotta), 6. Aufl.]

LeDoux, J. (1996): The emotional brain. The mysterious underpinnings of emotional life. New York (Simon a. Schuster). [dt. (1998): Das Netz der Gefühle. München (Hanser).

Leonardo, E. D. a. R. Hen (2006): Genetics of affective and anxiety disorders. *Annual Review of Psychology* 57: 117–37.

Lewis, M. a. J. Brooks (1978): Self-knowledge and emotional development. In: M. Lewis a. L. A. Rosenblum (eds.): The development of affect. New York (Plenum Press), pp. 205–226.

Linehan, M. M. (1993): Cognitive-behavioral treatment of borderline personality disorder. New York (Guilford). [dt. 1996: Dialektisch-behaviorale Therapie der Borderline-Persönlichkeitsstörung. München (CIP-Medien).]

Luthe, W. (ed.) (1969): Autogenic therapy. New York (Grune a. Stratton).

Lynn, S. J. a. I. Kirsch (2006): Essentials of clinical hypnosis. Washington, DC (American Psychological Association).

Lynn, S. J., I. Kirsch, J. Neufeld a. J. W. Rhue (1996): Clinical hypnosis. Assessment, applications, and treatment considerations. In: S. Lynn, I. Kirsch a. J. Rhue (eds.): Casebook of clinical hypnosis. Washington, DC (American Psychological Association), pp. 3–30.

Lynn, S. J., I. Kirsch a. Rhue, J. W. (eds.) (1996): Casebook of clinical hypnosis. Washington, DC (American Psychological Association).

Lynn, S. J. a. J. W. Rhue (1991): Theories of hypnosis: Current models and perspectives. New York (Guilford Press).

McDougall, J. (1985): Theatres of the mind: Illusion and truth in the psychoanalytic stage. New York (Brunner/Mazel).

Meichenbaum, D. (1977): Cognitive-behavior modification. An integrative approach. New York (Plenum). [dt. (1995): Kognitive Verhaltensmodifikation. Weinheim (Beltz).]

Middeldorp, C. M., D. C. Cath, R. Van Dyck a. D. I. Bloomsa (2005): The co-morbidity of anxiety and depression in the perspective of genetic epidemiology. A review of twin and family studies. *Psychological Medicine* 35: 611–624.

Moss, D., A. V. McGrady, T. C. Davies a. I. Wickramasekera (eds.) (2003): Handbook of mind-body medicine for primary care. Thousand Oaks, CA (Sage Publications).

Naperstek, B. (1994): Staying well with guided imagery. New York (Warner).

National Institute of Mental Health (2001): Facts about anxiety disorders. Bethesda, MD (National Institute of Mental Health, National Institutes of Health, U.S. Department of Health and Human Services; NIH publication No. OM-99 4152.). Access at: http://www.nimh.nih.gov/publicat/adfacts.cfm#readNow [9.4. 2004].

Ogawa, J. R.,L. A. Sroufe, N. S. Weinfield, E. A. Carlson a. B. Egeland (1997): Development and the fragmented self: Longitudinal study of dissociative symptomatology in a nonclinical sample. *Development and Psychopathology* 9: 855–879.

O'Hanlon, W. H. (1987): Taproots. Underlying principles of Milton Ericksons therapy and hypnosis. New York (Norton). [dt. (1995): Eckpfeiler. grundlegende Prinzipien der Therapie und Hypnose Milton H. Ericksons. Salzhausen (Iskopress).]

Otto, M. W a. T. Deckersbach (1998): Cognitive-behavioral therapy for panic disorder. Theory, strategies, and outcome. In: J. F. Rosenbaum a. M. H. Pollack (eds.): Panic disorder and its treatment. New York (Marcel Dekker), p. 15.

Payson, E. D. (2002): The Wizard of Oz and other narcissists. Royal Oak, MI (Julian Day).

Pert, C. B. (1997): Molecules of emotion: Why you feel the way you feel. New York (Simon a. Schuster). [dt. (1999): Moleküle der Gefühle. Reinbek (Rowohlt).]

Pert, C. B. (1999): Molecules of emotion. The science behind mind-body medicine. New York (Touchstone).

Phillips, M. (2000): Finding the energy to heal. How EMDR, hypnosis, TFT, imagery, and body-focused therapy can help restore mind-body health. New York (Norton).

Phillips, M. a. Frederick, C. (1995): Healing the divided self: Clinical and Ericksonian hypnotherapy for posttraumatic and dissociative conditions. New York (W. W. Norton). [dt. (2015): Handbuch der Hypnotherapie bei posttraumatischen und dissoziativen Störungen. Heidelberg (Carl-Auer), 3. Aufl.]

Restak, R. (1994): The modular brain. How new discoveries in neuro-science are answering age-old questions about memory, free will, consciousness, and personal identity. New York (Scribner).

Rimm, D. C. a. J. C. Masters (1974): Behavior therapy. Techniques and empirical findings. New York (Academic).

Rossi, E. L. (ed.) (1980): Collected papers of Milton H. Erickson (Vols. 1–4). New York (Irvington). [dt. (2015): Gesammelte Schriften von Milton H. Erickson. 6 Bände. Heidelberg (Carl-Auer).]

Rossi, E. L. (1993): The psychobiology of mind-body healing. New concepts of therapeutic hypnosis (rev. ed.). New York (Norton).

Rossi, E. L. (2002): The psychobiology of gene expression. New York (Norton).

Rossi, E. L. a. D. B. Cheek (1988): Mind-body healing: Ideodynamic healing in hypnosis. New York (Norton).

Rossi, E. L. a. D. Nimmons (1991): The 20-minute break. Reduce stress, maximize performance, and improve health and emotional well-being using the new science of ultradian rhythms. New York (St. Martin). [dt. (2009): 20 Minuten Pause. wie Sie seelischen und körperlichen Zusammenbruch verhindern können. Paderborn (Junfermann).]

Rossman, M. L. (2000): Guided imagery for self-healing. Novato, CA (H. J. Kramer/New World Library).

Sapolsky, R. M. (1994): Why zebras don't get ulcers. A guide to stress, stress-related diseases, and coping. New York (Freeman). [dt. (1998): Warum Zebras keine Migräne kriegen. Wie Stress den Menschen krank macht. München (Piper).]

Sargent, J. D., E. E. Green a. E. D. Walters (1972): The use of Autogenic feedback training in a pilot study of migraine and tension headaches. *The Journal of Head and Face Pain* 12: 120–124.

Schoenberger, N. E. (1996): Cognitive-behavioral hypnotherapy for phobic anxiety. In: S. J. Lynn, I. Kirsch a. J. W. Rhue (eds.): Casebook of clinical hypnosis Washington, DC (American Psychological Association), pp. 33–49.

Schoenberger, N. E. (2000): Research on hypnosis as an adjunct to cognitive-behavioral psychotherapy. *International Journal of Clinical and Experimental Hypnosis* 48: 154–169.

Schore, A. N. (1994): Affect regulation and the origin of self: The neurobiology of emotional development. Hillsdale, NJ (Erlbaum).

Schore, A. (2003): Affect dysregulation and disorders of the self. New York (Norton).

Schore, A. (2006, April): Recent advances in neuroscience, attachment theory, and traumatology: Implications for psychotherapists. Beverly Hills, MI (Paper presented at the meeting of the Southeast Michigan Trauma and Dissociation Study Group).

Schwartz, R. (1995): Internal family systems therapy. New York (Guilford). [dt. (1997): Systemische Therapie mit der inneren Familie. München (Pfeffer).]

Seligman, M. E., T. A. Steen, N. Park a. C. Peterson (2005): Positive psychology progress. Empirical validation of interventions. *American Psychologist* 60 (5): 410–421.

Selye, H. (1978): The stress of life (rev. ed.). New York (McGraw-Hill). [dt. (1991): Stress beherrscht unser Leben. München (Heyne).

Sheehan, D. V. (1986): The anxiety disease. New York (Bantam). [dt. (1988): Angst: die heimliche Krankheit. München (Heyne).

Siegel, D. J. (1999): The developing mind. How relationships and the brain interact to shape who we are. New York (Guilford). [dt. (2006): Wie wir werden, die wir sind. Paderborn (Junfermann).]

Socarides, C. W. (1977): The world of emotions: Clinical studies of affects and their expression. New York (International Universities Press).

Spiegel, D. (1974): The grade 5 syndrome. The highly hypnotizable person. *International Journal of Clinical and Experimental Hypnosis* 22: 303–319.

Spiegel, D. (2001): Foreword. In: S. Kahn a. E. Fromm (eds.): Changes in the therapist. Mahwah, NJ (Lawrence Erlbaum), pp. x–xi.

Spiegel, H. a. D. Spiegel (1978): Trance and treatment. Clinical uses of hypnosis. New York (Basic).

Spielberger, C. D. (1969): The state-trait anxiety inventory. Palo Alto, CA (Consulting Psychologists Press).

Spielberger, C. D. (1972): Anxiety. Current trends in theory and research. New York (Academic).

Sroufe, L. A. (1979): The ontogenesis of emotion in infancy. In: J. Osofsky (ed.): The handbook of infant development. New York (Wiley), pp. 491–510.

Sroufe, L. A., B. Egeland, E. A. Carlson a. W. A. Collins (2005): The development of the person: The Minnesota study of risk and adaptation from birth to adulthood. New York (Guilford Press).

Stein, C. (1963): The clenched fist technique as a hypnotic procedure. *American Journal of Clinical Hypnosis* 6: 113–119.

Stern, D. (1985): The interpersonal world of the infant. New York (Basic Books).

Stone, H. a. S. Stone (1989): Embracing ourselves: The voice dialogue training manual. San Rafael, CA (New World Library).

Thompson, G. (1988): The psychobiology of emotions. New York (Plenum).

Thompson, K. (1995, March): The magic of hypnosis: Psychosemantics. San Diego, CA (Paper presented at the annual meeting of the American Society of Clinical Hypnosis).

Tolle, E. (1999): The power of now. Novato, CA (New World Library). [dt. 2014: Jetzt! Die Kraft der Gegenwart. Bielefeld (Kamphausen).]

Tomkins, S. S. (1962): Affect, imagery, consciousness. Vol 1. New York (Springer).

Tomkins, S. S. (1963): Affect, imagery, consciousness. Vol. 2. New York (Springer).

Torem, M. S. (1992): Back from the future. A powerful age-progression technique. *American Journal of Clinical Hypnosis* 35: 81–88.

Watkins, H. H. (1993): Ego-state therapy. An overview. *American Journal of Clinical Hypnosis* 35 (4): 232–240.

Watkins, J. G. (1971): The affect bridge: A hypnoanalytic technique. *International Journal of Clinical and Experimental Hypnosis* 19: 21–27.

Watkins, J. G. (1987): Hypnotherapeutic techniques. New York (Irvington).

Watkins, J. G. (1992): Hypnoanalytic techniques. Clinical hypnosis. (Vol. 2). New York (Irvington).

Weitzenhoffer, A. M. (2000): The practice of hypnotism. New York (Wiley).

Wester, W. C. (1987): Clinical hypnosis: A case management approach. Cincinnati, OH (Behavioral Science Center, Inc).

Williamson, M. (1996): A return to love. New York (HarperCollins).

Wolpe, J. (1958): Psychotherapy by reciprocal inhibition. Palo Alto, CA (Stanford University).

Woolfolk, R. L. a. P. M. Lehrer (eds.) (1984): Principles and practice of stress management. New York (Guilford).

Yapko, M. D. (1988): When living hurts. Directives for treating depression. New York (Brunner/Mazel).

Yapko, M. D. (1992): Hypnosis and the treatment of depression. Strategies for change. New York (Brunner/Mazel). [dt. (1995): Depression und Hypnose. Strategien der Veränderung von depressiven Lebensmustern. München (Pfeiffer).]

Yapko, M. D. (2001): Treating depression with hypnosis. Integrating cognitive-behavioral and strategic approaches. Philadelphia (Brunner-Routledge).

Yapko, M. D. (2003): Trancework. An introduction to the practice of clinical hypnosis. New York (Brunner/Routledge), 3rd ed.

Zeig, J. K (ed.) (1980a): Experiencing Erickson. An introduction to the man and his work. New York (Brunner/Mazel). [dt. (2013): Einzelunterricht bei Erickson. Hypnotherapeutische Lektionen bei Milton H. Erickson. Heidelberg (Carl-Auer), 4. Aufl.]

Zeig, J. K. (ed., with commentary) (1980b): A teaching seminar with Milton H. Erickson. New York (Brunner/Mazel). [dt. (2002): Meine Stimme begleitet Sie überall hin. Ein Lehrseminar mit Milton H. Erickson. Stuttgart (Klett-Cotta), 8. Aufl.]

Über die Autorin

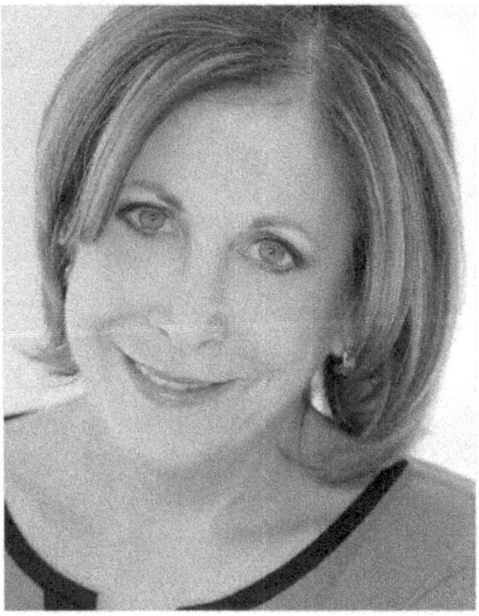

Carolyn Daitch, Psychologin, Leiterin des Center for the Treatment of Anxiety Disorders in Farmington Hills, Michigan (USA); zertifizierte Beraterin und Imago-Beziehungstherapeutin; Vizepräsidentin und Fellow der American Society of Clinical Hypnosis. Arbeitsschwerpunkte: klinische Praxis, Supervision, Beratung und Lehre. Carolyn Daitch bietet regelmäßig Workshops für Praktiker auch im deutschsprachigen Raum an.

Für das vorliegende Buch wurde sie von der Society of Clinical and Experimental Hypnosis mit dem Arthur Shapiro »Best Book on Hypnosis« Award ausgezeichnet.